ナースのための こんなとき、フィジカルアセスメント 1

バイタルサイン編

原作 徳田安春
漫画 吉 比

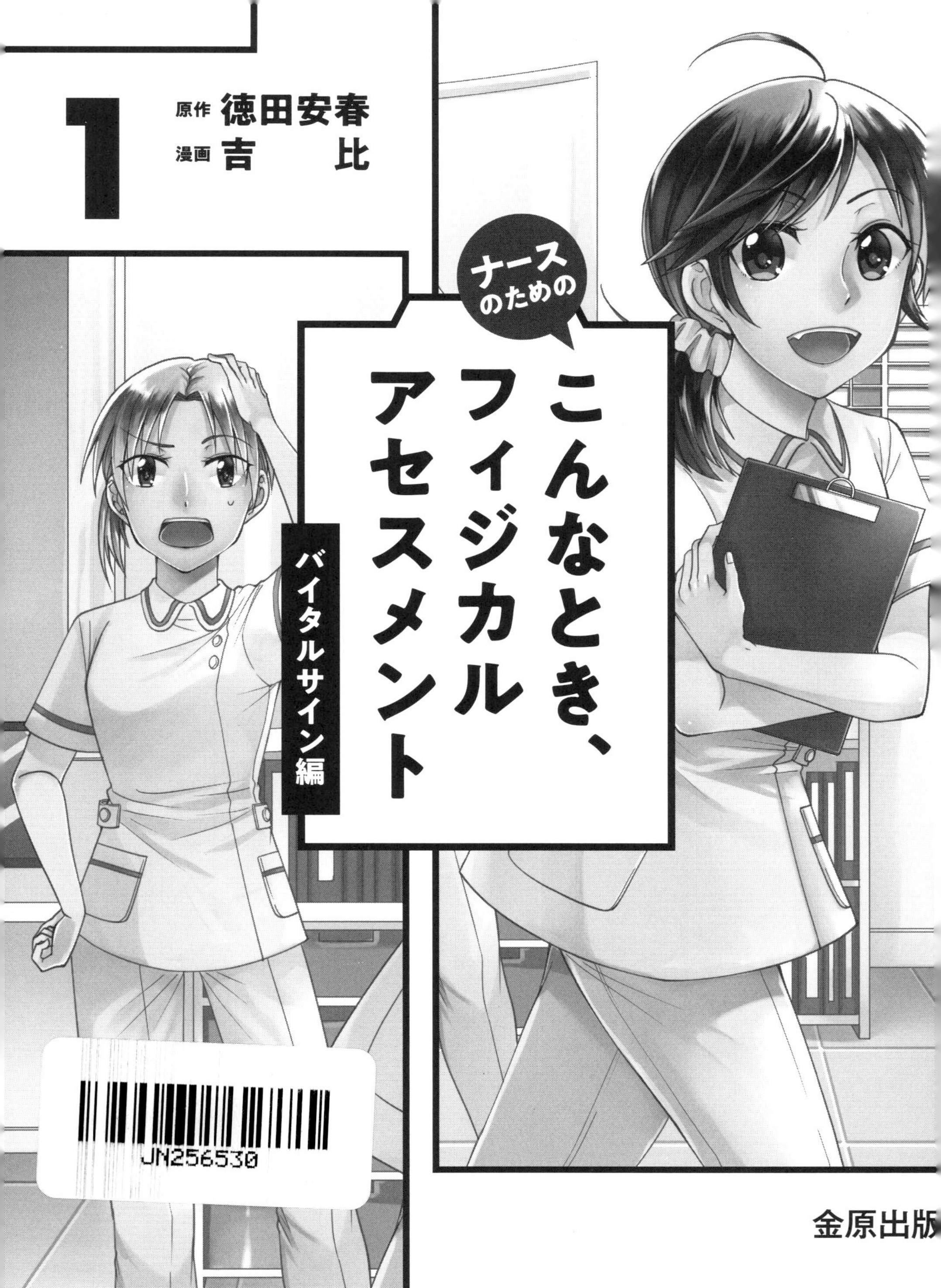

金原出版

はじめに

チーム医療の現場では、ナースの役割がますます高まってきています。複雑な検査や治療介入の実施、電子カルテ入力で多忙な医師に代わって、フィジカルアセスメントを行うこともナースの重要な役割に含まれるようになりました。バイタルサインの測定だけでなく、そのクリニカルな解釈を行うことも当然となります。

また、タイムリーで適切なフィジカルアセスメントをとり、そのポイントを医師らに報告することによって、患者ケアの質と安全性を高めることになります。

フィジカルにはもともとカラダや手という意味がありました。患者さんのカラダに手を触れるナーシングタッチの癒し効果はすでにナースの特権ですが、これにフィジカルアセスメントを加えることによって、プロフェッショナル・ナーシングタッチとなります。

これまで、フィジカルアセスメントの習得は難しいと考えられてきました。それは言語化を主体としたフィジカルアセスメントの教育スタイルに起因していたと思います。フィジカルアセスメントは、ダイナミックなアートからなるスキルです。言語化しても再現することには、もともと馴染まなかったのです。そのため、近年ではビデオ学習が導入されてきており、大きな効果をもたらしてくれています。

しかし、ビデオ学習にも弱点があります。学習者のペースに合わせることができないために、キャッチアップできない場面がよくみられます。また、ビデオでは感情移入がないため、脳内の記憶部位の海馬まで到達することができずに、記憶されにくいのです。

そこで私が考案したのが、漫画による学習です。実は、漫画といってもバカにはできません。遊び的・気軽なマイペース感覚で読み込むことができます。海馬に直接突き刺さる感情的場面が展開し、ただちに応用することが可能な記憶に残る学習体験ともなります。おかげさまで、拙著の『こんなとき、フィジカル』ではこの斬新な学習効果が受け入れられたと感じています。医療関係のさまざまな人々から、続編の希望が寄せられています。台湾版を出すことも出来、台湾でもレクチャーをすることができました。

そんななか、金原出版 編集部の中立稔生さんから、ナース向けのフィジカルアセスメント学習漫画の出版を勧められました。中立さんは、『こんフィジ』のストーリー展開でのアドバイザーでもあります。徳田・中立のタッグでナーシングにおけるフィジカルアセスメント学習の戦いの場に躍り出るという試みです。

基本的で重要度の高いフィジカルアセスメントのスキルを厳選し、漫画家の吉比さんにダイナミックに描いていただいています。このシリーズがナースのみなさんによるフィジカルアセスメントのスキルアップにつながって、現場での医療の質向上につながることができれば幸いです。

2018年3月吉日　東京、上野にて

原作　徳田安春

CONTENTS

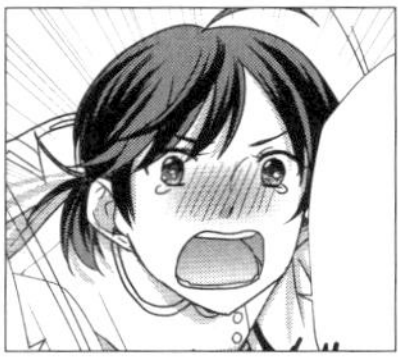

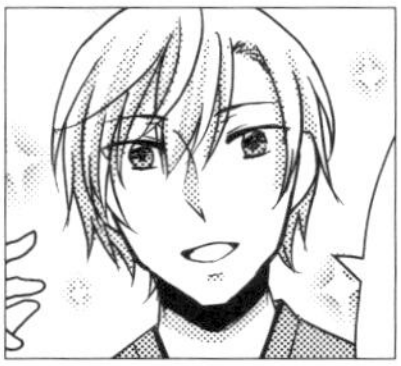

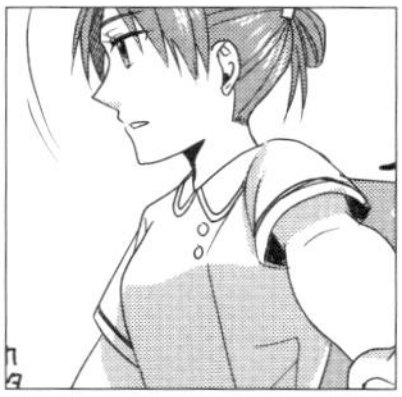

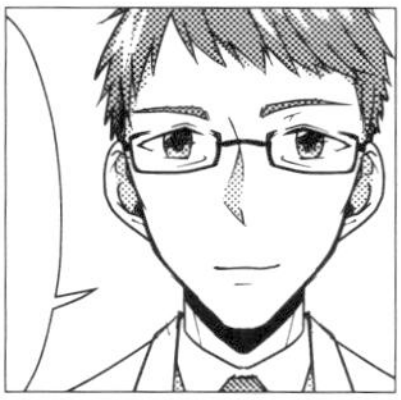

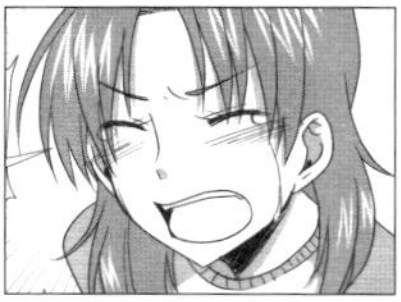

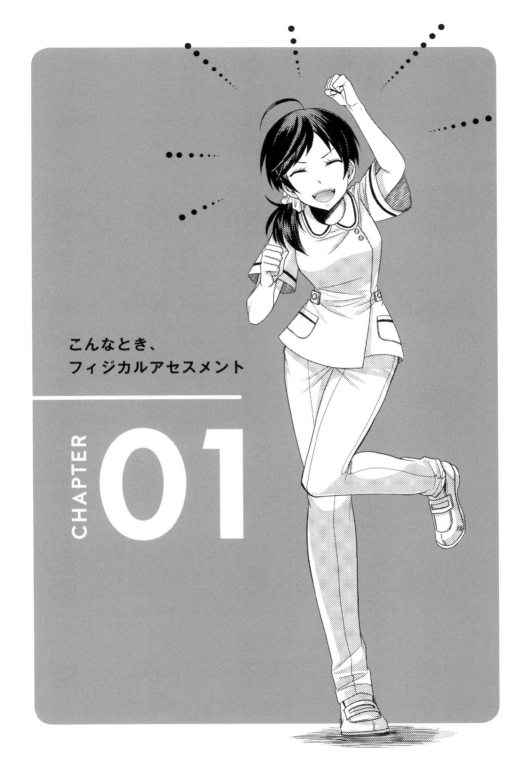

CHAPTER 01

こんなとき、
フィジカルアセスメント

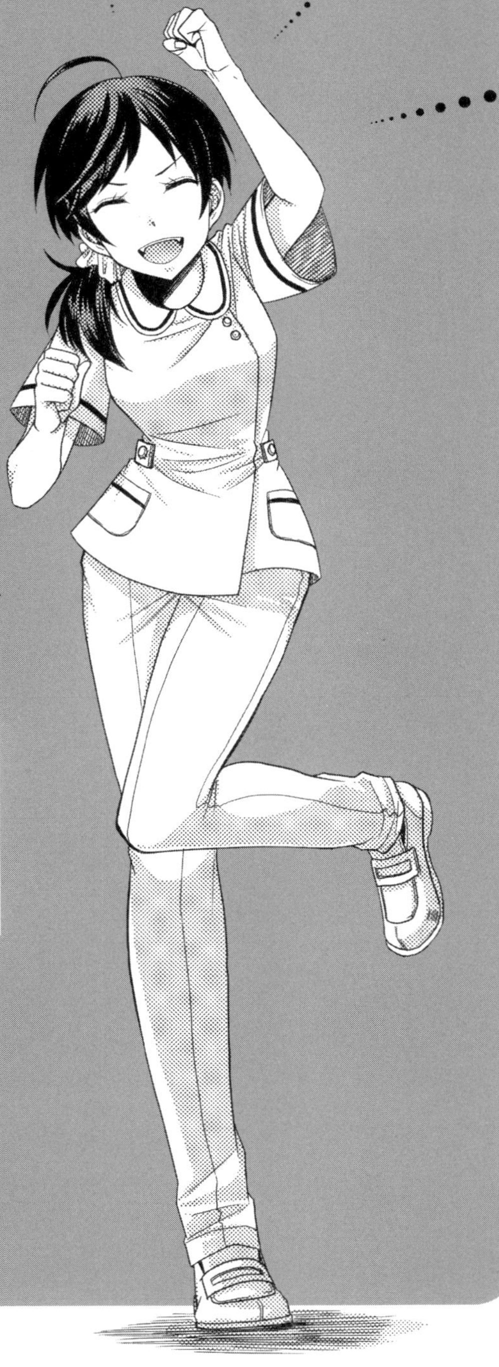

第１話

意識障害のとき

意識の状態は"眼"でチェック！

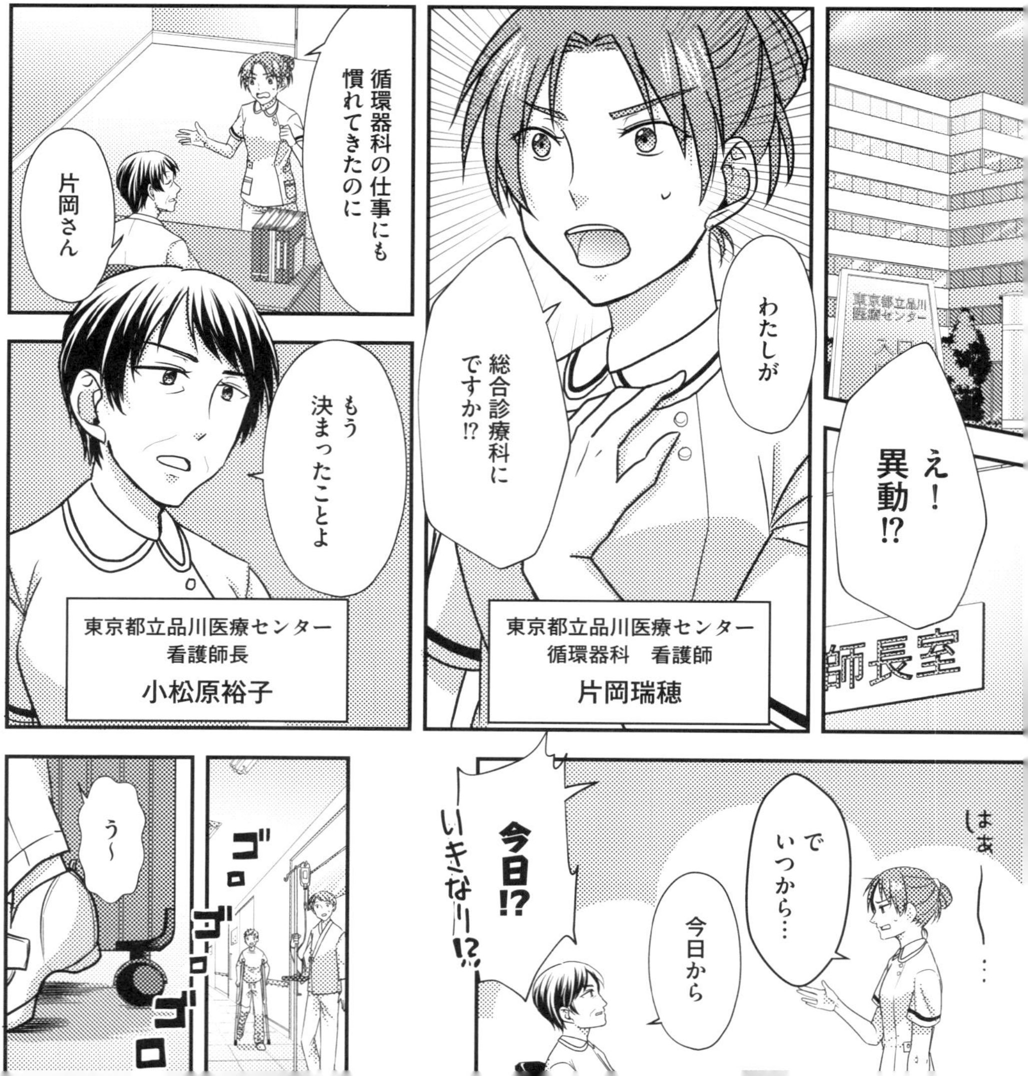
東京都立品川医療センター
え！異動!?
師長室
わたしが
総合診療科にですか!?
東京都立品川医療センター
循環器科　看護師
片岡瑞穂
循環器科の仕事にも慣れてきたのに
片岡さん
もう決まったことよ
東京都立品川医療センター
看護師長
小松原裕子
はぁ〜…
でいつから…
今日から
今日!?
いきなり!?
ゴロゴロゴロゴロ
う〜

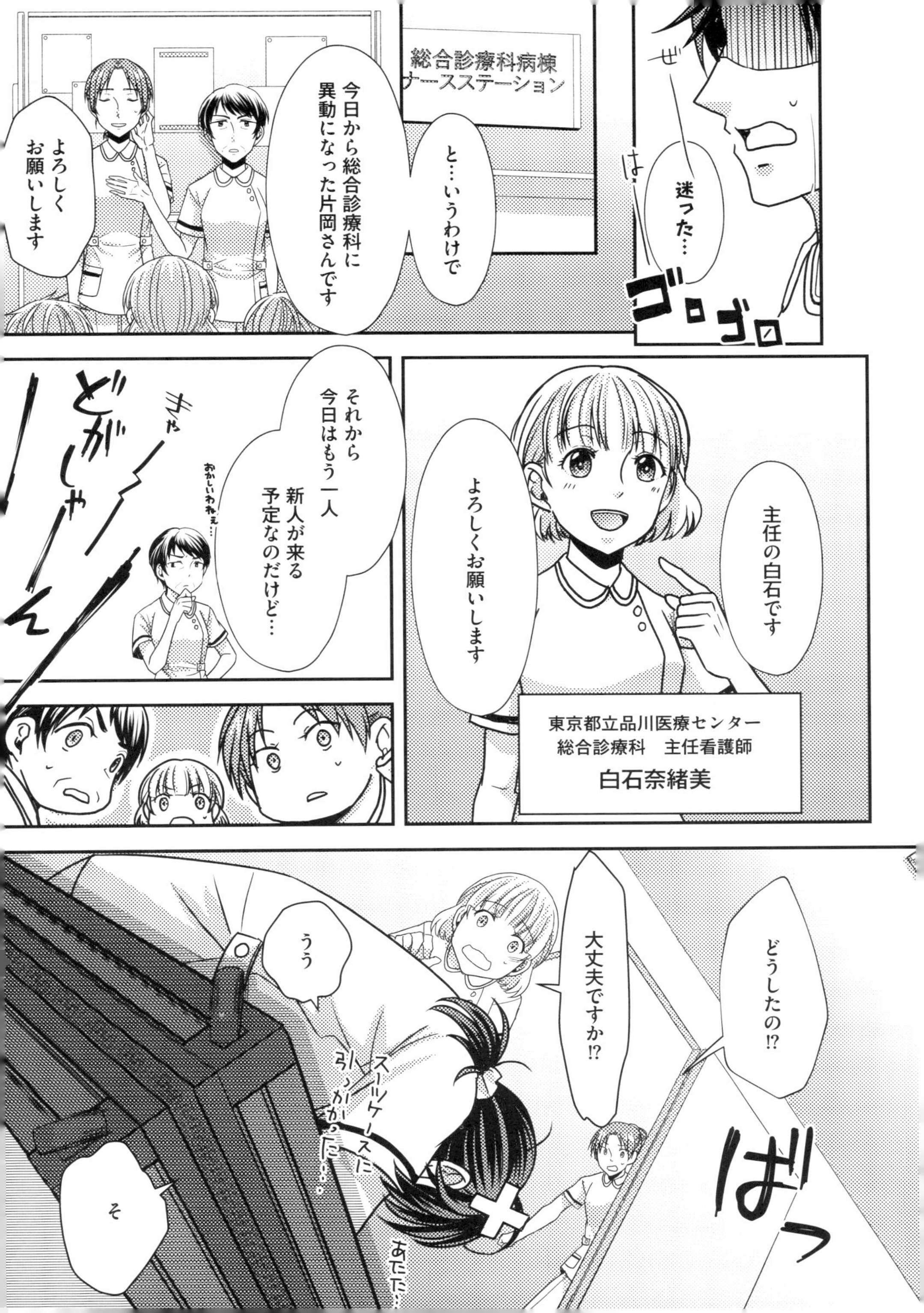

ぜ
は
迷った…
ゴロゴロ
と…いうわけで
今日から総合診療科に異動になった片岡さんです
よろしくお願いします
総合診療科病棟ナースステーション
主任の白石です
よろしくお願いします
東京都立品川医療センター
総合診療科　主任看護師
白石奈緒美
それから今日はもう一人新人が来る予定なのだけど…
おかしいわねぇ…
きた
どがしゃーん
どうしたの⁉
大丈夫ですか⁉
ばっ
うう
スーツケースに引っかかった…
あたた…
そ

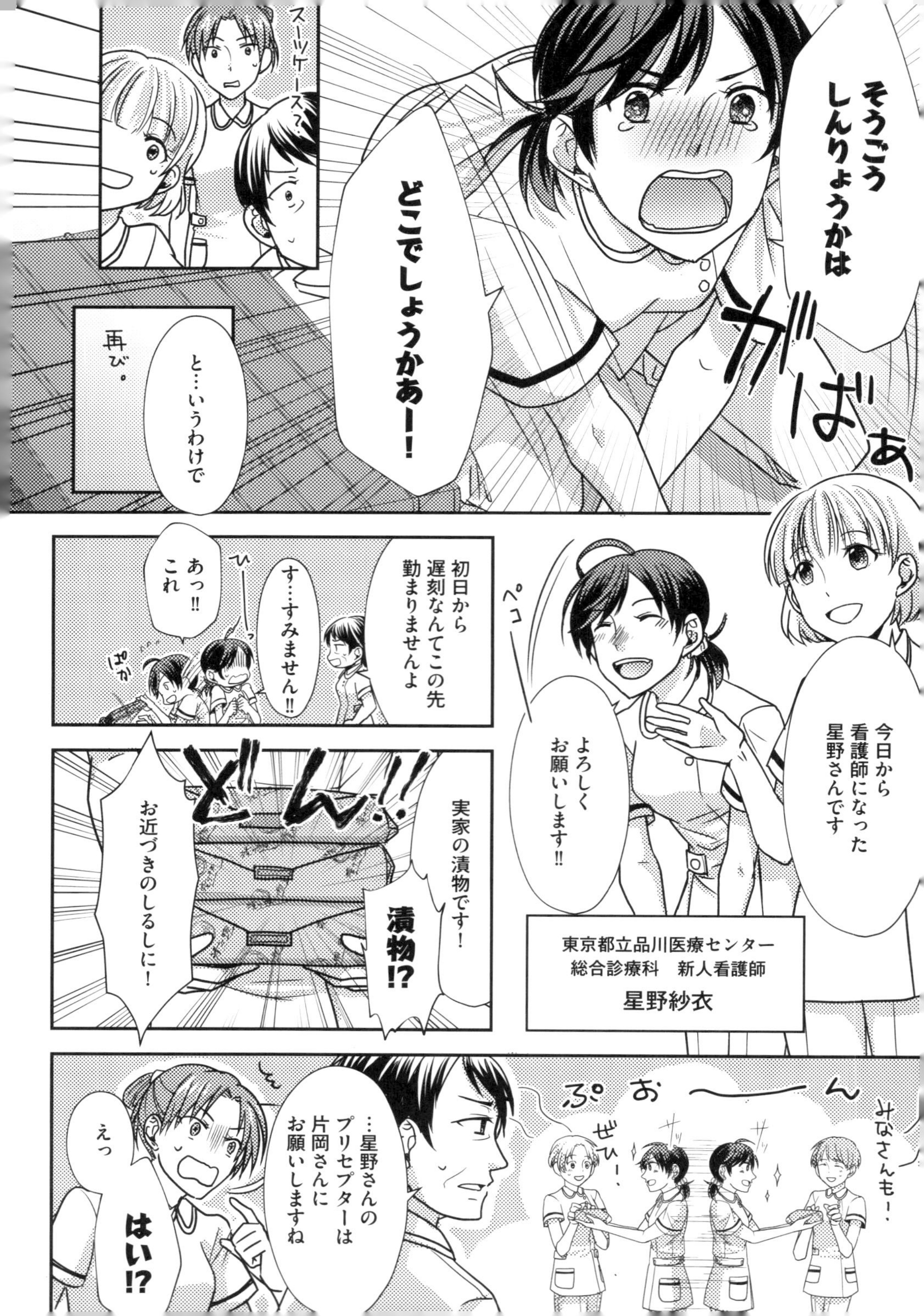
そうごうしんりょうかは
がばあ
どこでしょうかあー!
スーツケース?
再び。
と…いうわけで
今日から看護師になった星野さんです
ペコ
よろしくお願いします!!
東京都立品川医療センター
総合診療科　新人看護師
星野紗衣
初日から遅刻なんてこの先勤まりませんよ
す…すみません!!
ひーーっ
あっ!! これ
ぱか
実家の漬物です!
漬物!?
お近づきのしるしに!
どん!!
みなさんも!
ぷおーーーん
ぜひ!
…星野さんのプリセプターは片岡さんにお願いしますね
えっ
はい!?

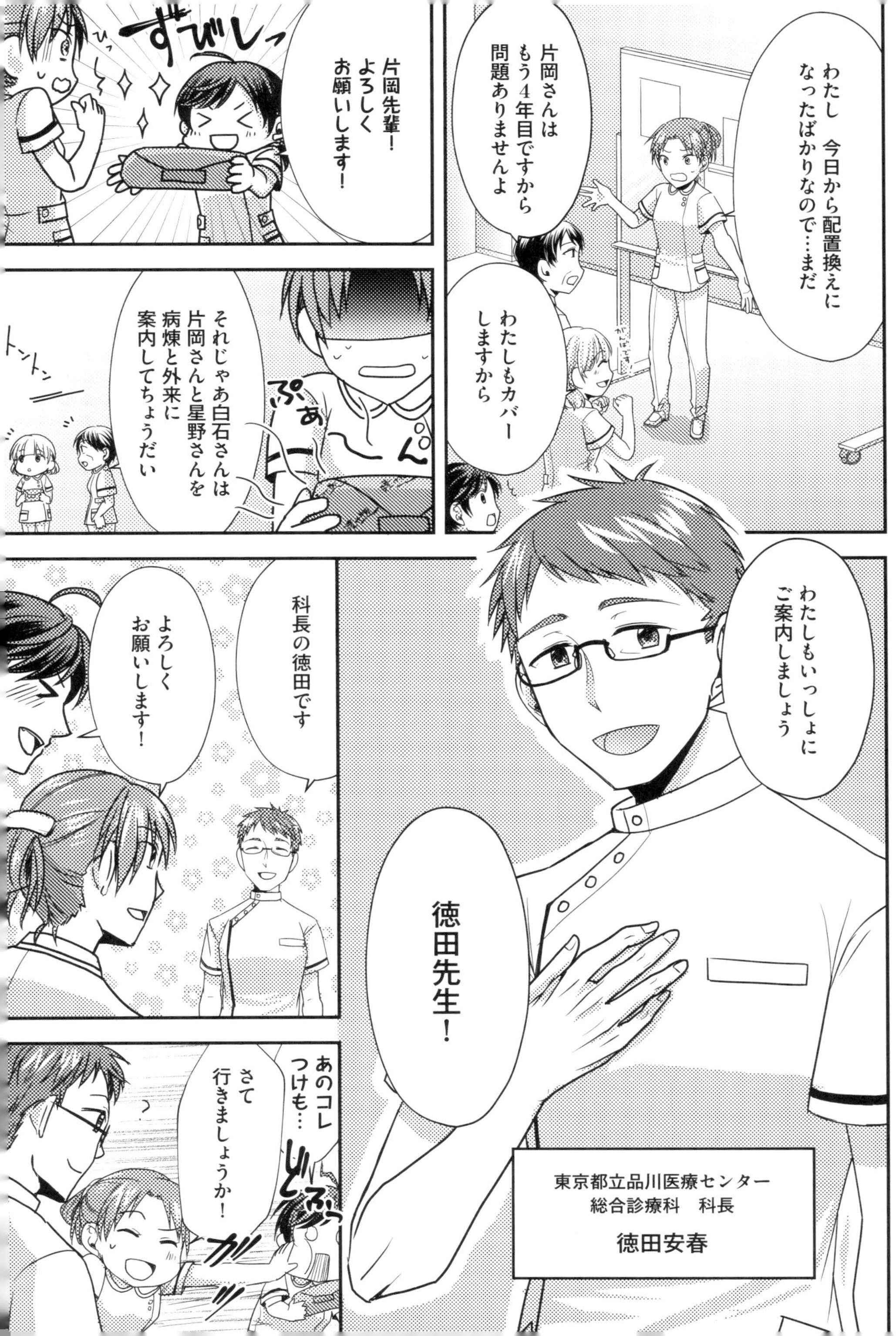
わたし　今日から配置換えになったばかりなので…まだ
片岡さんはもう4年目ですから問題ありませんよ
がんばです!
わたしもカバーしますから
ずびしっ
片岡先輩!よろしくお願いします!
それじゃあ白石さんは片岡さんと星野さんを病棟と外来に案内してちょうだい
ぷぁ〜ん
トントン
わたしもいっしょにご案内しましょう
徳田先生!
東京都立品川医療センター
総合診療科　科長
徳田安春
科長の徳田です
よろしくお願いします!
あのコレつけも…
さて行きましょうか!
どふっ
ガ!!

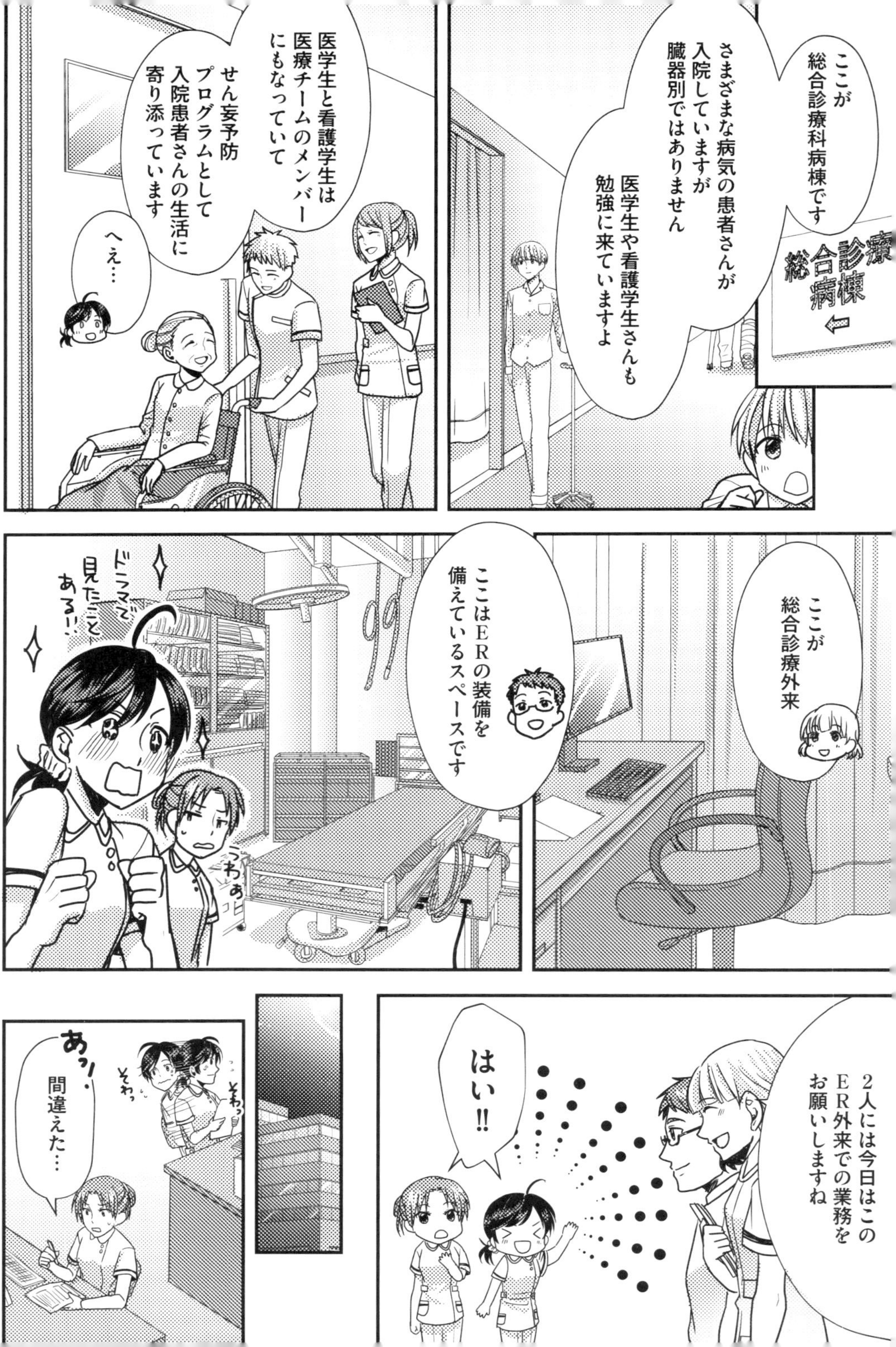

ここが総合診療科病棟です
総合診療病棟
さまざまな病気の患者さんが入院していますが臓器別ではありません
医学生や看護学生さんも勉強に来ていますよ
医学生と看護学生は医療チームのメンバーにもなっていて
せん妄予防プログラムとして入院患者さんの生活に寄り添っています
へえ…
ここが総合診療外来
ここはERの装備を備えているスペースです
ドラマで見たことある!!
うわぁ
2人には今日はこのER外来での業務をお願いしますね
はい!!
そわっ
そわっ
あっ!
間違えた…

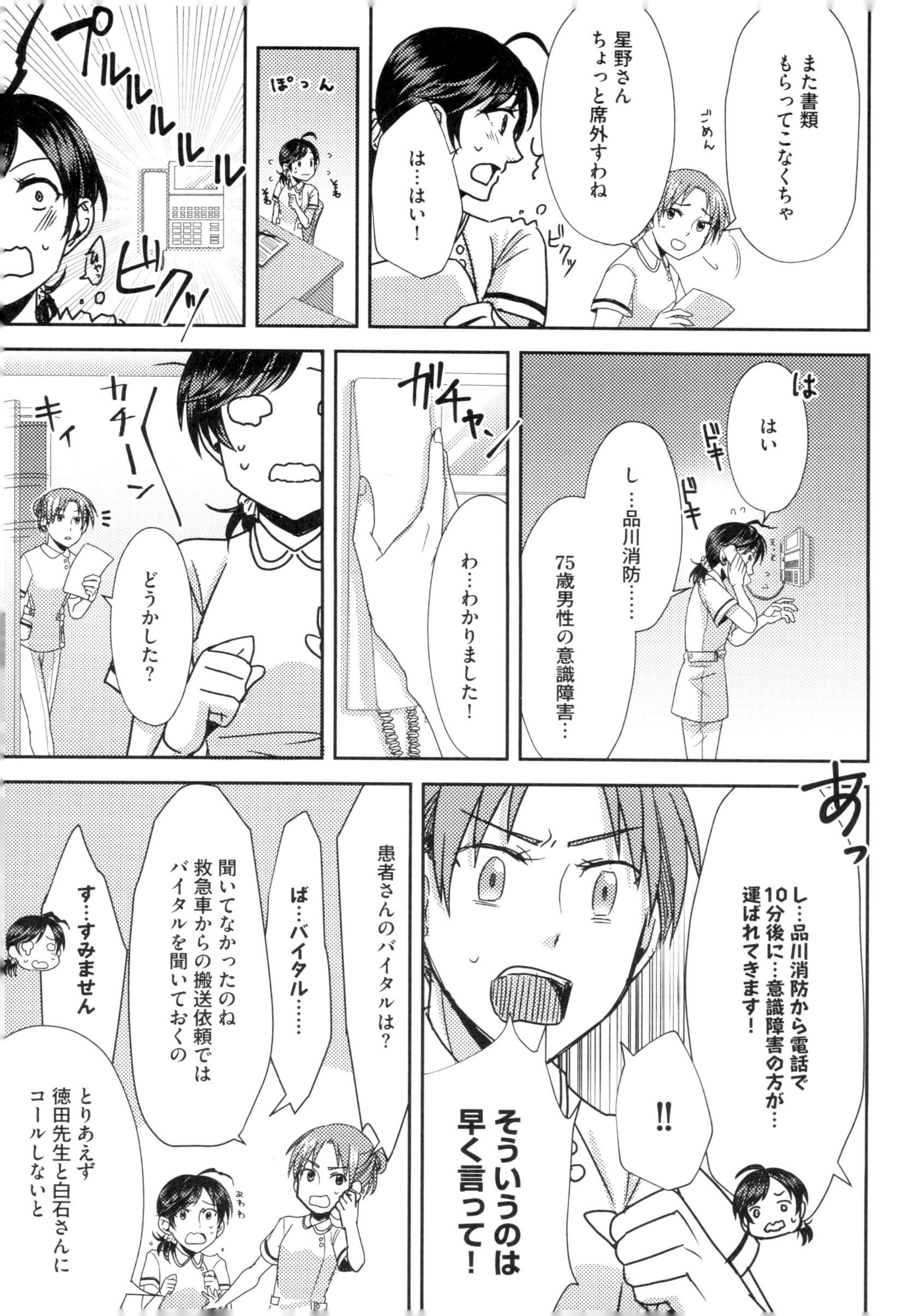
また書類もらってこなくちゃ
ごめん
星野さんちょっと席外すわね
は…はい!
ビクッ
ぽっん
そわそわ
プルルルルル
ビクッ
ひゃっ
は
はい
ドキドキ
し…品川消防……
75歳男性の意識障害…
ガチャ
わ…わかりました!
キィ
カチーン
どうかした?
あっ
し…品川消防から電話で10分後に…意識障害の方が…運ばれてきます!
!!
そういうのは早く言って!
患者さんのバイタルは?
ば…バイタル……
聞いてなかったのね
救急車からの搬送依頼ではバイタルを聞いておくの
す…すみません
とりあえず徳田先生と白石さんにコールしないと

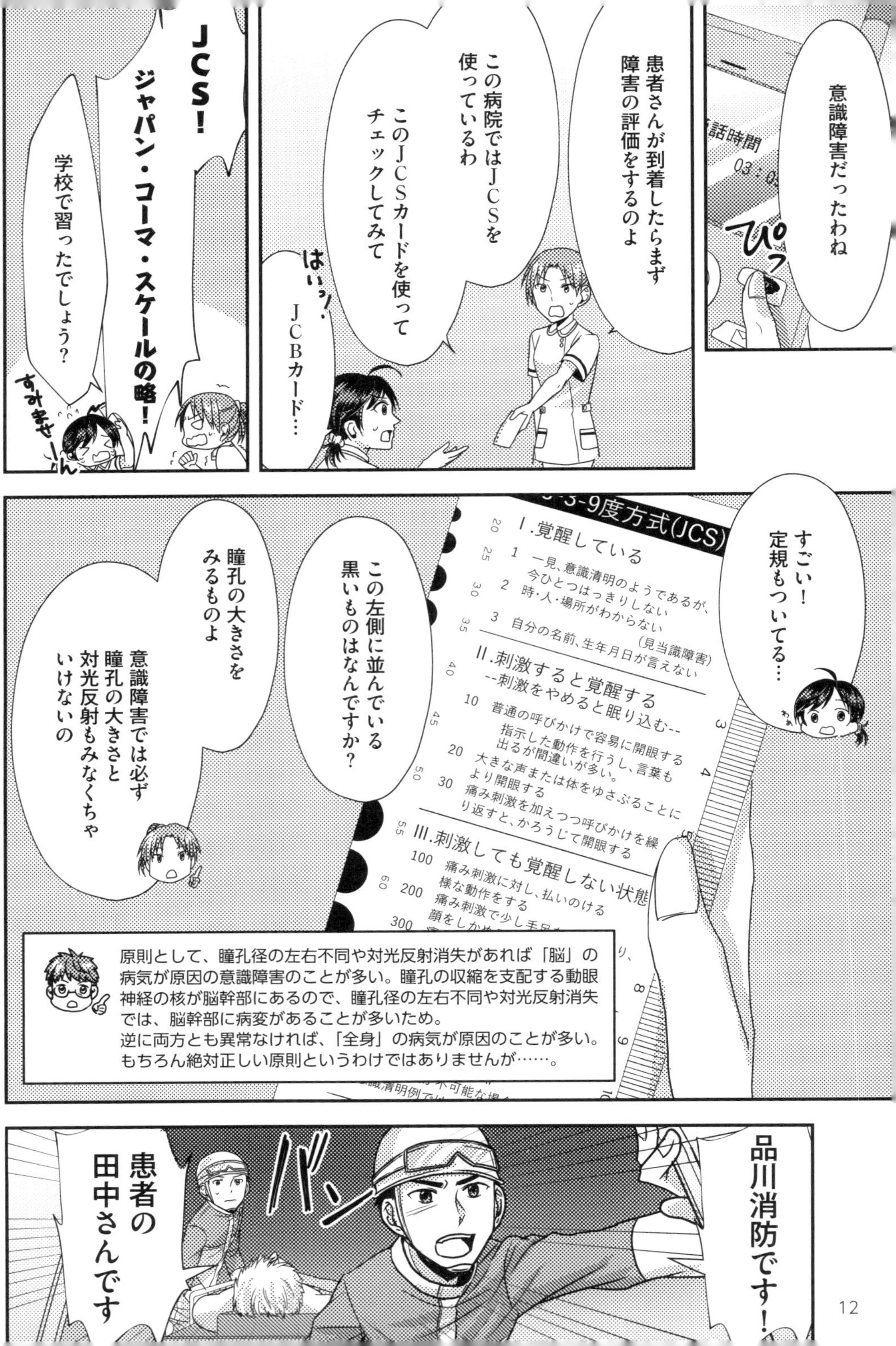
意識障害だったわね
ピッ
通話時間
患者さんが到着したらまず障害の評価をするのよ
この病院ではJCSを使っているわ
このJCSカードを使ってチェックしてみて
はいっ!
JCBカード…
JCS! ジャパン・コーマ・スケールの略!
学校で習ったでしょう?
すみませーん
すごい! 定規もついてる…
わぁ
3-9度方式(JCS)
Ⅰ.覚醒している
1 一見、意識清明のようであるが、今ひとつはっきりしない
2 時・人・場所がわからない(見当識障害)
3 自分の名前、生年月日が言えない
Ⅱ.刺激すると覚醒する --刺激をやめると眠り込む--
10 普通の呼びかけで容易に開眼する 指示した動作を行うし、言葉も出るが間違いが多い。
20 大きな声または体をゆさぶることにより開眼する
30 痛み刺激を加えつつ呼びかけを繰り返すと、かろうじて開眼する
Ⅲ.刺激しても覚醒しない状態
100 痛み刺激に対し、払いのける様な動作をする
200 痛み刺激で少し手足
この左側に並んでいる黒いものはなんですか?
瞳孔の大きさをみるものよ
意識障害では必ず瞳孔の大きさと対光反射もみなくちゃいけないの
原則として、瞳孔径の左右不同や対光反射消失があれば「脳」の病気が原因の意識障害のことが多い。瞳孔の収縮を支配する動眼神経の核が脳幹部にあるので、瞳孔径の左右不同や対光反射消失では、脳幹部に病変があることが多いため。
逆に両方とも異常なければ、「全身」の病気が原因のことが多い。もちろん絶対正しい原則というわけではありませんが……。
品川消防です!
バン
患者の田中さんです

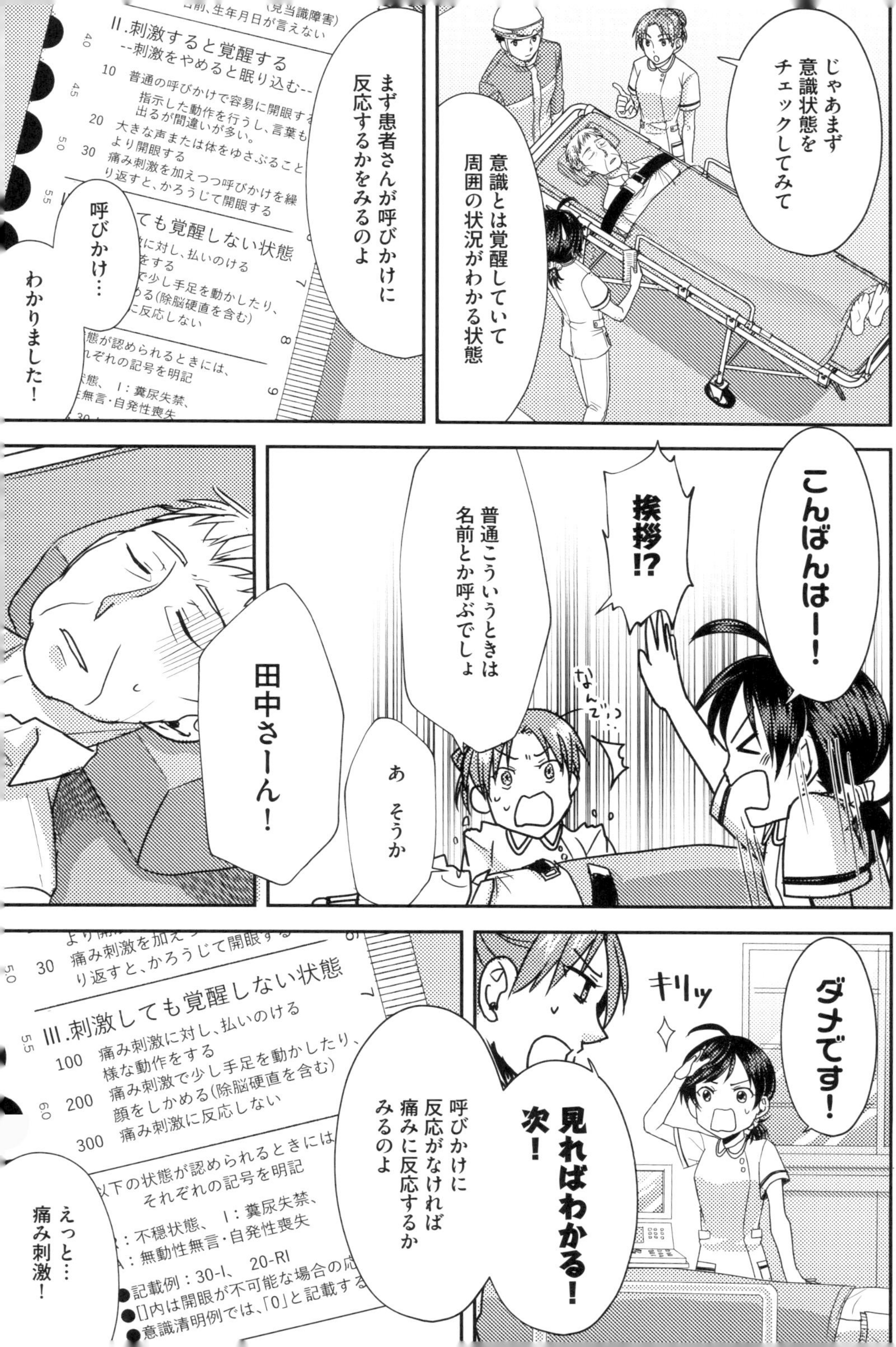
じゃあまず意識状態をチェックしてみて
意識とは覚醒していて周囲の状況がわかる状態
まず患者さんが呼びかけに反応するかをみるのよ
II.刺激すると覚醒する
--刺激をやめると眠り込む--
10 普通の呼びかけで容易に開眼する
20 大きな声または体をゆさぶることにより開眼する
30 痛み刺激を加えつつ呼びかけを繰り返すと、かろうじて開眼する
呼びかけ…
わかりました！
こんばんはー！
挨拶!?
普通こういうときは名前とか呼ぶでしょ
なんでっ
あ そうか
田中さーん！
ダナです！
キリッ
見ればわかる！次！
呼びかけに反応がなければ痛みに反応するかみるのよ
III.刺激しても覚醒しない状態
100 痛み刺激に対し、払いのけるような動作をする
200 痛み刺激で少し手足を動かしたり、顔をしかめる(除脳硬直を含む)
300 痛み刺激に反応しない
それぞれの記号を明記
I：糞尿失禁、
A：無動性無言・自発性喪失
●記載例：30-I、 20-RI
●意識清明例では、「0」と記載する
えっと…痛み刺激！

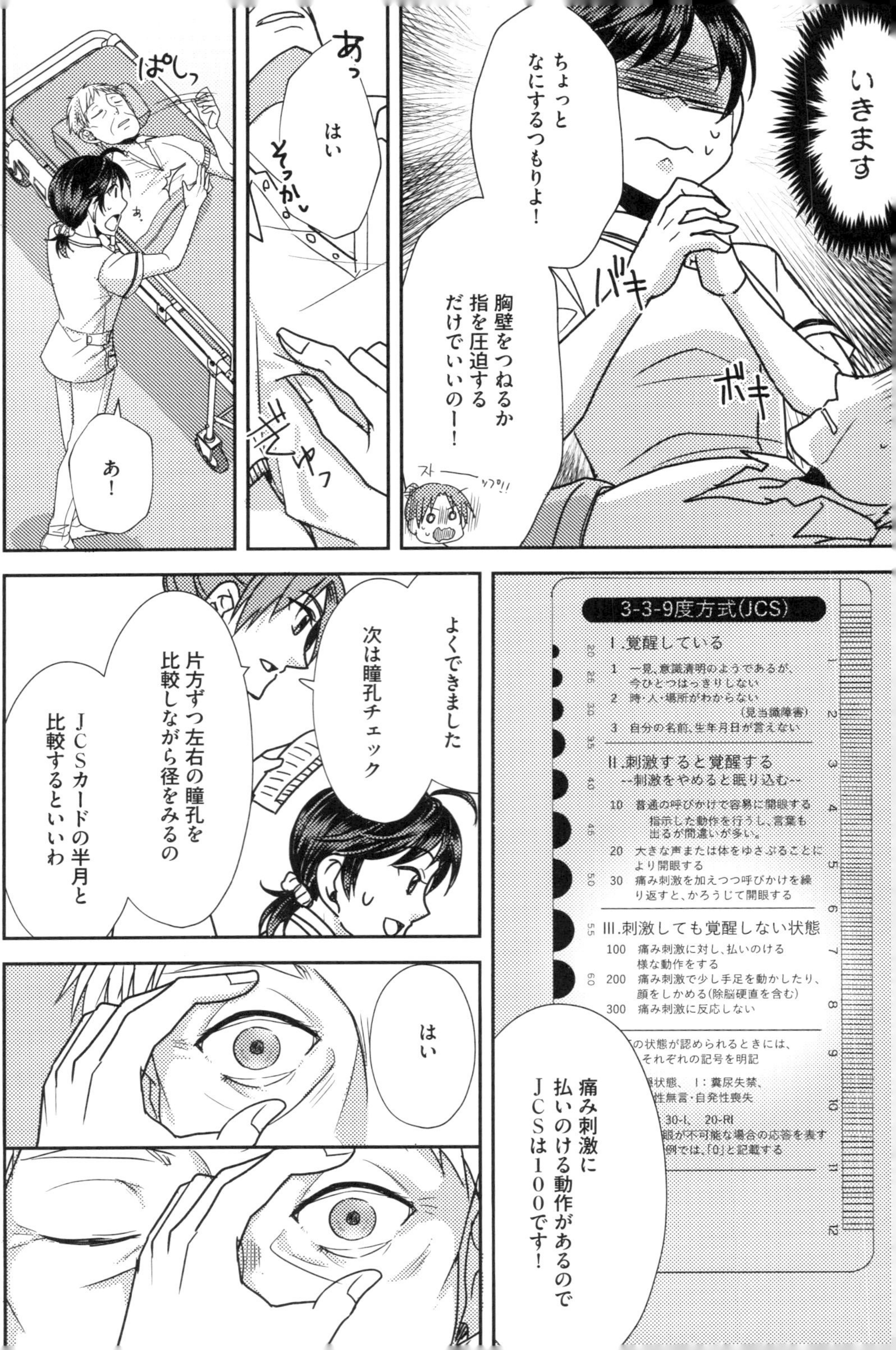
いきます
バキ
ボキ
ちょっとなにするつもりよ！
胸壁をつねるか指を圧迫するだけでいいのー！
あっ
はい
そっかぁ
ぎゅっ
ぱしっ
あ、
あ！
3-3-9度方式(JCS)
I.覚醒している
1　一見、意識清明のようであるが、今ひとつはっきりしない
2　時・人・場所がわからない（見当識障害）
3　自分の名前、生年月日が言えない
II.刺激すると覚醒する
--刺激をやめると眠り込む--
10　普通の呼びかけで容易に開眼する　指示した動作を行うし、言葉も出るが間違いが多い。
20　大きな声または体をゆさぶることにより開眼する
30　痛み刺激を加えつつ呼びかけを繰り返すと、かろうじて開眼する
III.刺激しても覚醒しない状態
100　痛み刺激に対し、払いのける様な動作をする
200　痛み刺激で少し手足を動かしたり、顔をしかめる(除脳硬直を含む)
300　痛み刺激に反応しない
の状態が認められるときには、
それぞれの記号を明記
状態、 I：糞尿失禁、
性無言・自発性喪失
30-I、 20-RI
眼が不可能な場合の応答を表す
例では、「0」と記載する
痛み刺激に払いのける動作があるのでJCSは100です！
よくできました
次は瞳孔チェック
片方ずつ左右の瞳孔を比較しながら径をみるの
JCSカードの半月と比較するといいわ
はい

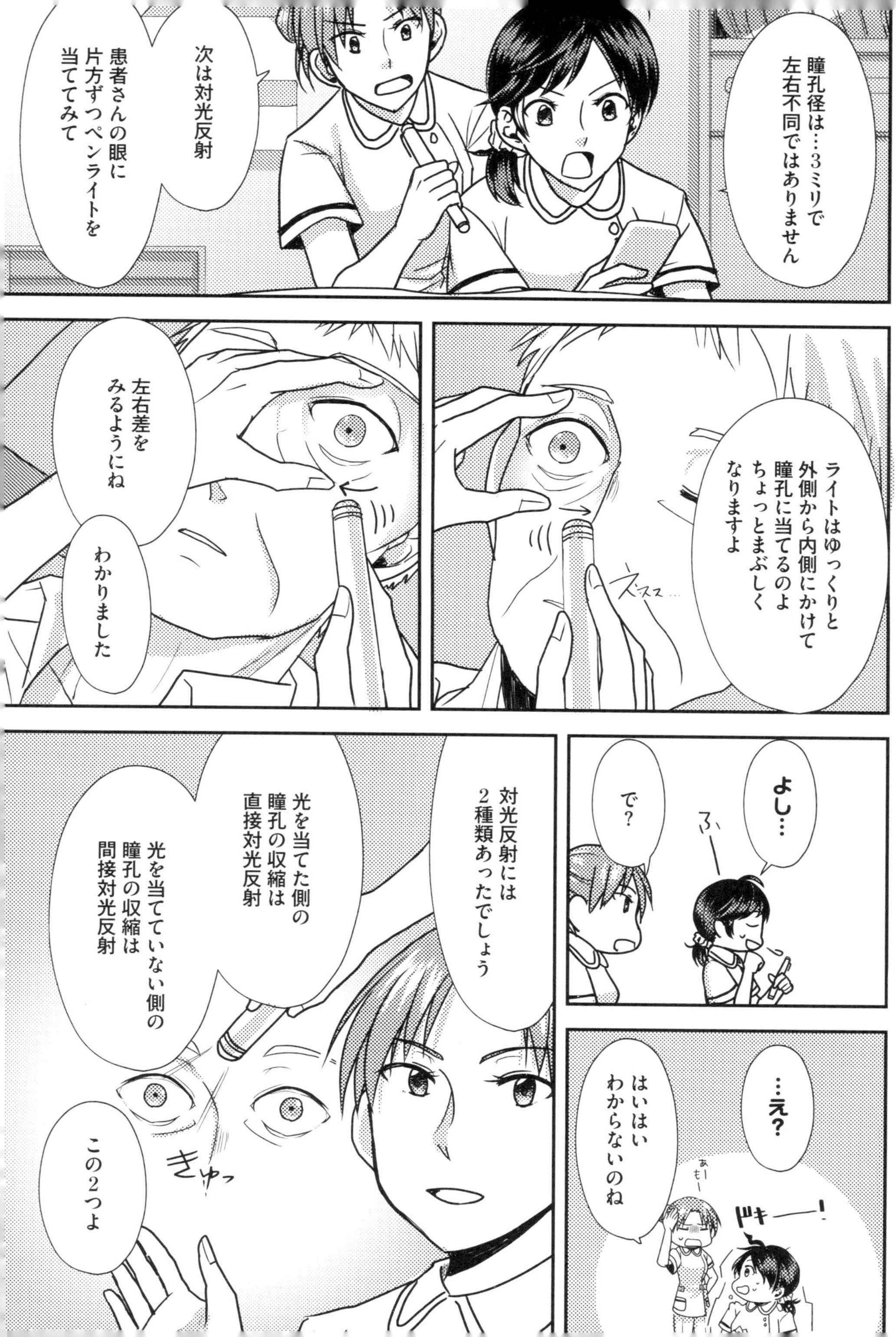
瞳孔径は…3ミリで左右不同ではありません
次は対光反射
患者さんの眼に片方ずつペンライトを当ててみて
ライトはゆっくりと外側から内側にかけて瞳孔に当てるのよ
ちょっとまぶしくなりますよ
ススス…
左右差をみるようにね
わかりました
よし…
ふー
で？
…え？
はいはいわからないのね
ドキーー！
対光反射には2種類あったでしょう
光を当てた側の瞳孔の収縮は直接対光反射
光を当てていない側の瞳孔の収縮は間接対光反射
きゅっ
この2つよ

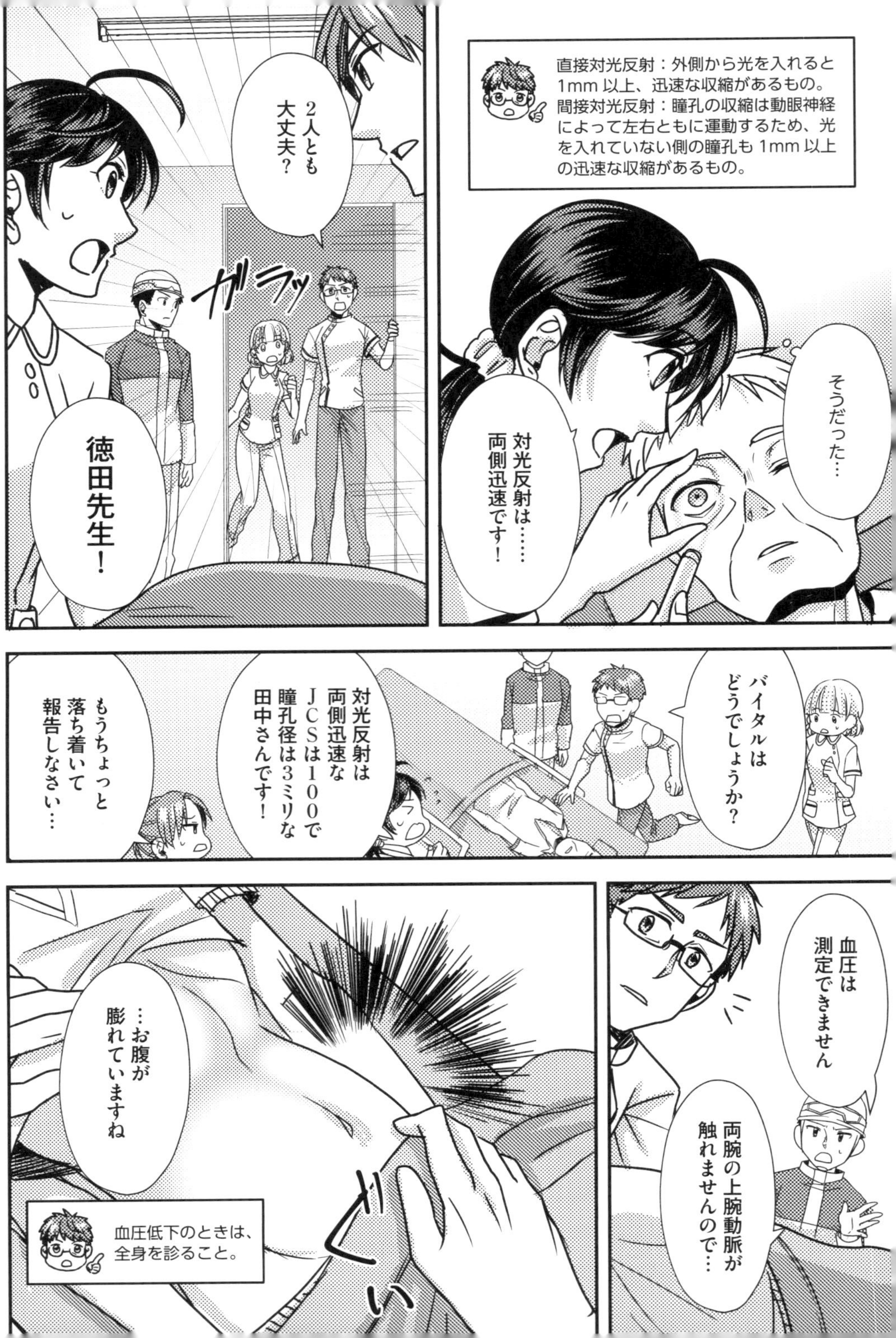
直接対光反射：外側から光を入れると1mm 以上、迅速な収縮があるもの。
間接対光反射：瞳孔の収縮は動眼神経によって左右ともに運動するため、光を入れていない側の瞳孔も 1mm 以上の迅速な収縮があるもの。
そうだった…
対光反射は……両側迅速です!
2人とも大丈夫?
ガラッ
徳田先生!
バイタルはどうでしょうか?
対光反射は両側迅速なJCSは100で瞳孔径は3ミリな田中さんです!
もうちょっと落ち着いて報告しなさい…
血圧は測定できません
両腕の上腕動脈が触れませんので…
…お腹が膨れていますね
ぐい
血圧低下のときは、全身を診ること。

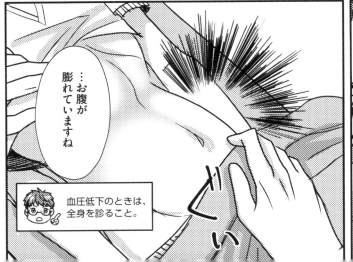

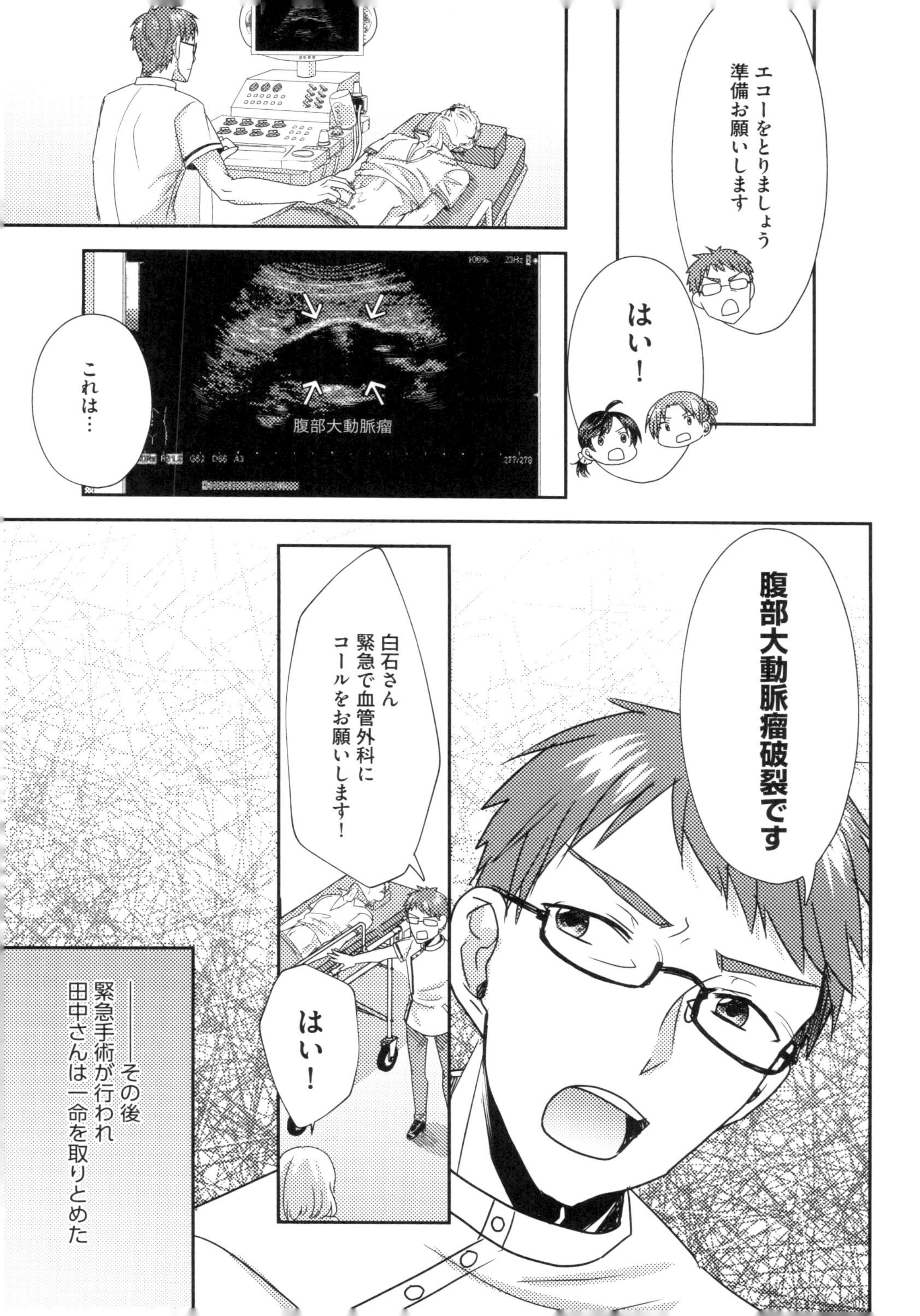
エコーをとりましょう
準備お願いします
はい！
腹部大動脈瘤
これは…
腹部大動脈瘤破裂です
白石さん
緊急で血管外科にコールをお願いします！
はい！
——その後
緊急手術が行われ
田中さんは一命を取りとめた

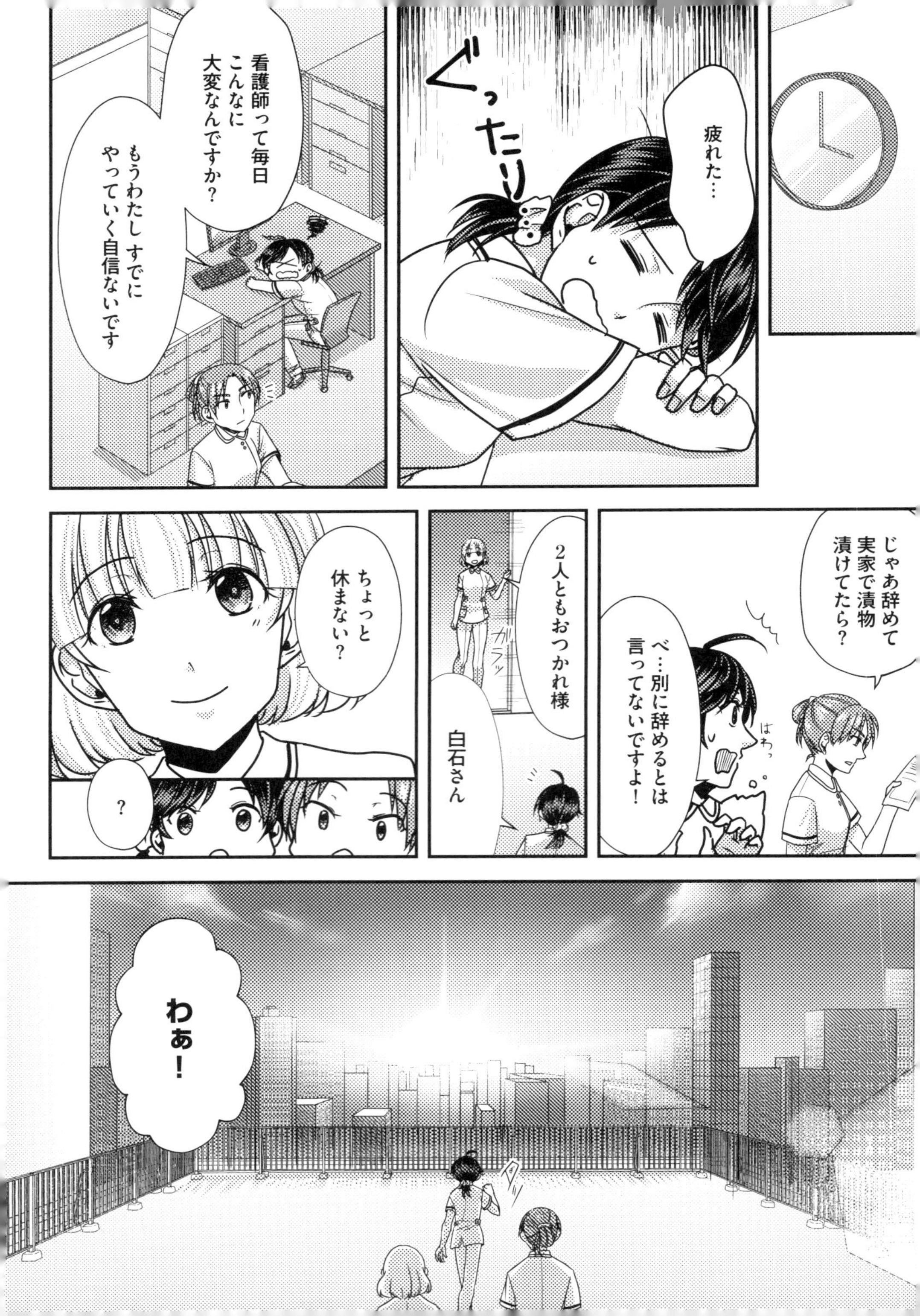
ぐったり
疲れた…
看護師って毎日こんなに大変なんですか？
もうわたし すでにやっていく自信ないです
じゃあ辞めて実家で漬物漬けてたら？
べ…別に辞めるとは言ってないですよ！
はわっ
2人ともおつかれ様
ガラッ
白石さん
ちょっと休まない？
？
わぁ！

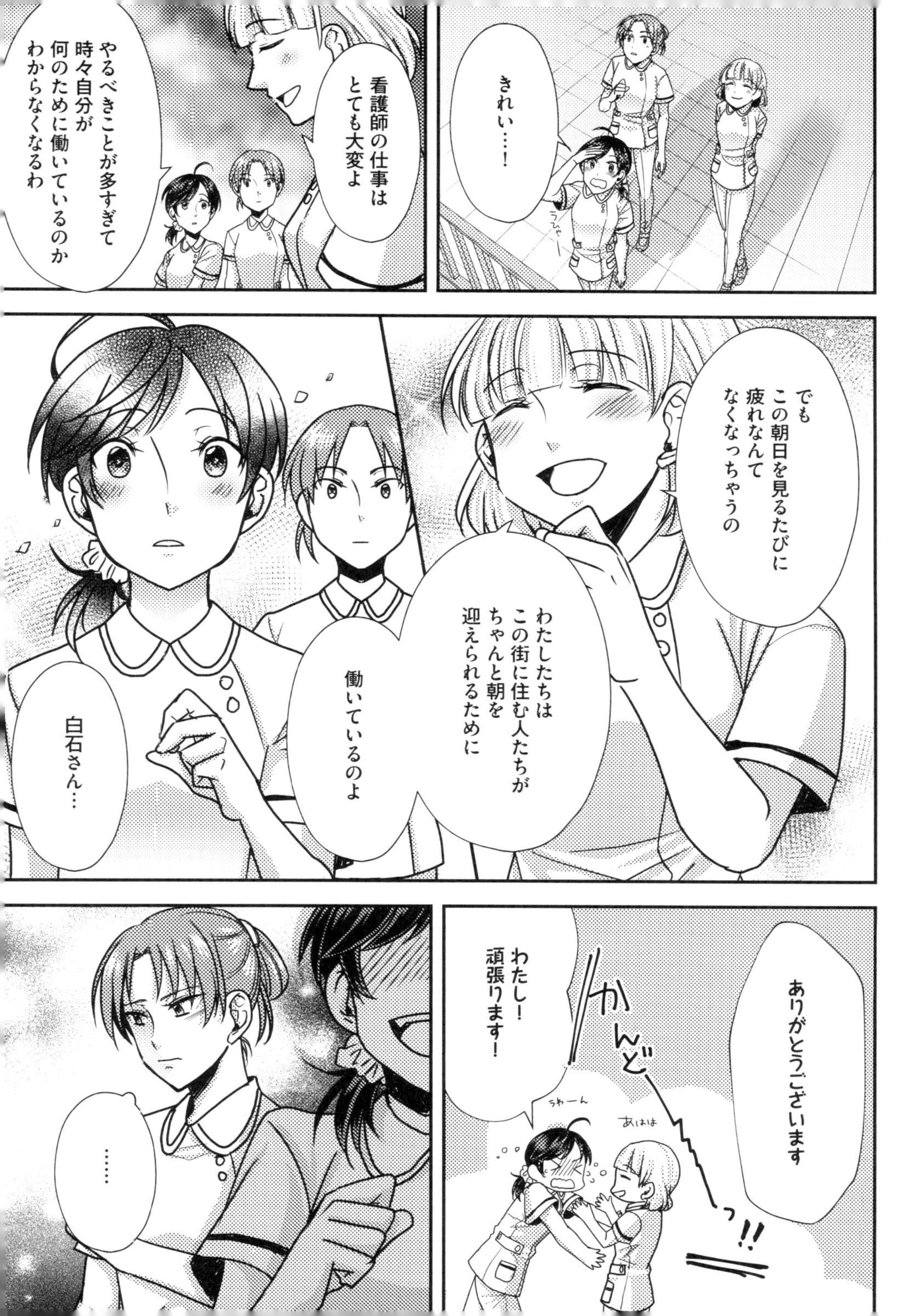
きれい…！
うひゃー
看護師の仕事はとても大変よ
やるべきことが多すぎて時々自分が何のために働いているのかわからなくなるわ
でもこの朝日を見るたびに疲れなんてなくなっちゃうの
わたしたちはこの街に住む人たちがちゃんと朝を迎えられるために
働いているのよ
白石さん…
ありがとうございます
わたし！頑張ります！
かんどーっ!!
うわーん
あはは
……

第２話

体温を測定するとき

数値以外は何をみる？

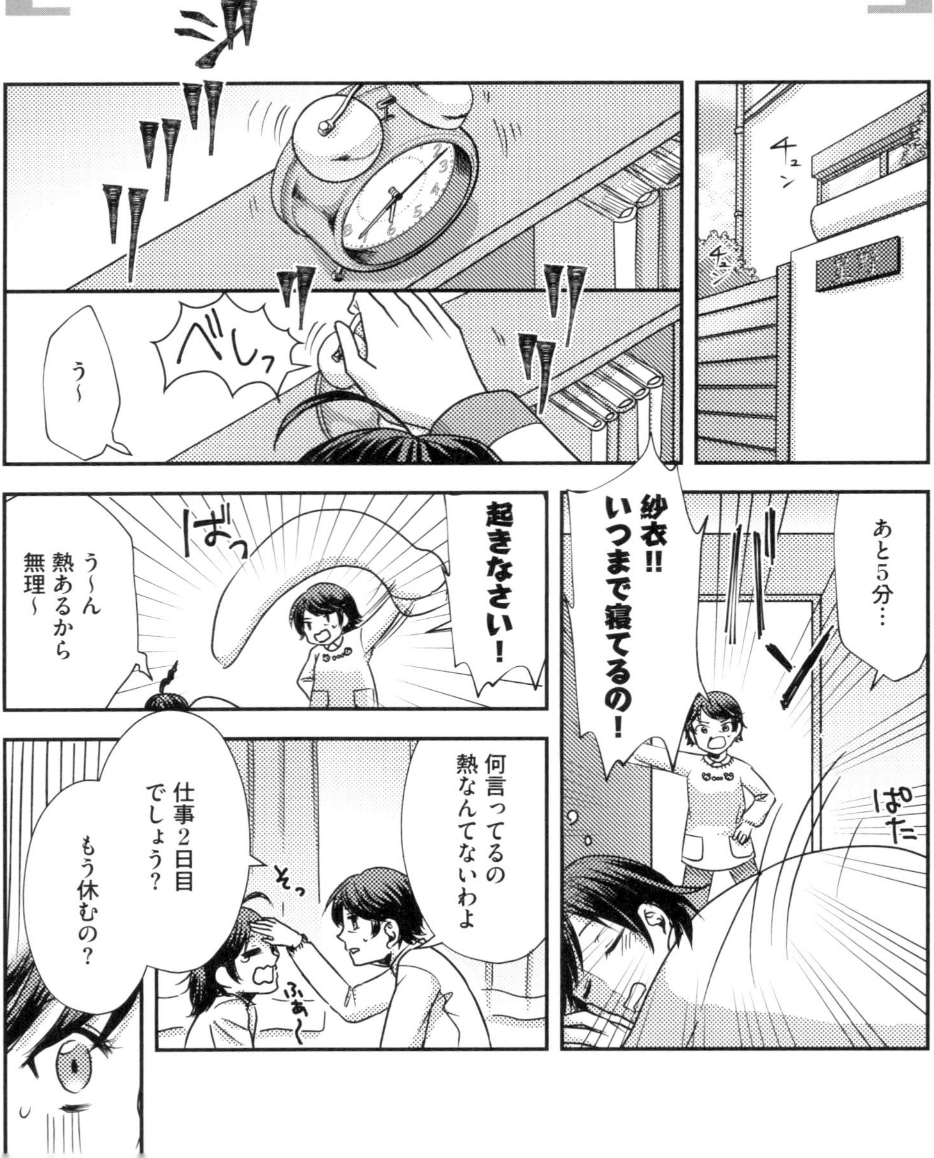

チュン
チュン
星野
べしっ
う〜
あと5分…
紗衣!! いつまで寝てるの!
ぱた
起きなさい!
ばっ
う〜ん 熱あるから 無理〜
何言ってるの 熱なんてないわよ
そっ
ふあ〜
仕事2日目でしょう?
もう休むの?

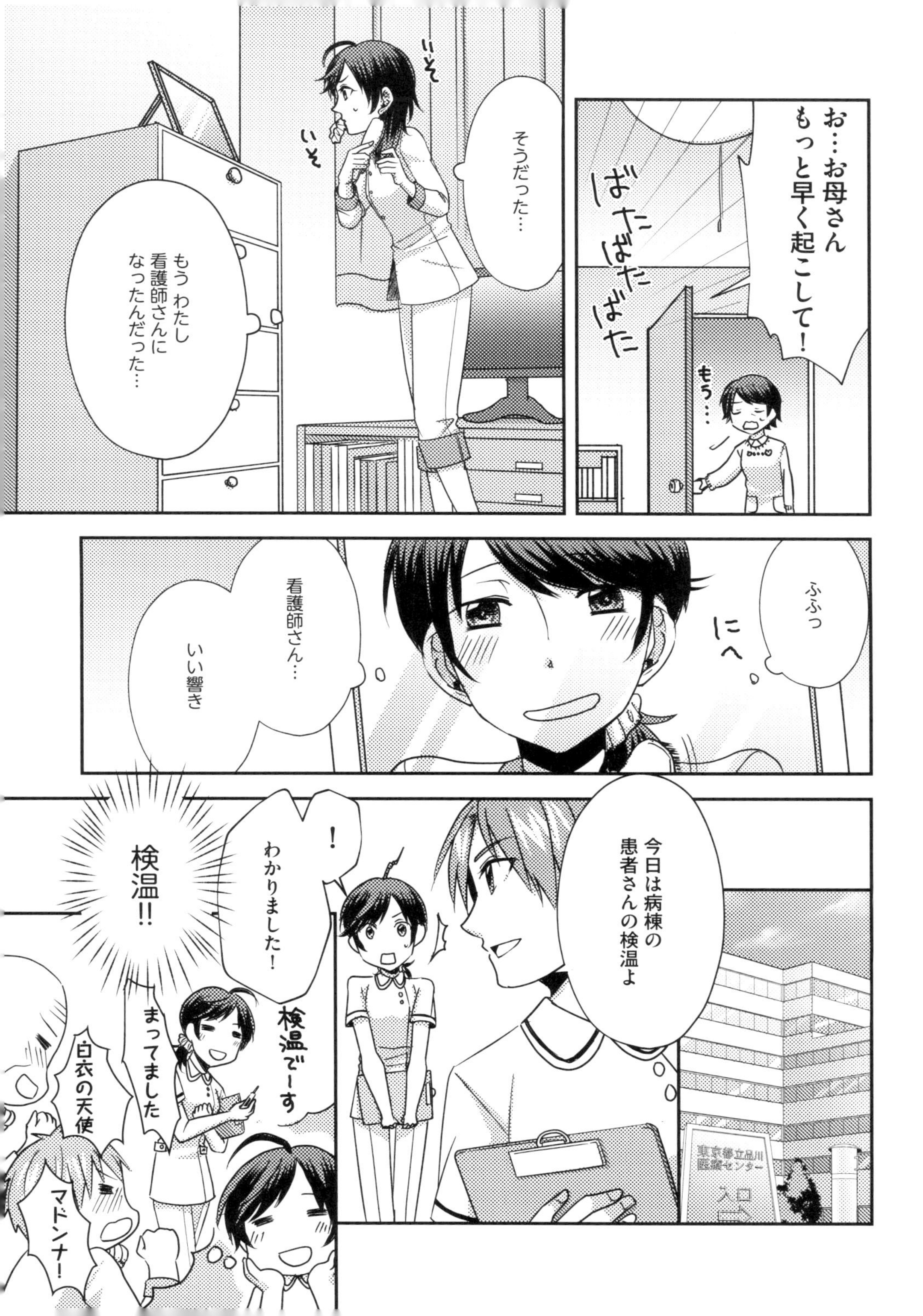
お…お母さん
もっと早く起こして!
ばたばたばた
もう…
そうだった…
いそ
いそ
もう わたし
看護師さんに
なったんだった…
ふふっ
にへ
看護師さん…
いい響き
今日は病棟の
患者さんの検温よ
!
わかりました!
東京都立品川
医療センター
入口
検温!!
検温でーす
まってました
白衣の天使
マドンナ!

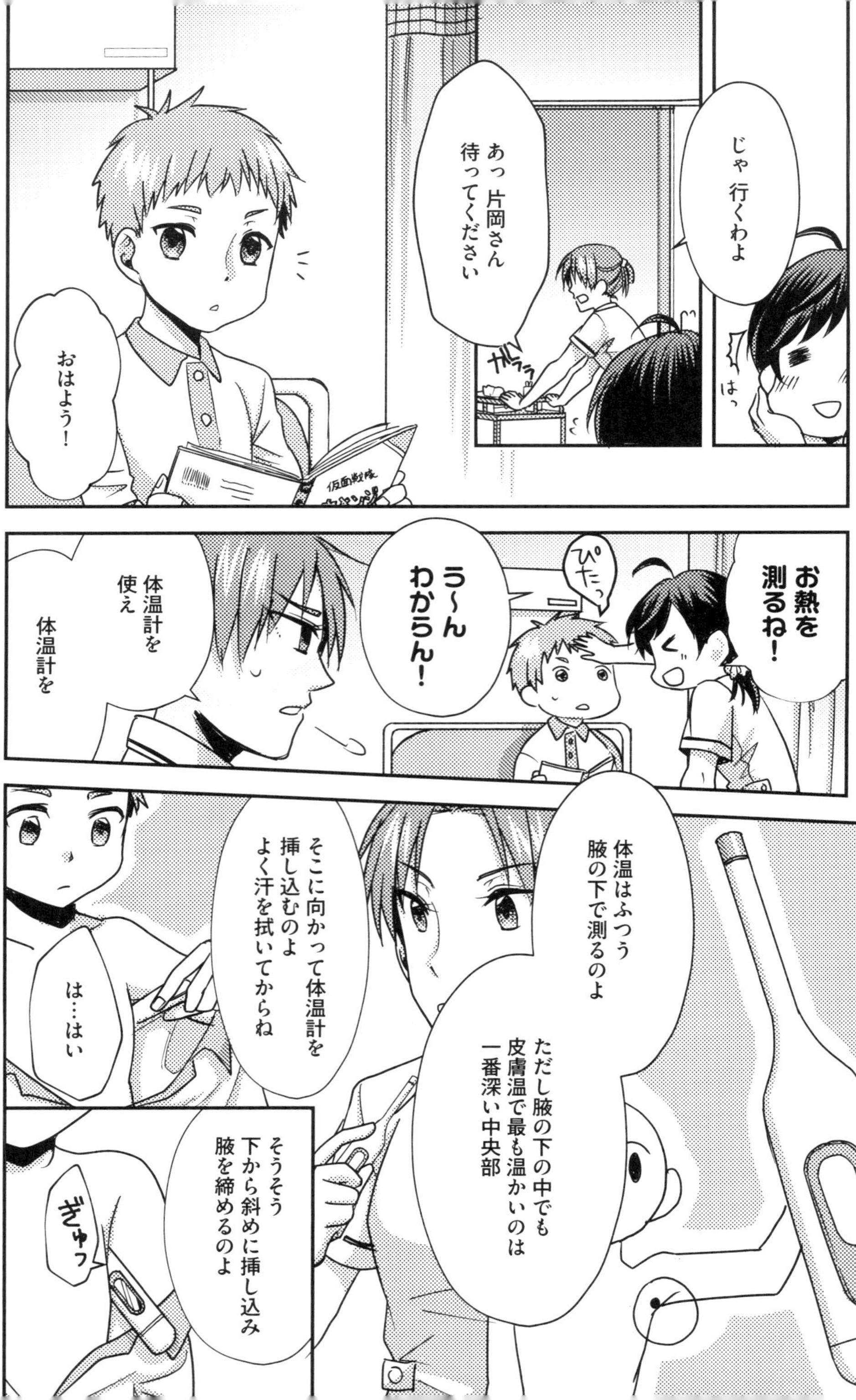
じゃ 行くわよ
はっ
あっ 片岡さん 待ってください
ガラララ
おはよう！
仮面戦隊
お熱を測るね！
ぴたっ
う～ん わからん！
体温計を使え
体温計を
体温はふつう腋の下で測るのよ
ただし腋の下の中でも皮膚温で最も温かいのは一番深い中央部
そこに向かって体温計を挿し込むのよ よく汗を拭いてからね
は…はい
そうそう 下から斜めに挿し込み 腋を締めるのよ
ぎゅっ

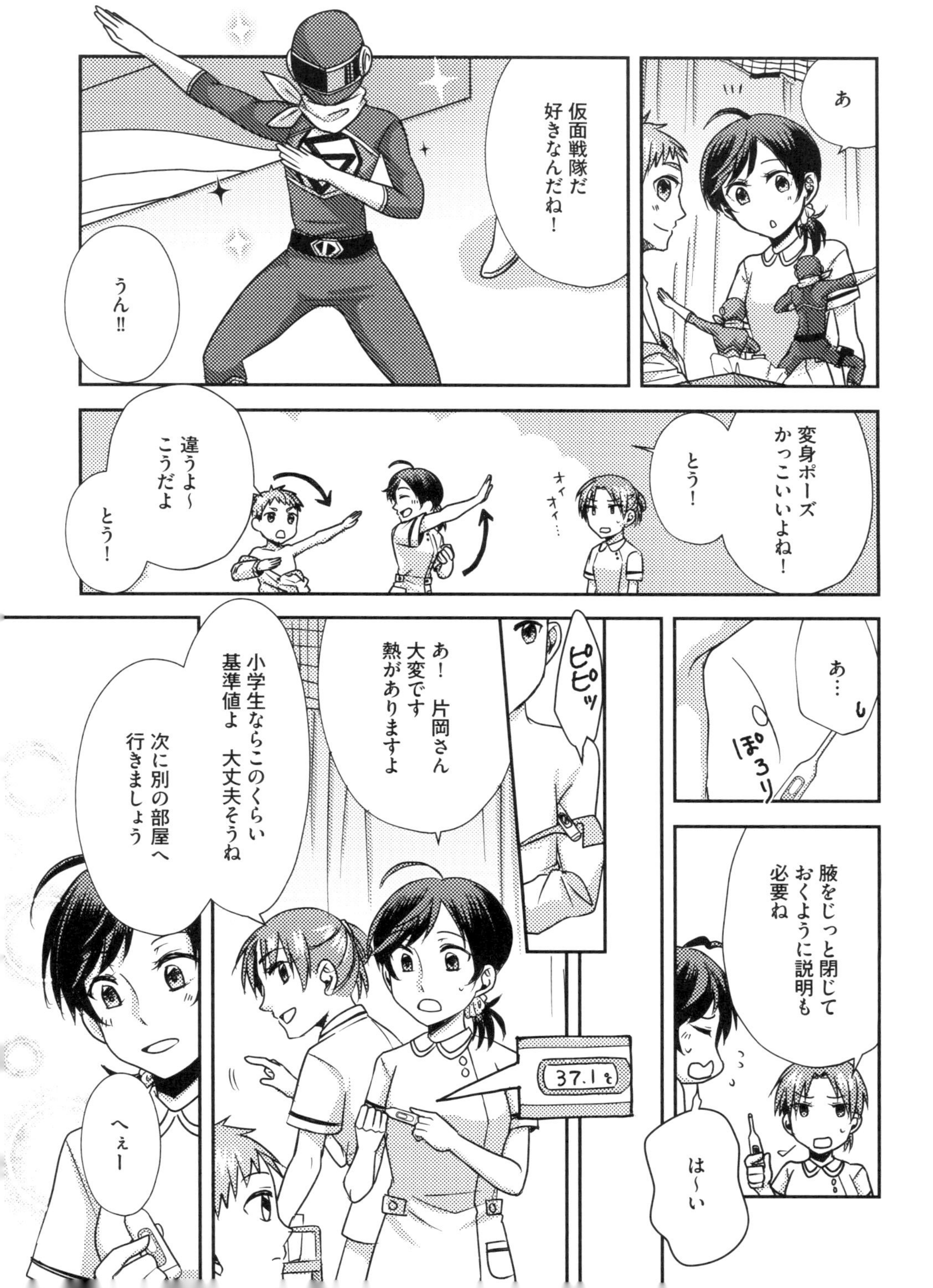
あ
仮面戦隊だ
好きなんだね！
うん‼
変身ポーズ
かっこいいよね！
とう！
オイ
オイ…
違うよ～
こうだよ
とう！
あ…
ぽろり
腋をじっと閉じて
おくように説明も
必要ね
は～い
ピピッ
あ！　片岡さん
大変です
熱がありますよ
37.1℃
小学生ならこのくらい
基準値よ　大丈夫そうね
次に別の部屋へ
行きましょう
へぇー

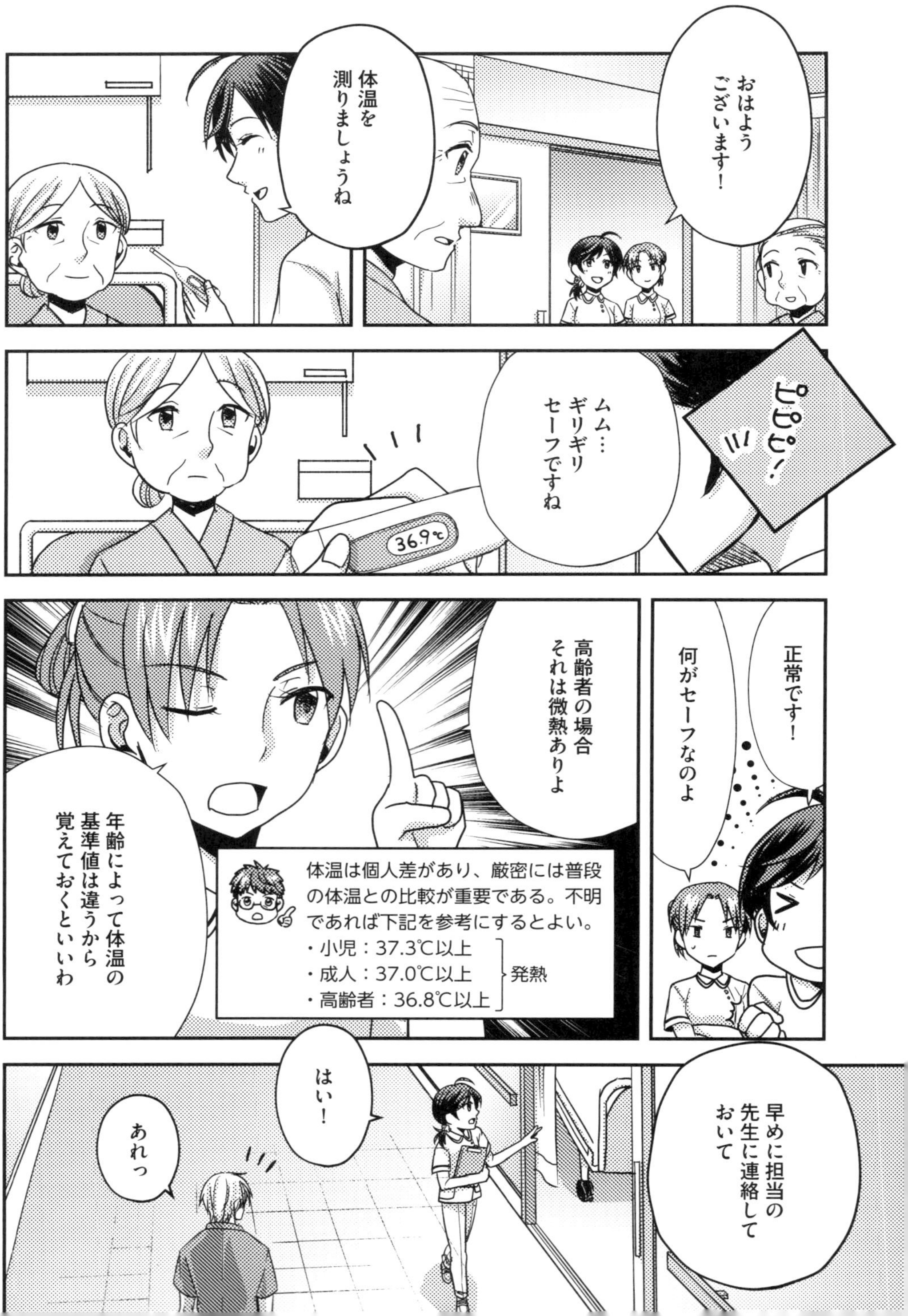
おはようございます！
体温を測りましょうね
ピピピ！
ムム…ギリギリセーフですね
36.9℃
正常です！
何がセーフなのよ
高齢者の場合それは微熱ありよ
年齢によって体温の基準値は違うから覚えておくといいわ
体温は個人差があり、厳密には普段の体温との比較が重要である。不明であれば下記を参考にするとよい。
・小児：37.3℃以上
・成人：37.0℃以上
・高齢者：36.8℃以上
発熱
早めに担当の先生に連絡しておいて
はい！
あれっ

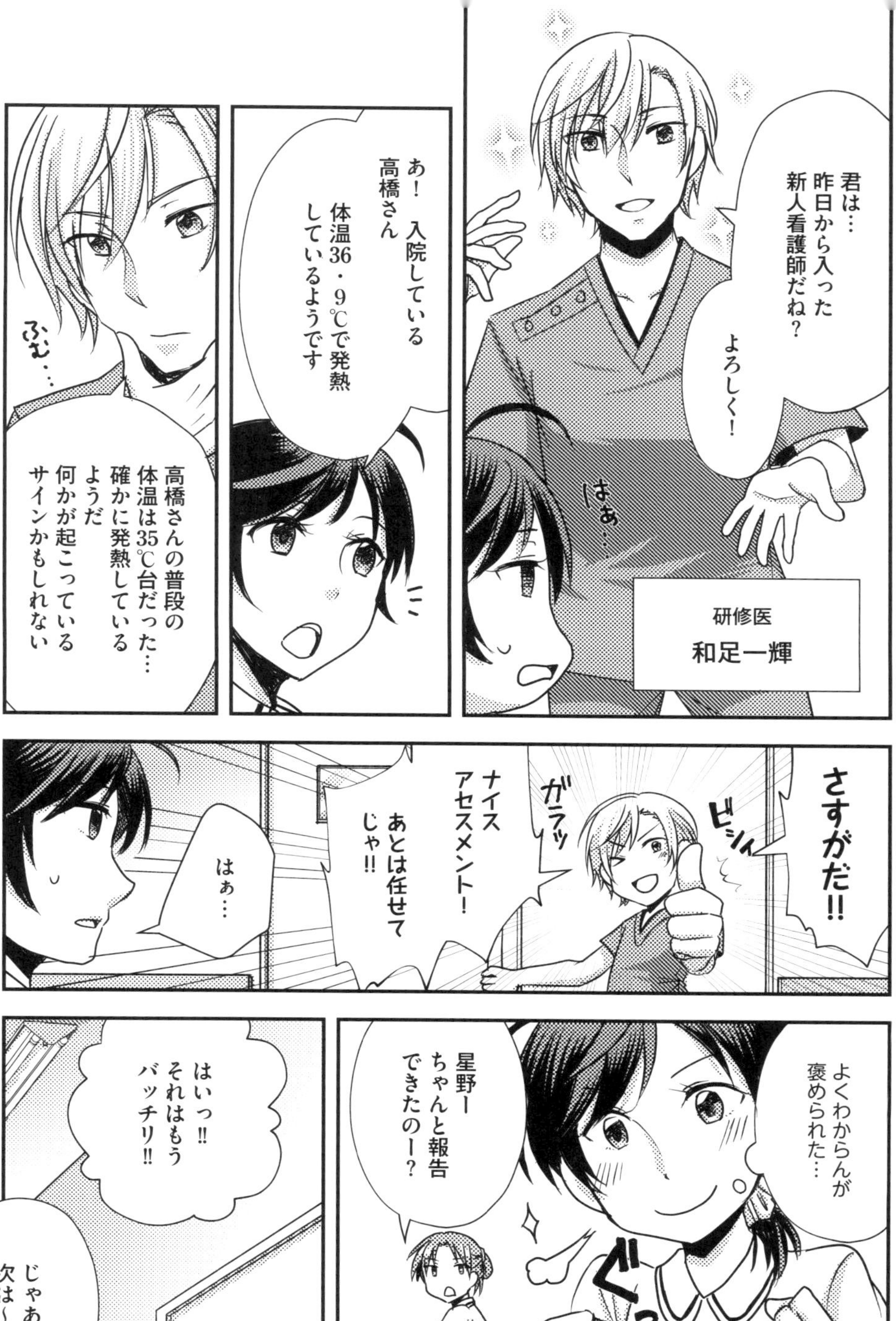

君は…
昨日から入った
新人看護師だね？
よろしく！
はぁ…
研修医
和足一輝
あ！ 入院している
高橋さん
体温36・9℃で発熱
しているようです
ふむ…
高橋さんの普段の
体温は35℃台だった…
確かに発熱している
ようだ
何かが起こっている
サインかもしれない
さすがだ!!
ビシィ
ナイス
アセスメント！
ガラッ
あとは任せて
じゃ!!
はぁ…
よくわからんが
褒められた…
ぐっ
星野ー
ちゃんと報告
できたのー？
はいっ!!
それはもう
バッチリ!!
じゃあ
次は〜…

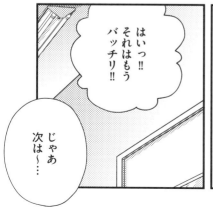

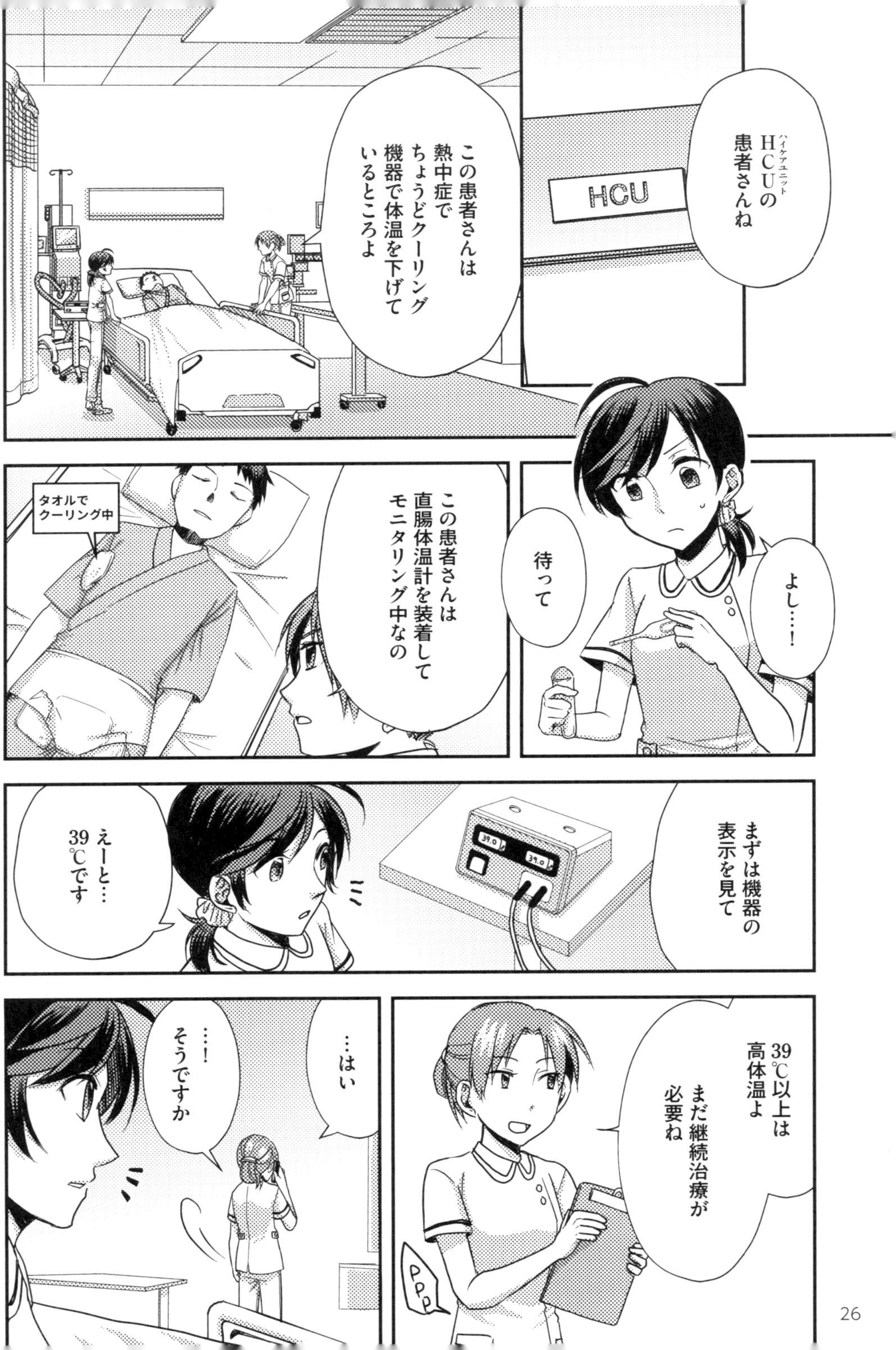
HCU《ハイケアユニット》の患者さんね
HCU
この患者さんは熱中症でちょうどクーリング機器で体温を下げているところよ
よし…！
待って
この患者さんは直腸体温計を装着してモニタリング中なの
タオルでクーリング中
まずは機器の表示を見て
39.0
39.0
えーと…39℃です
39℃以上は高体温よ
まだ継続治療が必要ね
PPP
…はい
…！そうですか

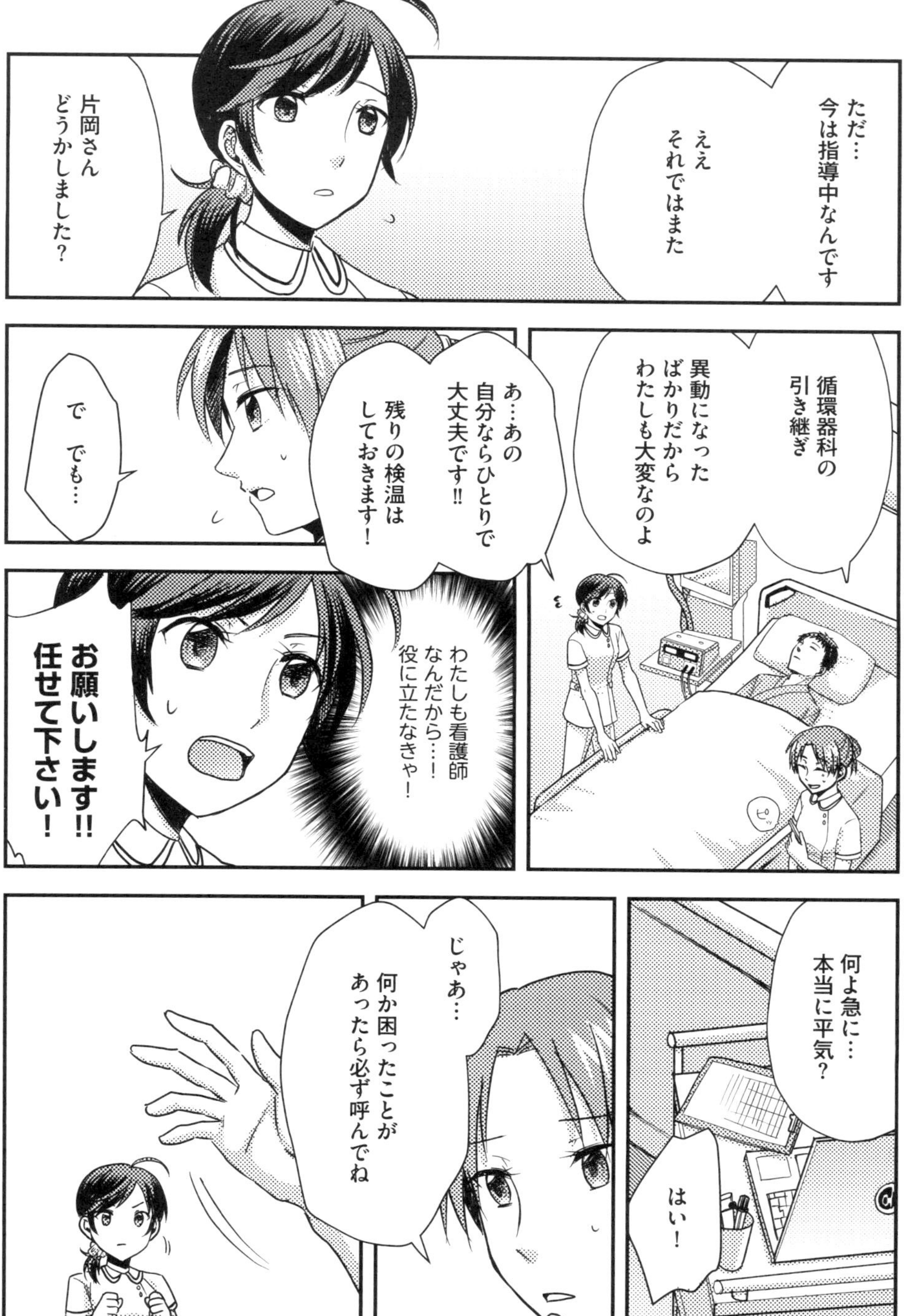
ただ…
今は指導中なんです
ええ
それではまた
片岡さん
どうかしました？
循環器科の
引き継ぎ
異動になった
ばかりだから
わたしも大変なのよ
あ…あの
自分ならひとりで
大丈夫です!!
残りの検温は
しておきます！
で　でも…
ピッ
わたしも看護師
なんだから…！
役に立たなきゃ！
お願いします!!
任せて下さい！
何よ急に…
本当に平気？
はい！
じゃあ…
何か困ったことが
あったら必ず呼んでね

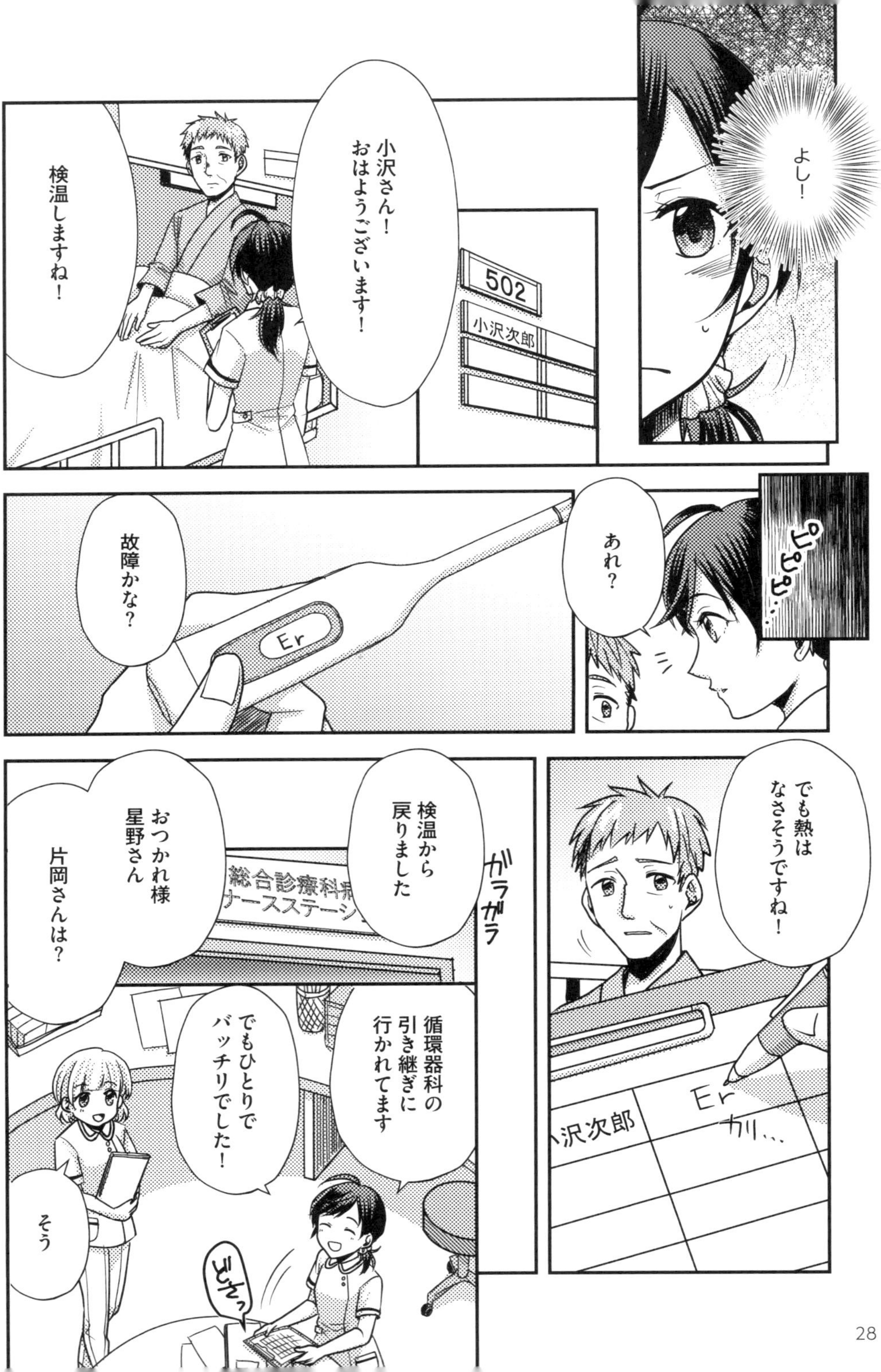
よし!
小沢さん! おはようございます!
502
小沢次郎
検温しますね!
ピピピ…
あれ?
Er
故障かな?
でも熱はなさそうですね!
小沢次郎
Er
カリ…
ガラガラ
検温から戻りました
総合診療科病
ナースステーシ
おつかれ様 星野さん
片岡さんは?
循環器科の引き継ぎに行かれてます
でもひとりでバッチリでした!
どさっ
そう

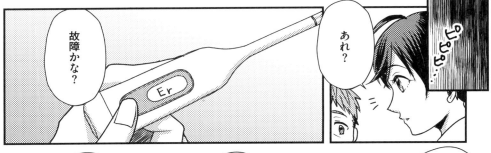

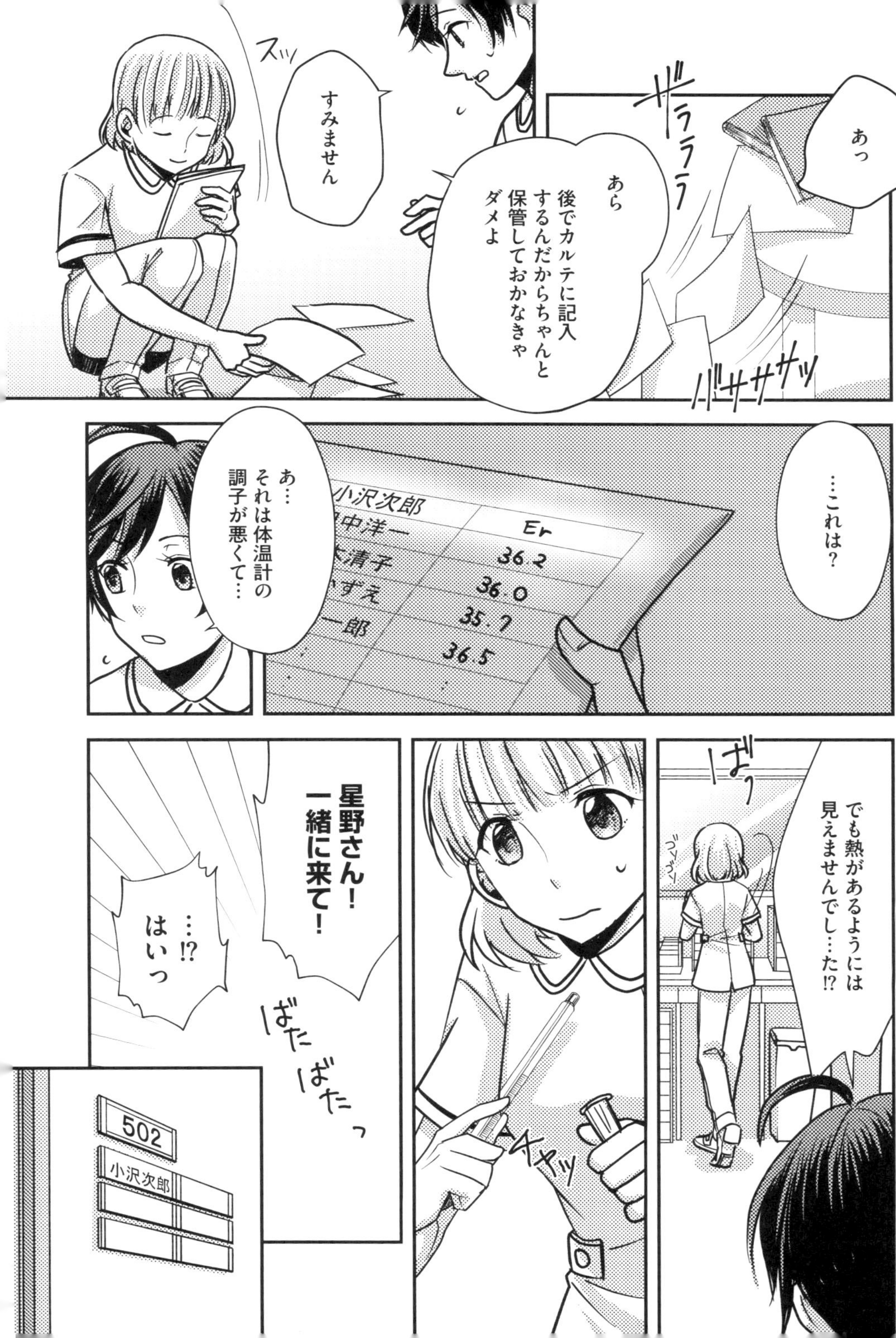
ザラララ
あっ
バサササッ
あら
後でカルテに記入するんだからちゃんと保管しておかなきゃダメよ
スッ
すみません
…これは?
小沢次郎
Er
36.2
36.0
35.7
36.5
あ…それは体温計の調子が悪くて…
でも熱があるようには見えませんでし…た!?
ばっ
ゴソゴソ
ムヤッ
星野さん!一緒に来て!
…!?はいっ
ばたばたたっ
502
小沢次郎

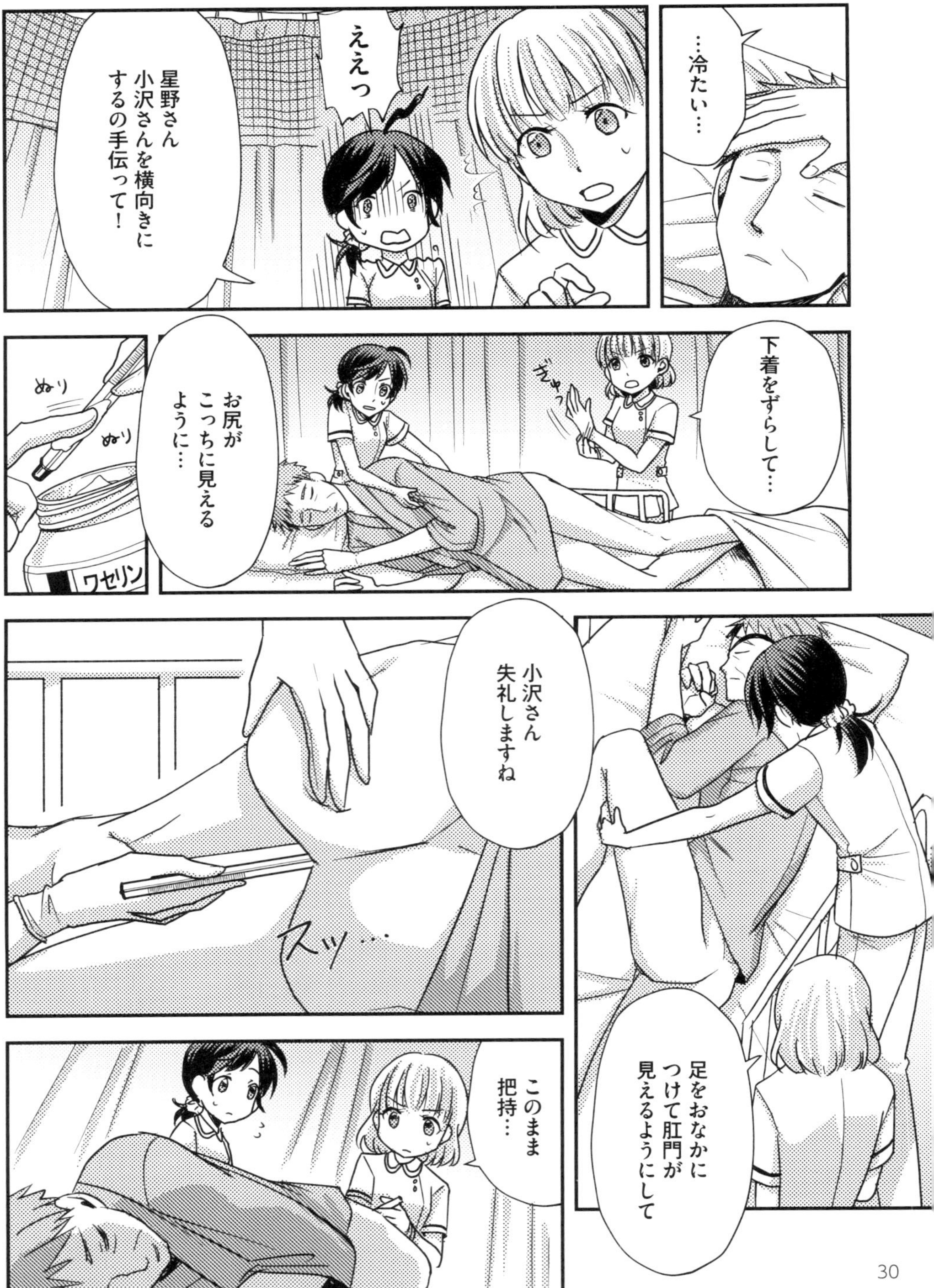
…冷たい…
ええっ
星野さん
小沢さんを横向きにするの手伝って！
下着をずらして…
ぎゅっ
お尻がこっちに見えるように…
ぬり
ぬり
ワセリン
足をおなかにつけて肛門が見えるようにして
小沢さん失礼しますね
スッ…
このまま把持…

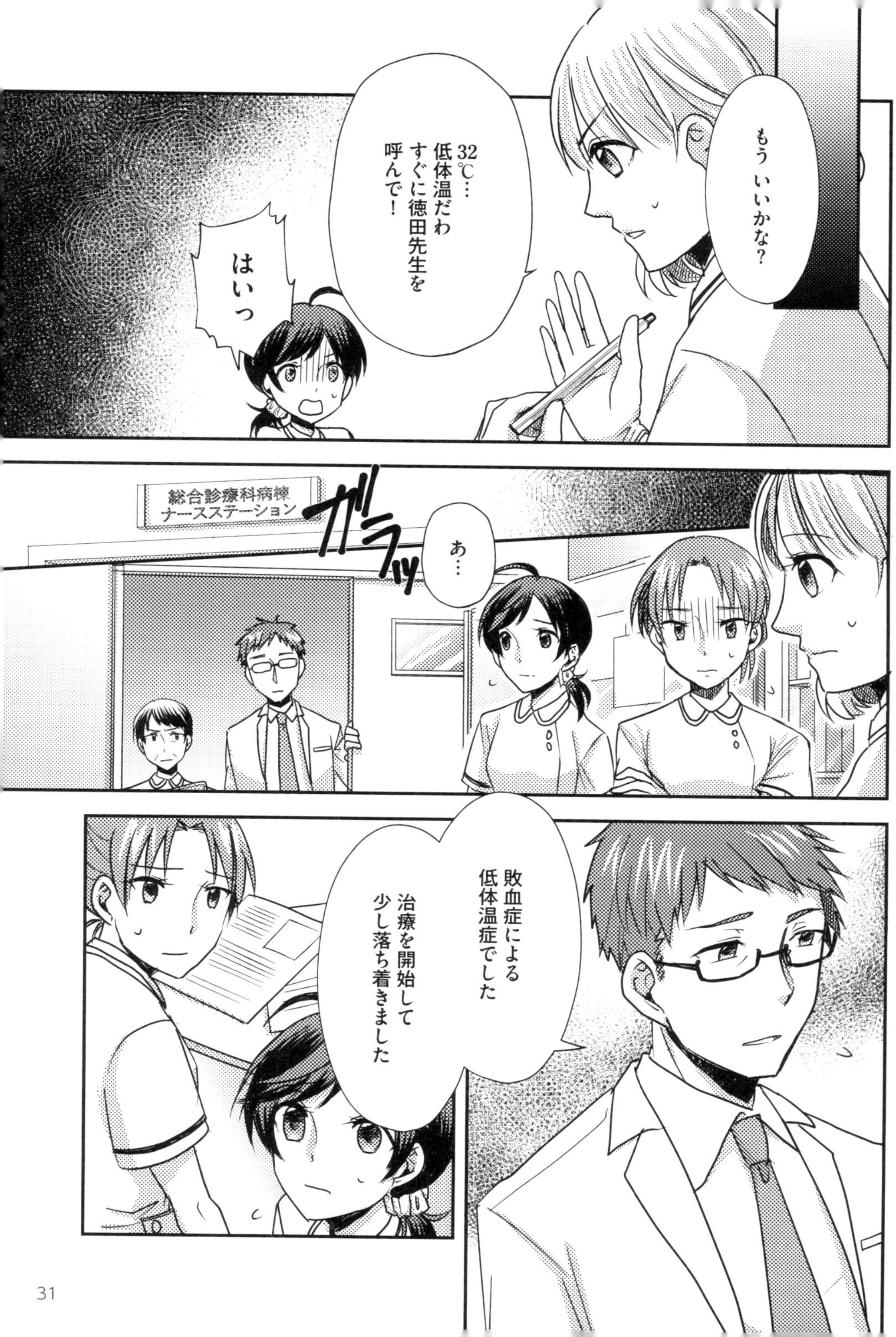
もう いいかな?
32℃…
低体温だわ
すぐに徳田先生を
呼んで!
はいっ
あ…
ガラッ
総合診療科病棟
ナースステーション
敗血症による
低体温症でした
治療を開始して
少し落ち着きました

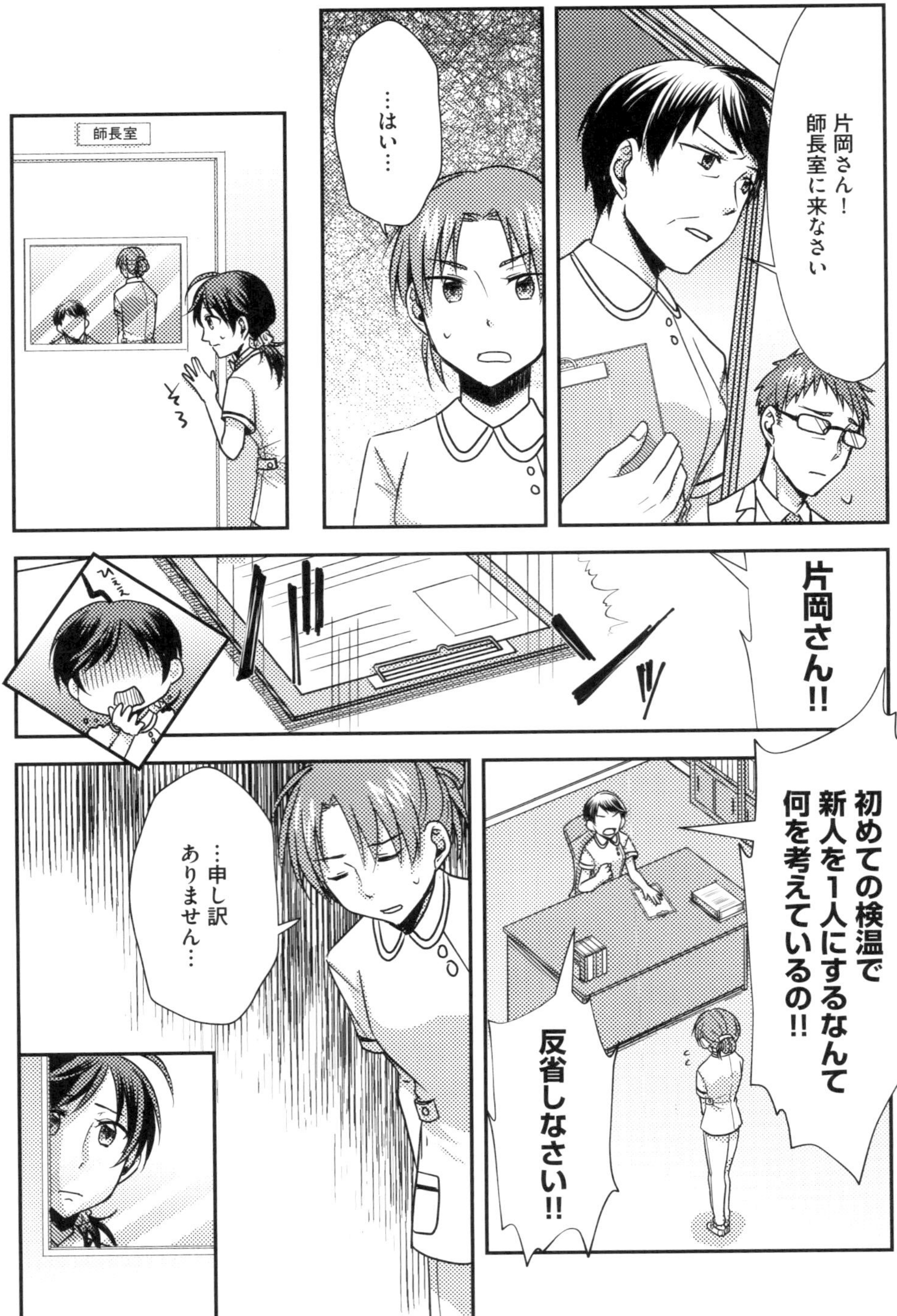
片岡さん！
師長室に来なさい
…はい…
師長室
そろ
片岡さん!!
ひぇぇ
初めての検温で
新人を1人にするなんて
何を考えているの!!
反省しなさい!!
…申し訳
ありません…

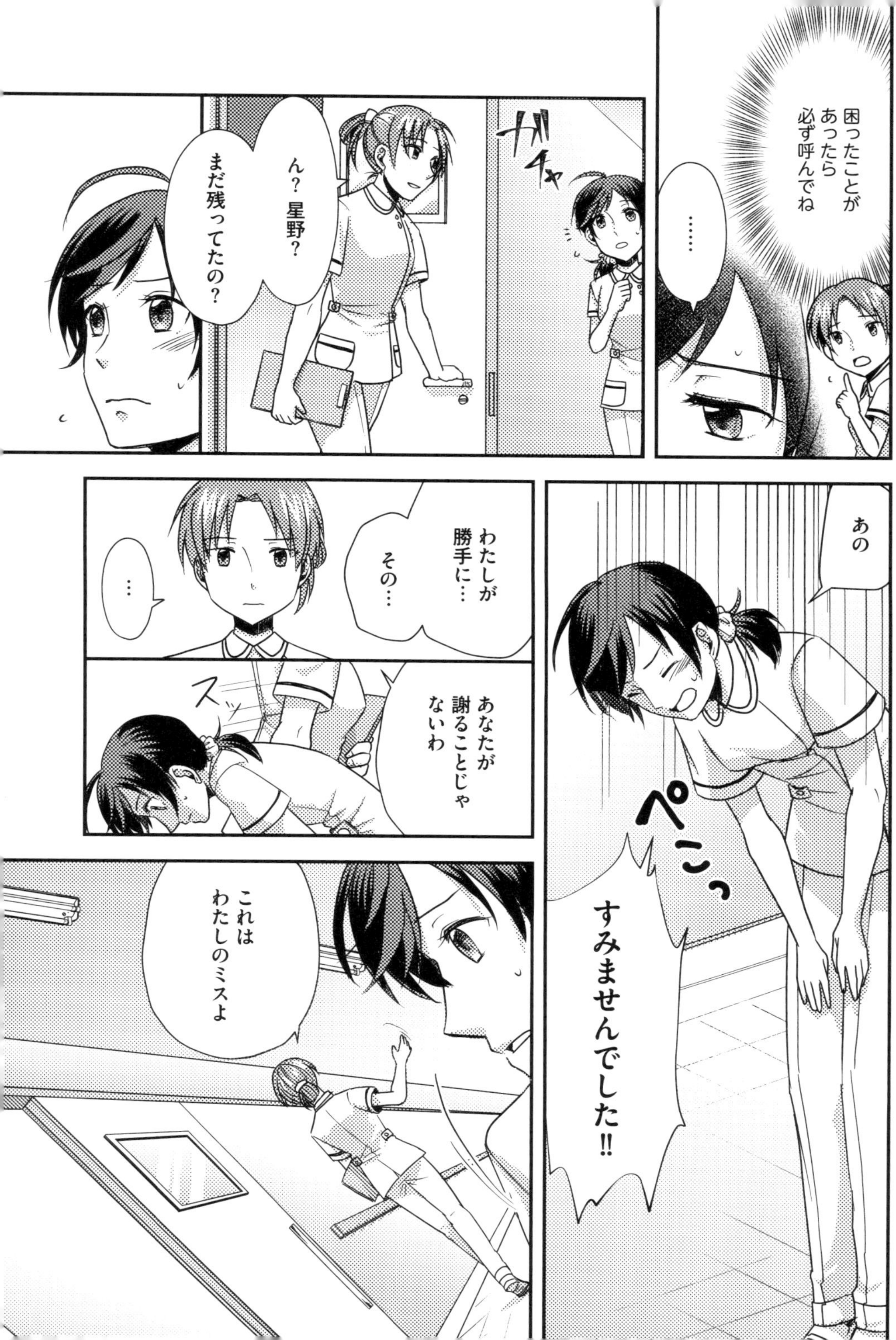
困ったことがあったら必ず呼んでね
……
ガチャ
ん？星野？
まだ残ってたの？
あの
ぺこっ
すみませんでした!!
わたしが勝手に…
その…
…
スッ
あなたが謝ることじゃないわ
これはわたしのミスよ

第3話

血圧を測定するとき

"ギャップ"を見抜く測りかた

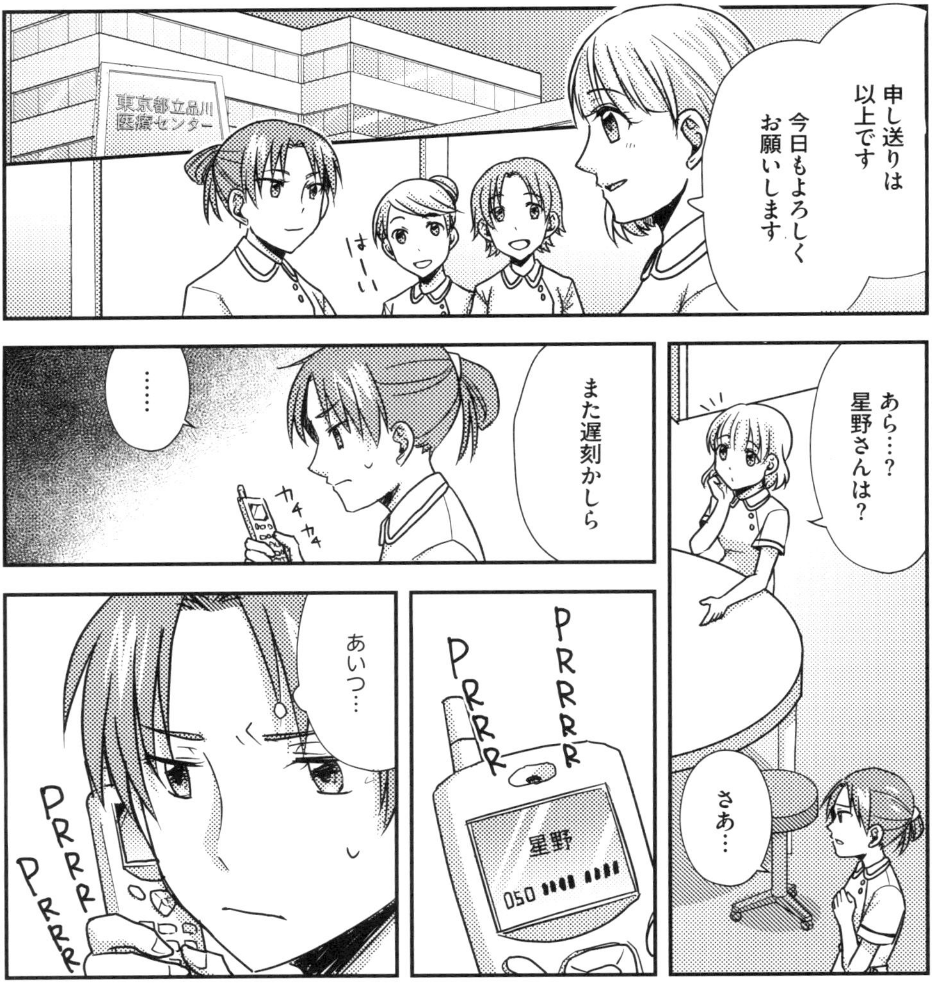
東京都立品川医療センター
申し送りは以上です
今日もよろしくお願いします
はーい
あら…?星野さんは?
さあ…
また遅刻かしら
……
カチカチ
PRRRR
PRRRR
星野
050
あいつ…
PRRRR
PRRRR

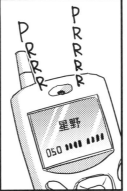

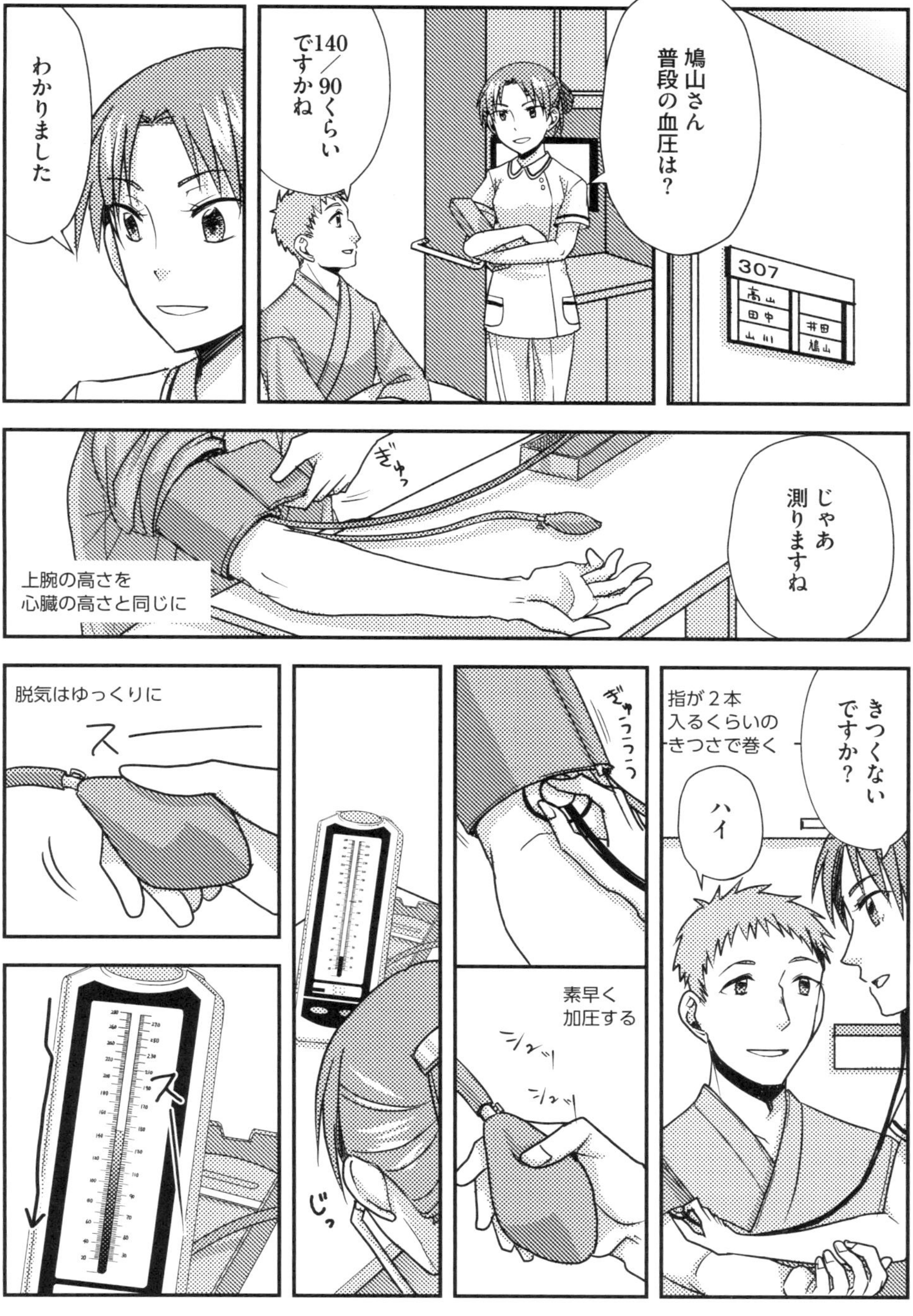
鳩山さん
普段の血圧は？
307
高山
田中
山川
井田
鳩山
140／90くらいですかね
わかりました
じゃあ
測りますね
ぎゅっ
上腕の高さを
心臓の高さと同じに
きつくない
ですか？
指が２本
入るくらいの
きつさで巻く
ハイ
ぎゅううう
素早く
加圧する
じっ
脱気はゆっくりに
スーー
ス

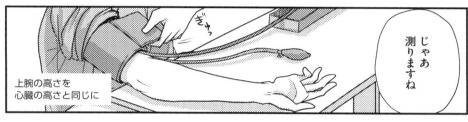

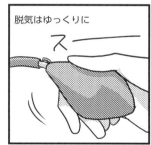

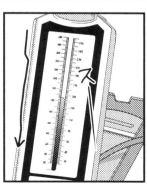

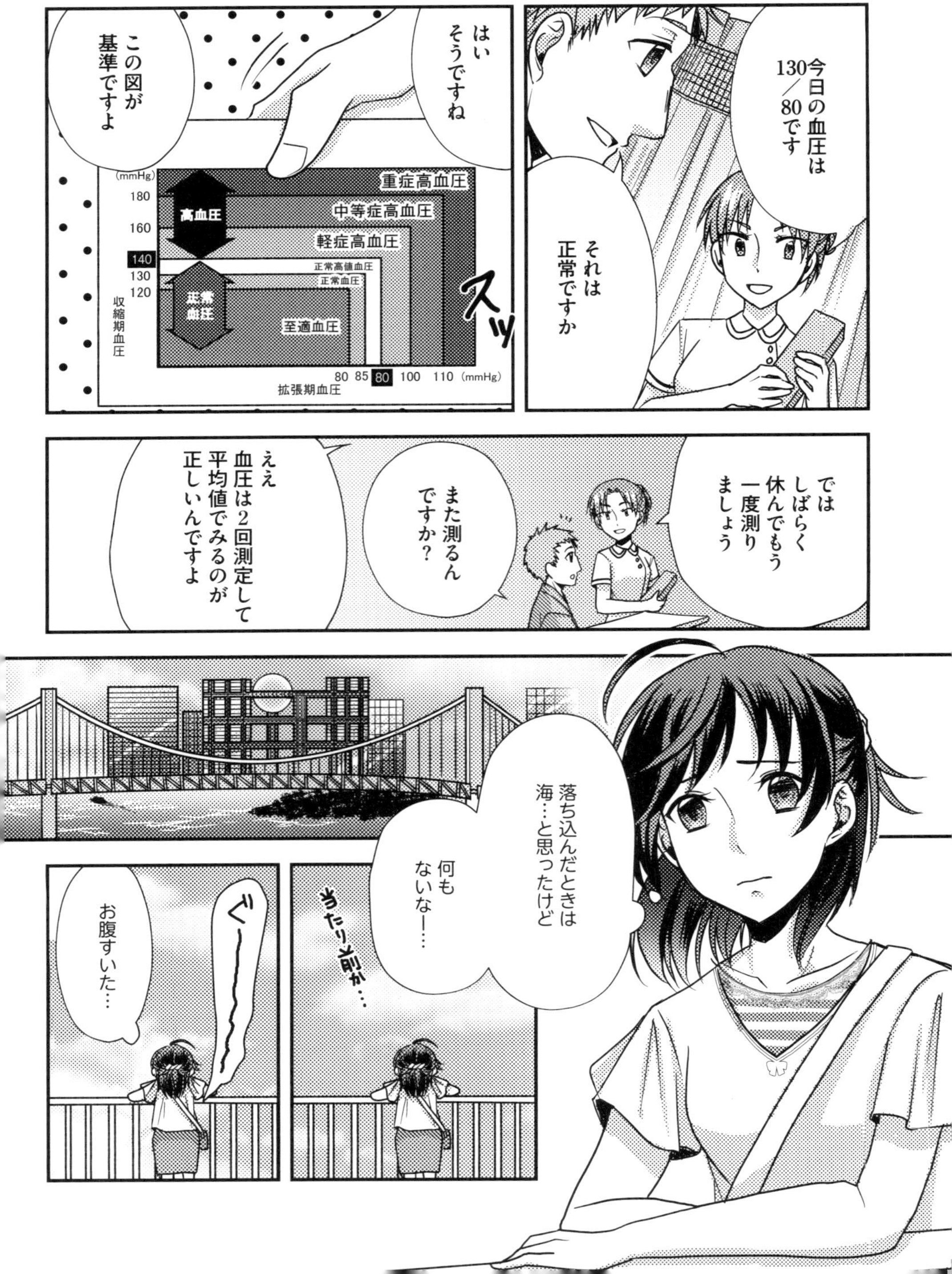
今日の血圧は130／80です
それは正常ですか
はい そうですね
この図が基準ですよ
(mmHg)
180
160
140
130
120
収縮期血圧
重症高血圧
中等症高血圧
軽症高血圧
正常高値血圧
正常血圧
至適血圧
高血圧
正常血圧
80 85 80 100 110 (mmHg)
拡張期血圧
スッ
では しばらく休んでもう一度測りましょう
また測るんですか？
ええ 血圧は2回測定して平均値でみるのが正しいんですよ
落ち込んだときは海…と思ったけど
何もないな－…
当たり前か…
ぐ－－－
お腹すいた…

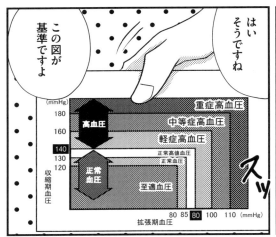

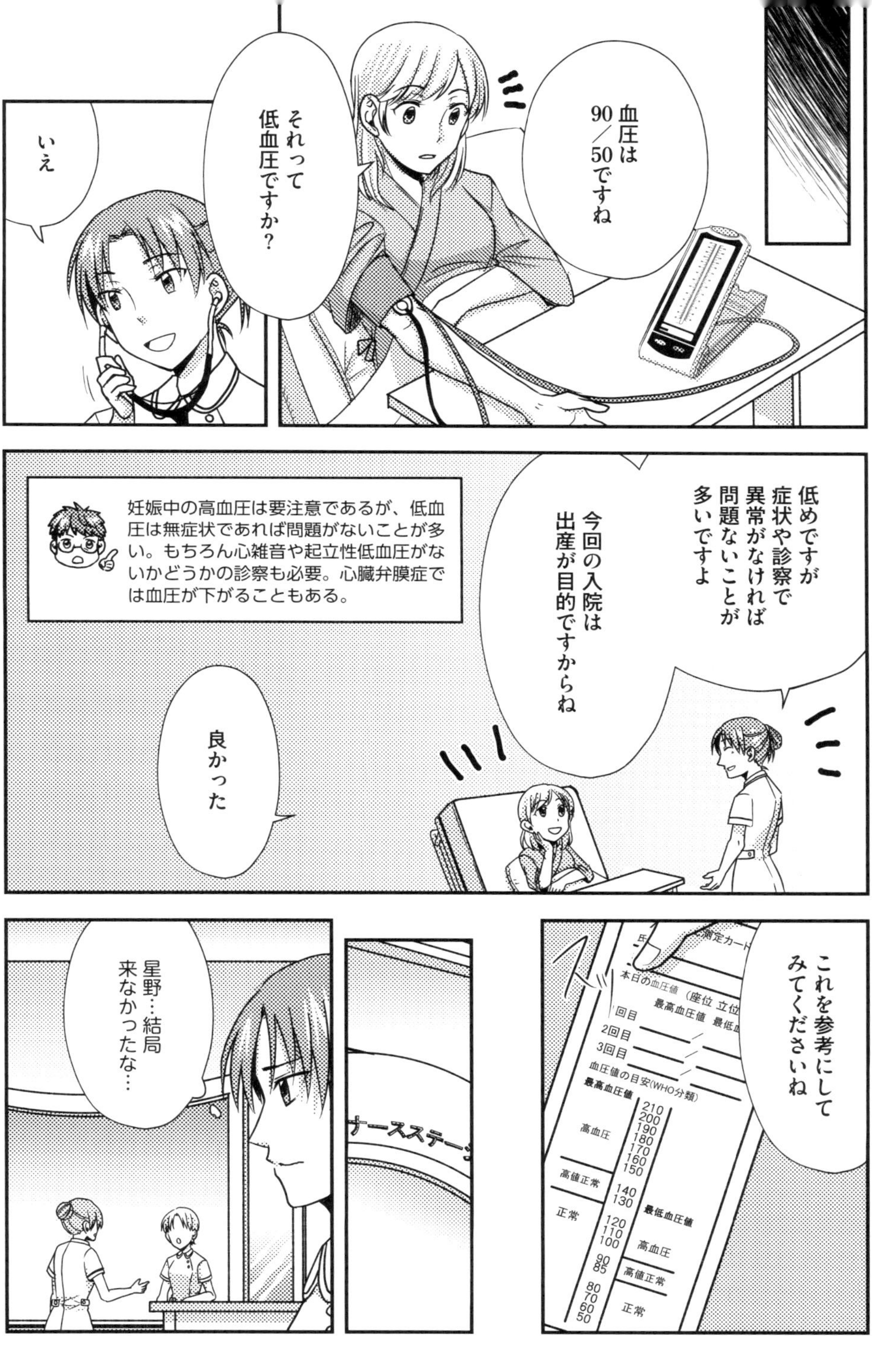

血圧は90／50ですね
それって低血圧ですか？
いえ
低めですが症状や診察で異常がなければ問題ないことが多いですよ
今回の入院は出産が目的ですからね
良かった
妊娠中の高血圧は要注意であるが、低血圧は無症状であれば問題がないことが多い。もちろん心雑音や起立性低血圧がないかどうかの診察も必要。心臓弁膜症では血圧が下がることもある。
これを参考にしてみてくださいね
氏
測定カード
本日の血圧値 (座位 立位
最高血圧値 最低
1回目
2回目
3回目
血圧値の目安(WHO分類)
最高血圧値
210 200 190 180 170 160 150
高血圧
高値正常
140 130
正常
120 110 100
最低血圧値
高血圧
90 85
高値正常
80 70 60 50
正常
ナースステー
星野…結局来なかったな…

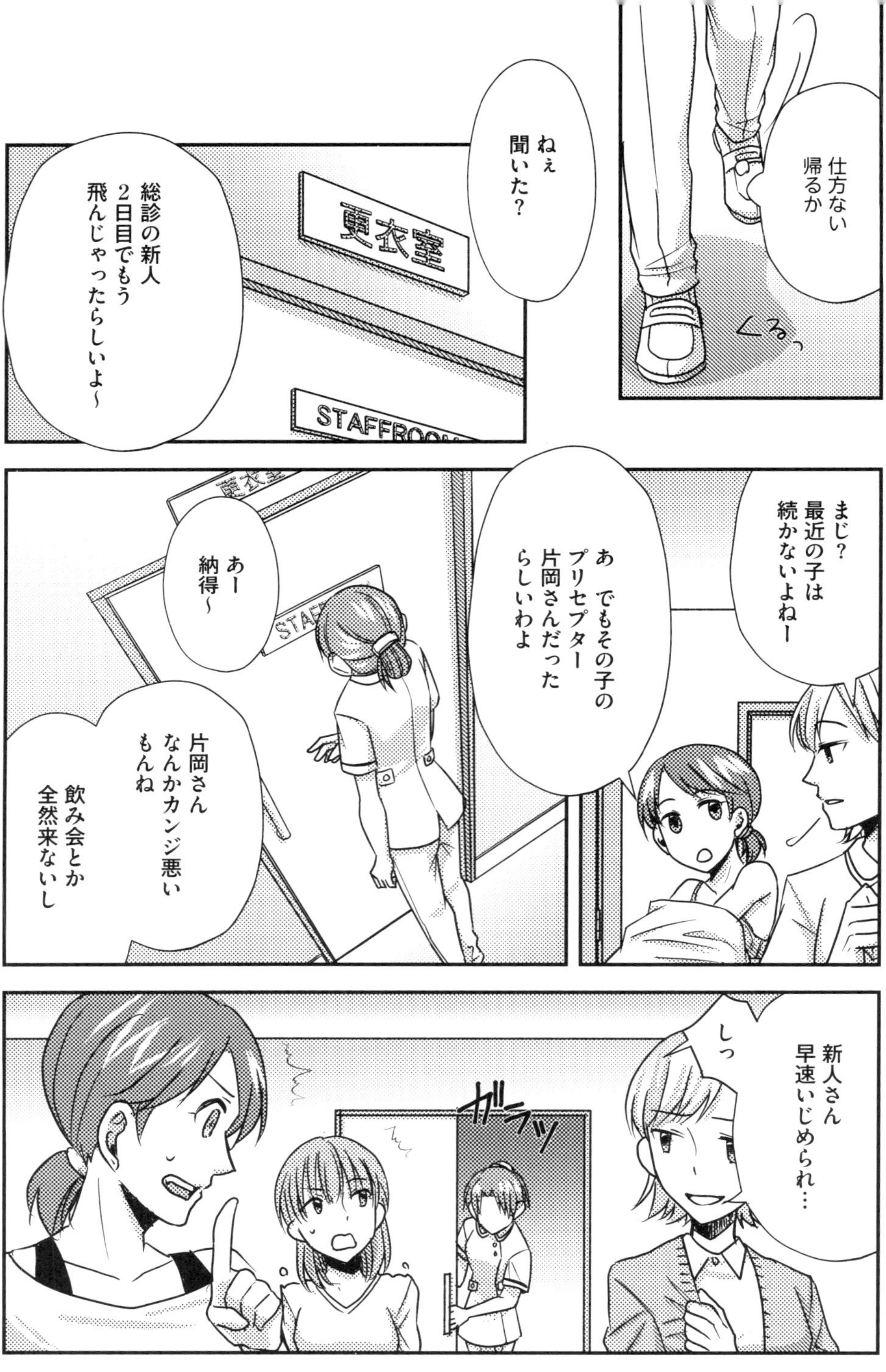
仕方ない帰るか
くるっ
更衣室
ねぇ聞いた?
総診の新人2日目でもう飛んじゃったらしいよ~
STAFFROO
まじ?最近の子は続かないよねー
あ でもその子のプリセプター片岡さんだったらしいわよ
あー納得~
片岡さんなんかカンジ悪いもんね
飲み会とか全然来ないし
新人さん早速いじめられ…
しっ
ガラッ

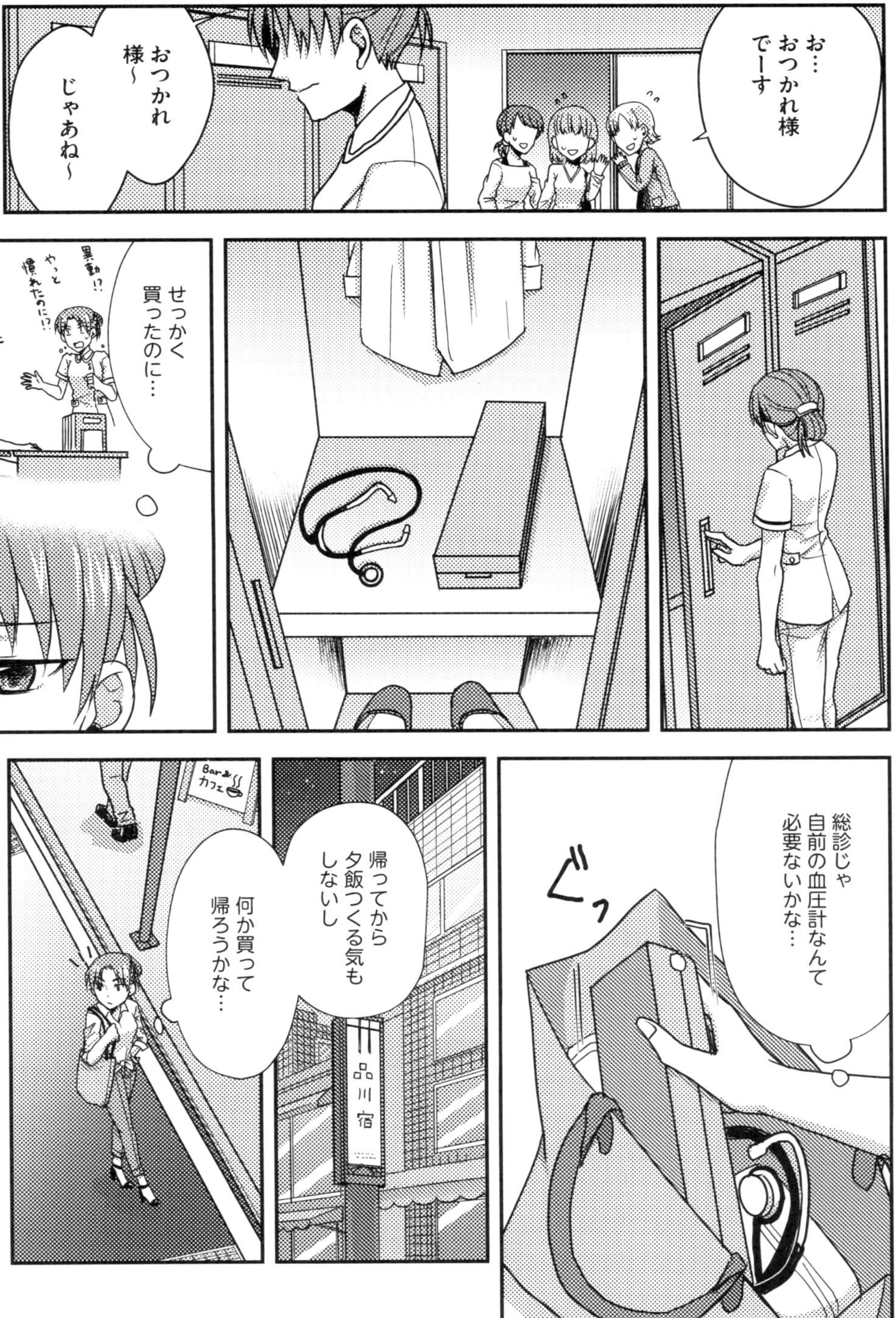
お…
おつかれ様
でーす
おつかれ
様～
じゃあね～
せっかく
買ったのに…
異動!?
やっと
慣れたのに!?
もう決まった
ことよ
総診じゃ
自前の血圧計なんて
必要ないかな…
ぐっ
Bar&
カフェ
帰ってから
夕飯つくる気も
しないし
何か買って
帰ろうかな…
品川宿

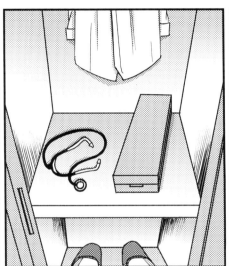

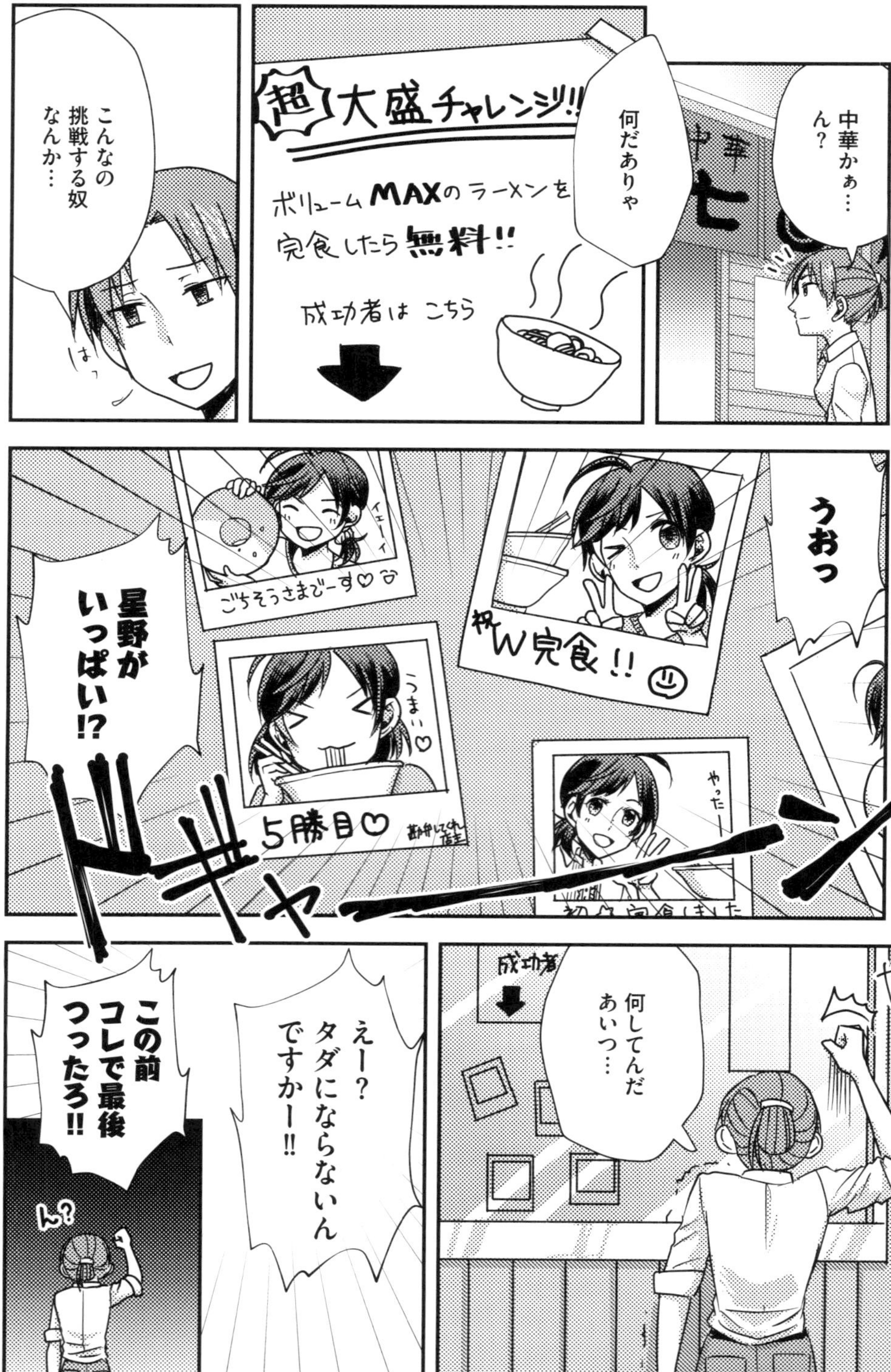
中華かぁ…
ん?
何だありゃ
超大盛チャレンジ!!
ボリュームMAXのラーメンを
完食したら無料!!
成功者は こちら
こんなの
挑戦する奴
なんか…
はっ
うおっ
イェーイ
ごちそうさまでーす♡
祝W完食!!
うまい♡
5勝目♡
勘弁してくれ店主
やったー
星野が
いっぱい!?
ドギャーーーン!
だんっ!!
成功者
何してんだ
あいつ…
えー?
タダにならないん
ですかー!!
この前
コレで最後
つったろ!!
ん?

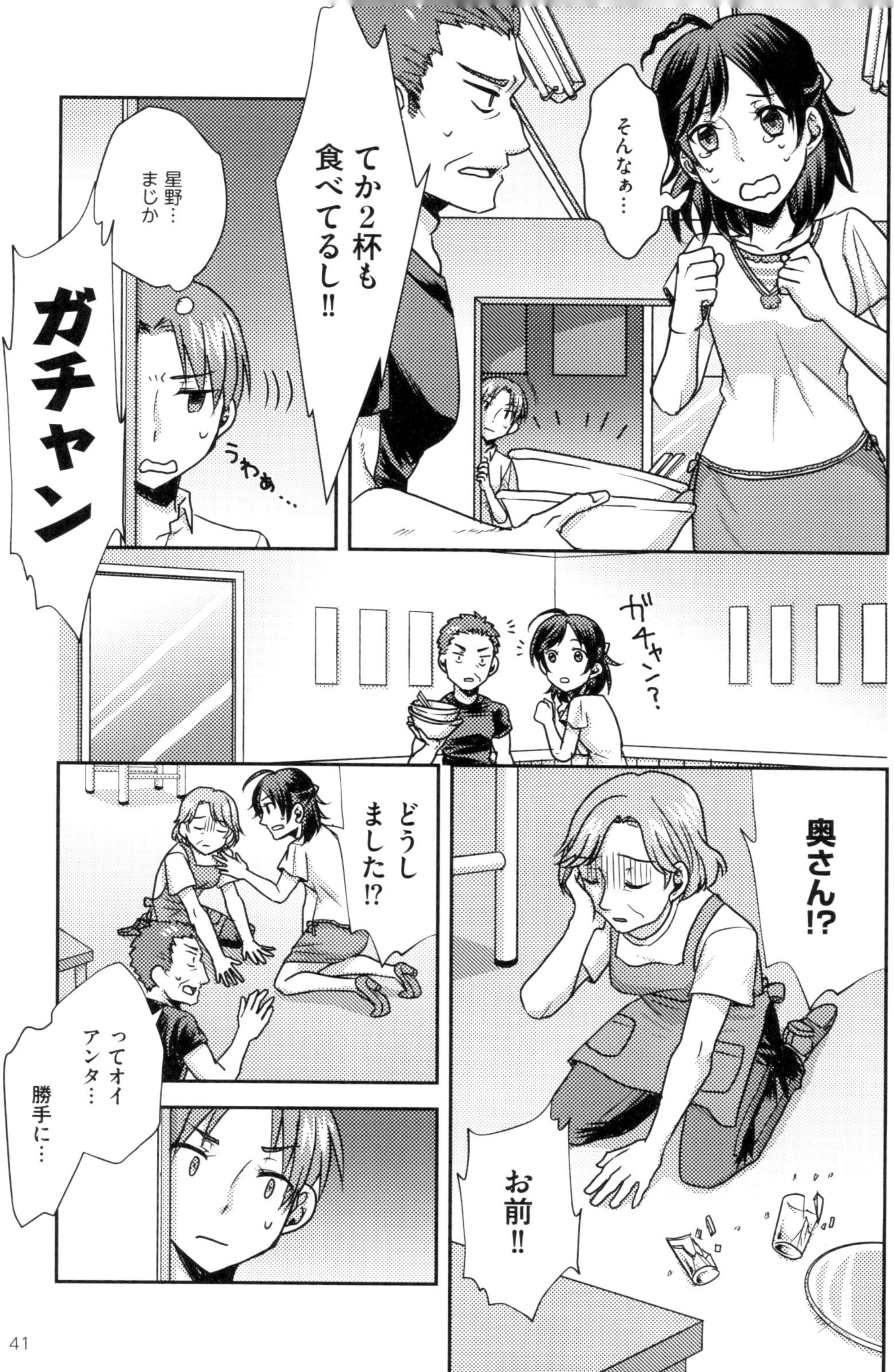

そんなぁ…
てか2杯も食べてるし!!
星野…まじか
うわぁ…
ガチャン
ガチャン?
奥さん!?
お前!!
どうしました!?
ってオイアンタ…
勝手に…

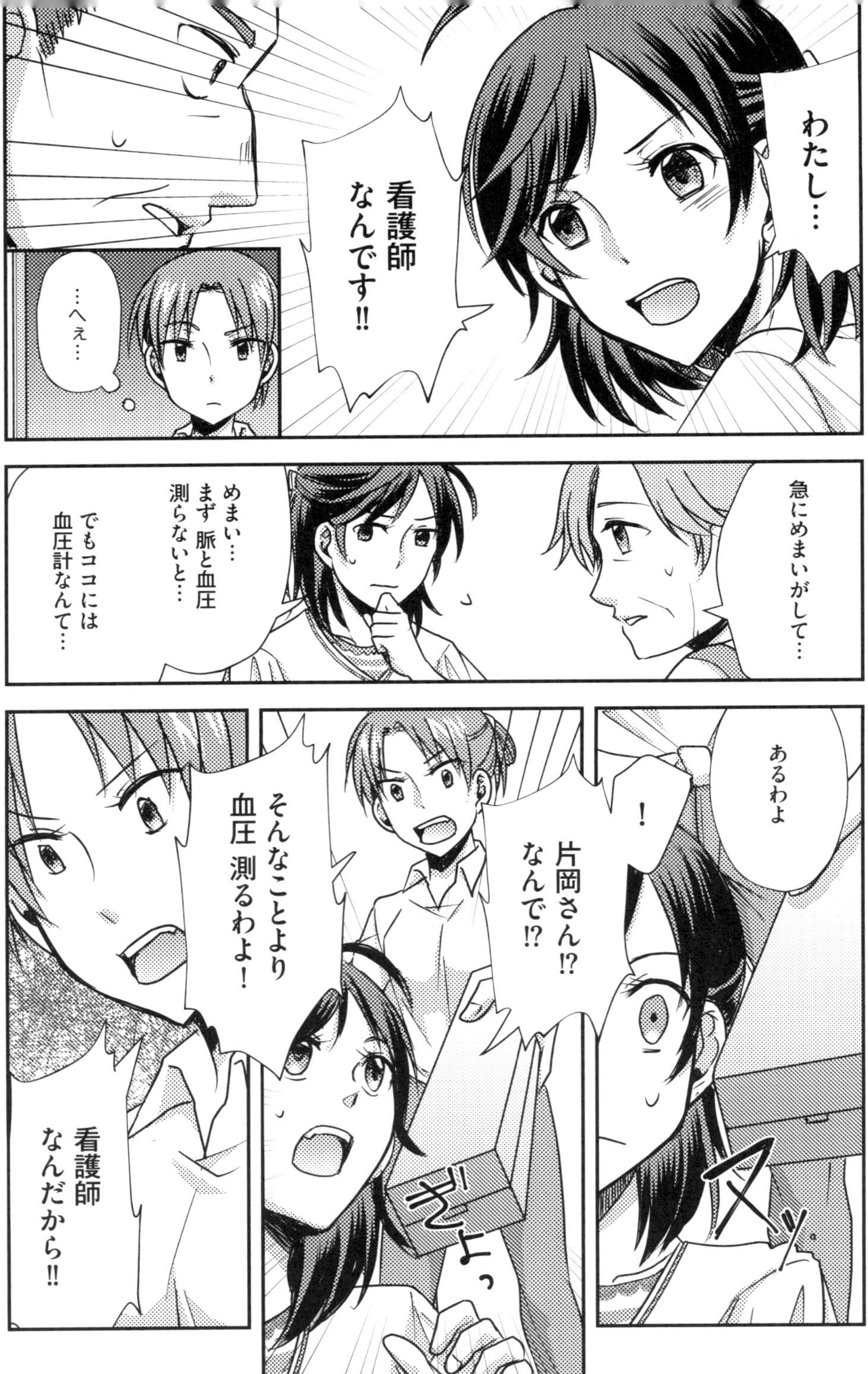
わたし…
看護師なんです!!
…へぇ…
急にめまいがして…
めまい… まず 脈と血圧 測らないと…
でもココには 血圧計なんて…
あるわよ
！
片岡さん!? なんで!?
ズッ
そんなことより 血圧 測るわよ！
ぎょっ
看護師なんだから!!

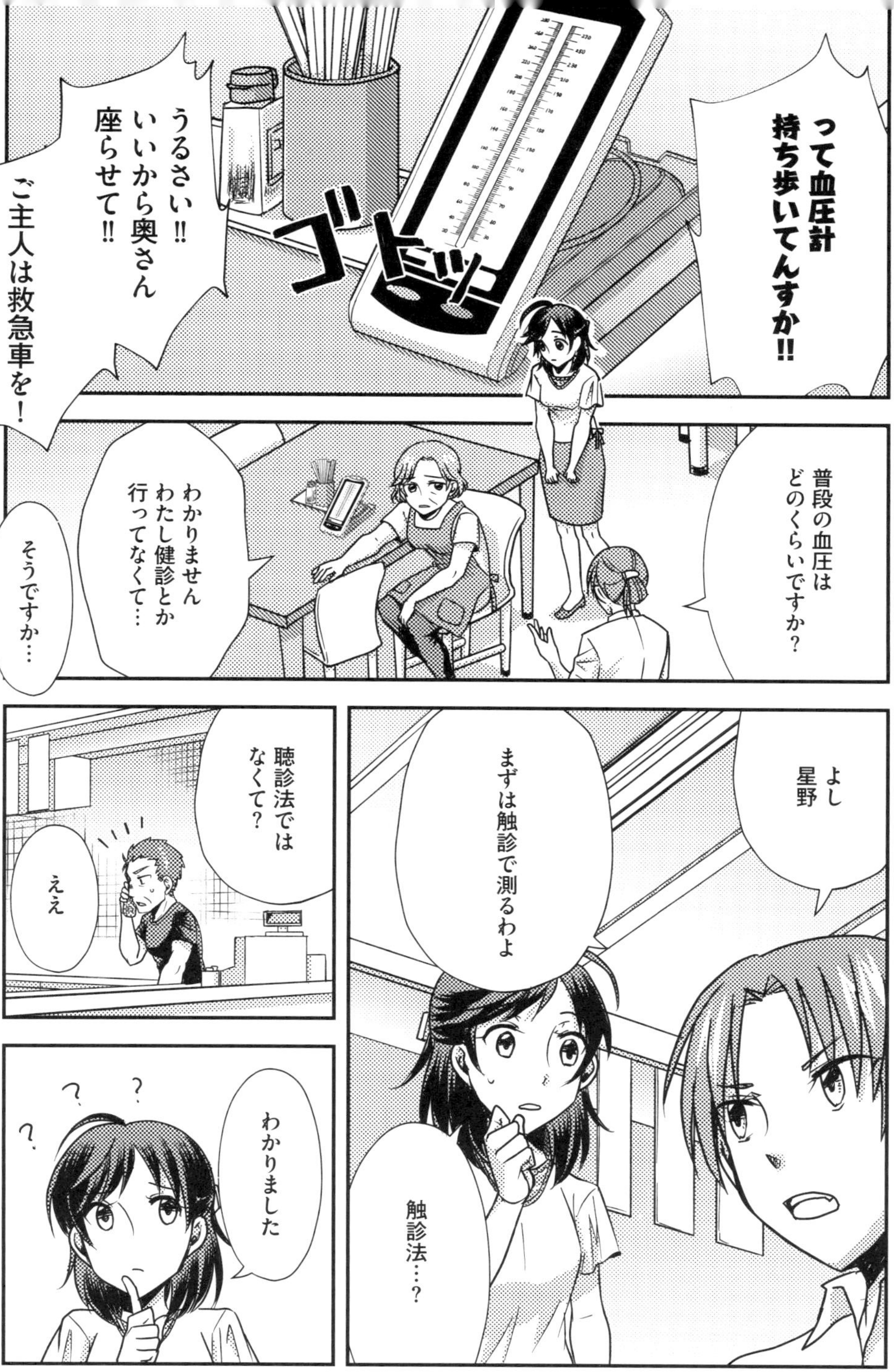
って血圧計持ち歩いてんすか!!
ゴトッ
うるさい!! いいから奥さん座らせて!!
ご主人は救急車を!
普段の血圧はどのくらいですか?
わかりません わたし健診とか行ってなくて…
そうですか…
よし 星野
まずは触診で測るわよ
聴診法ではなくて?
ええ
触診法…?
わかりました

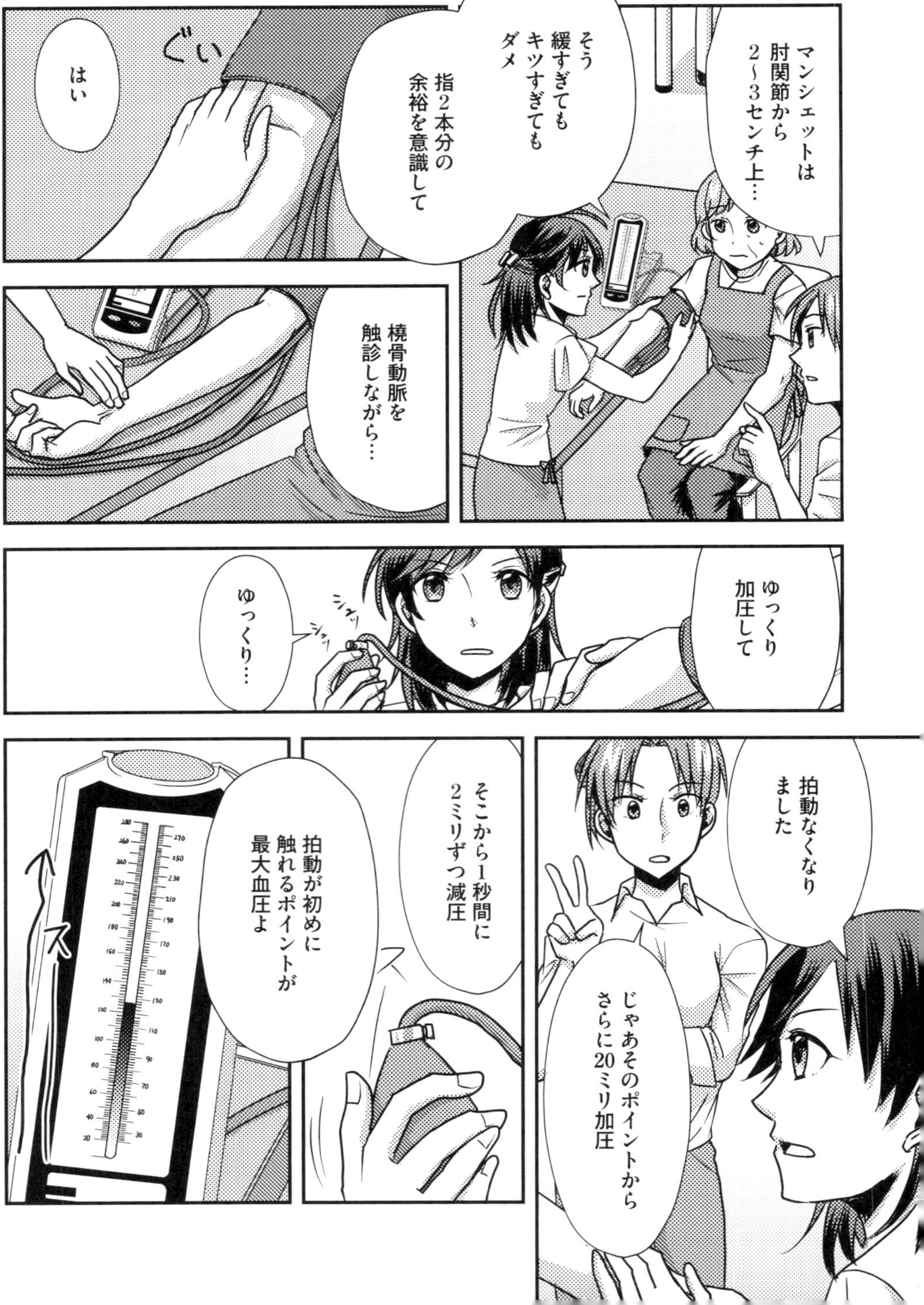
マンシェットは
肘関節から
2～3センチ上…
そう
緩すぎても
キツすぎても
ダメ
指2本分の
余裕を意識して
ぐい
はい
橈骨動脈を
触診しながら…
ゆっくり
加圧して
シュッ
シュッ
ゆっくり…
拍動なくなり
ました
じゃあそのポイントから
さらに20ミリ加圧
そこから1秒間に
2ミリずつ減圧
ス
拍動が初めに
触れるポイントが
最大血圧よ
ス

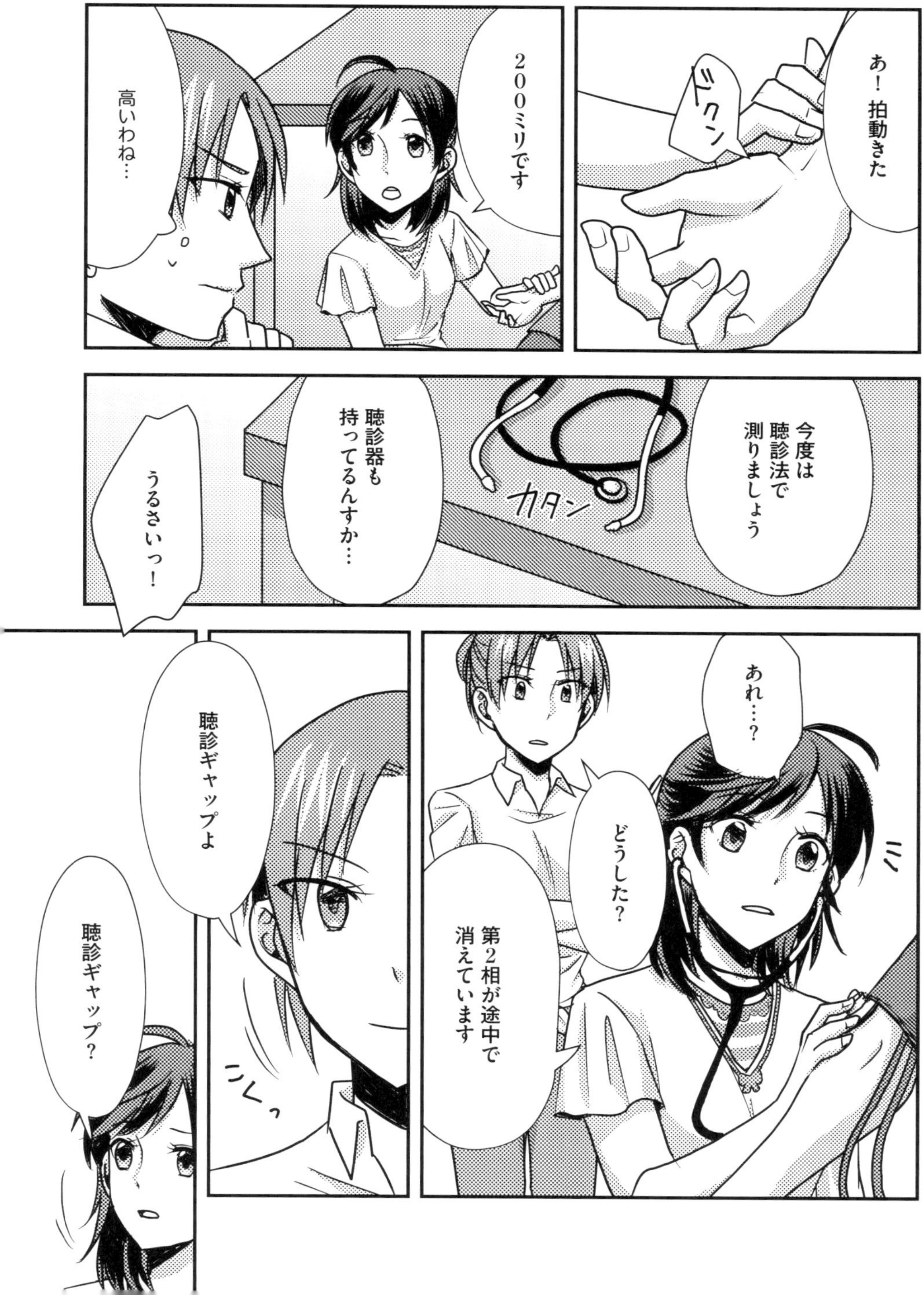
あ！拍動きた
ドクン
200ミリです
高いわね…
今度は聴診法で測りましょう
カタン
聴診器も持ってるんすか…
うるさいっ！
あれ…？
どうした？
第2相が途中で消えています
聴診ギャップよ
こくっ
聴診ギャップ？

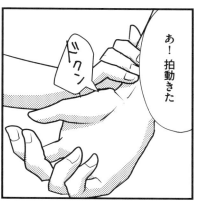

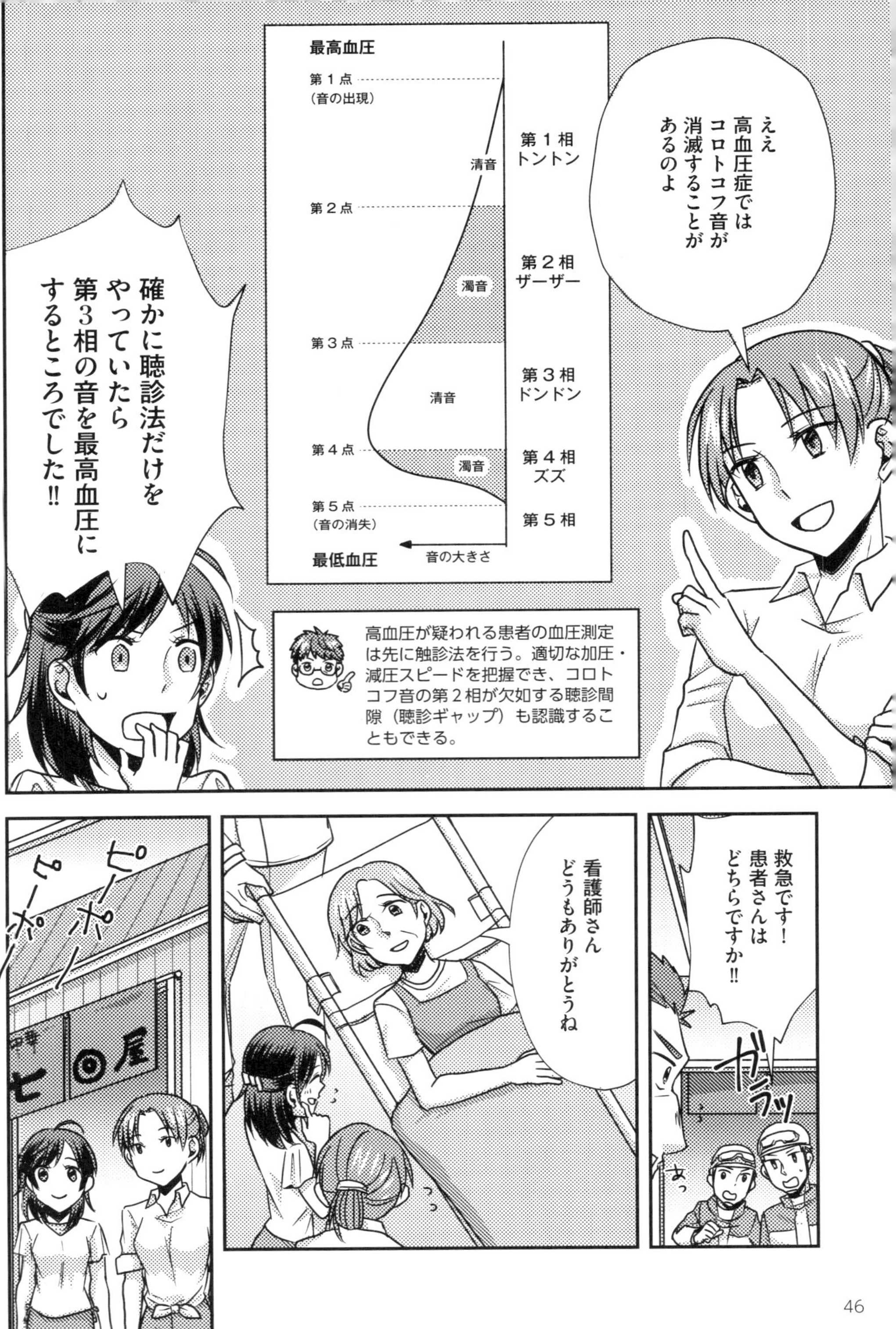
ええ
高血圧症では
コロトコフ音が
消滅することが
あるのよ
最高血圧
第１点
（音の出現）
第１相
トントン
清音
第２点
第２相
ザーザー
濁音
第３点
第３相
ドンドン
清音
第４点
第４相
ズズ
濁音
第５点
（音の消失）
第５相
最低血圧
音の大きさ
確かに聴診法だけを
やっていたら
第3相の音を最高血圧に
するところでした!!
高血圧が疑われる患者の血圧測定は先に触診法を行う。適切な加圧・減圧スピードを把握でき、コロトコフ音の第２相が欠如する聴診間隙（聴診ギャップ）も認識することもできる。
救急です！
患者さんは
どちらですか!!
ガラッ
あっ
看護師さん
どうもありがとうね
ピーポーピーポー

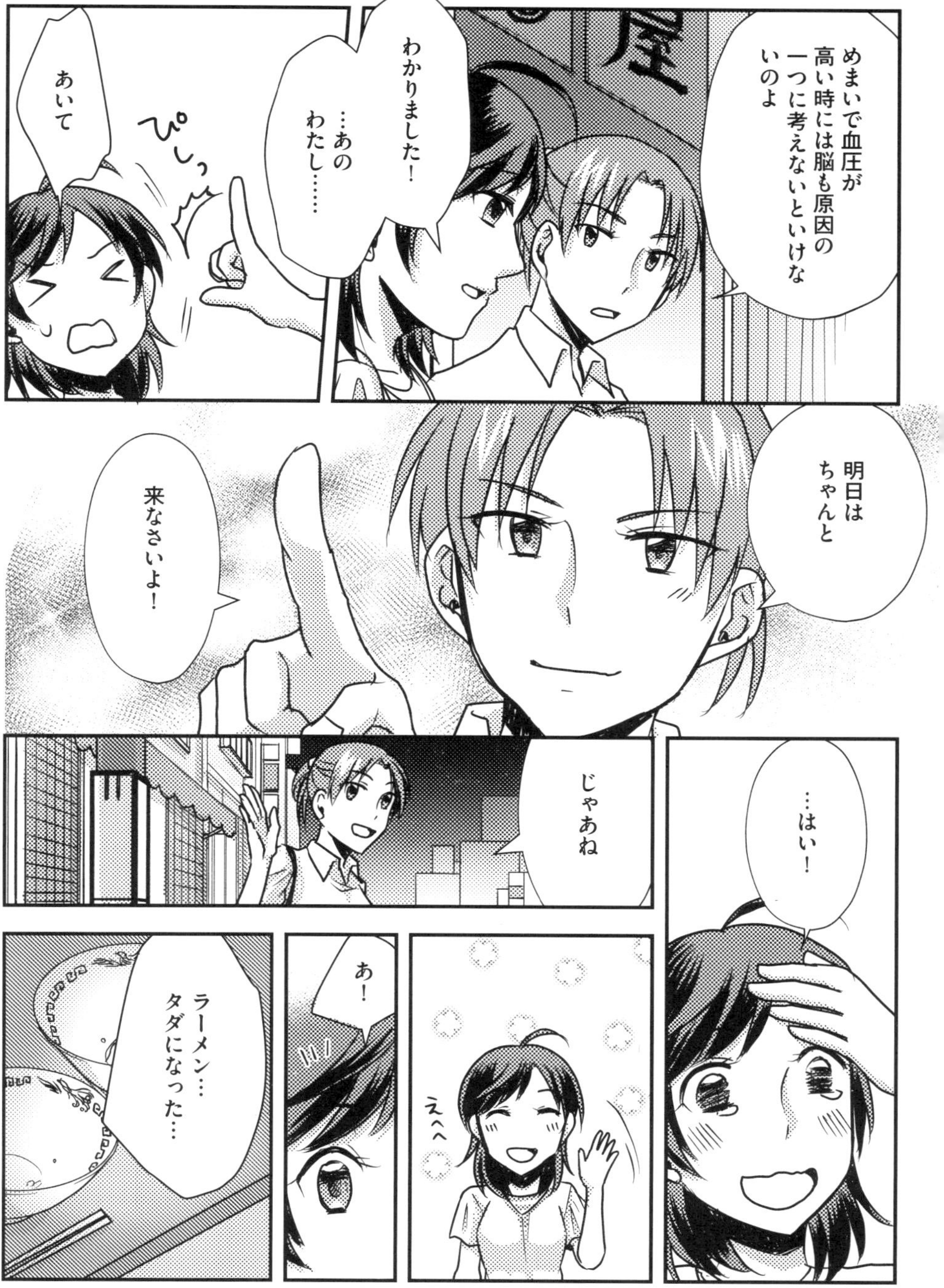
めまいで血圧が高い時には脳も原因の一つに考えないといけないのよ
わかりました!
…あの わたし……
ぴしっ
あいて
明日はちゃんと
来なさいよ!
…はい!
じゃあね
えへへ
あ!
ラーメン… タダになった…

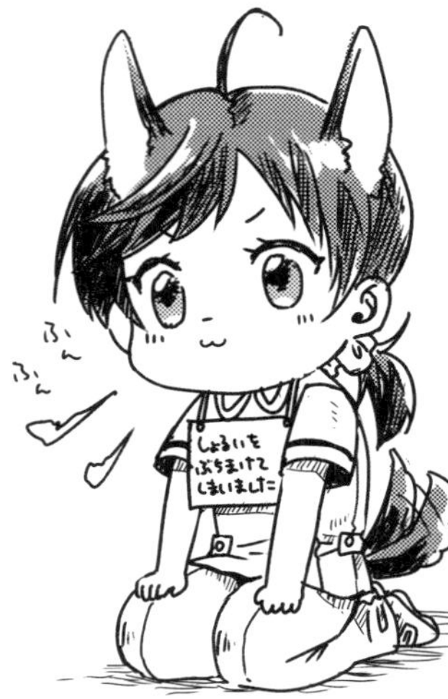
ふんふん
しょるいを
ぶちまけて
しまいました

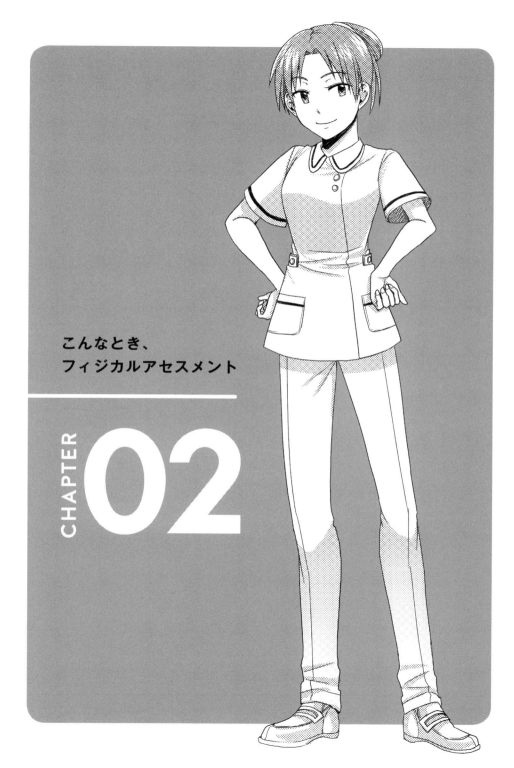

こんなとき、
フィジカルアセスメント

CHAPTER 02

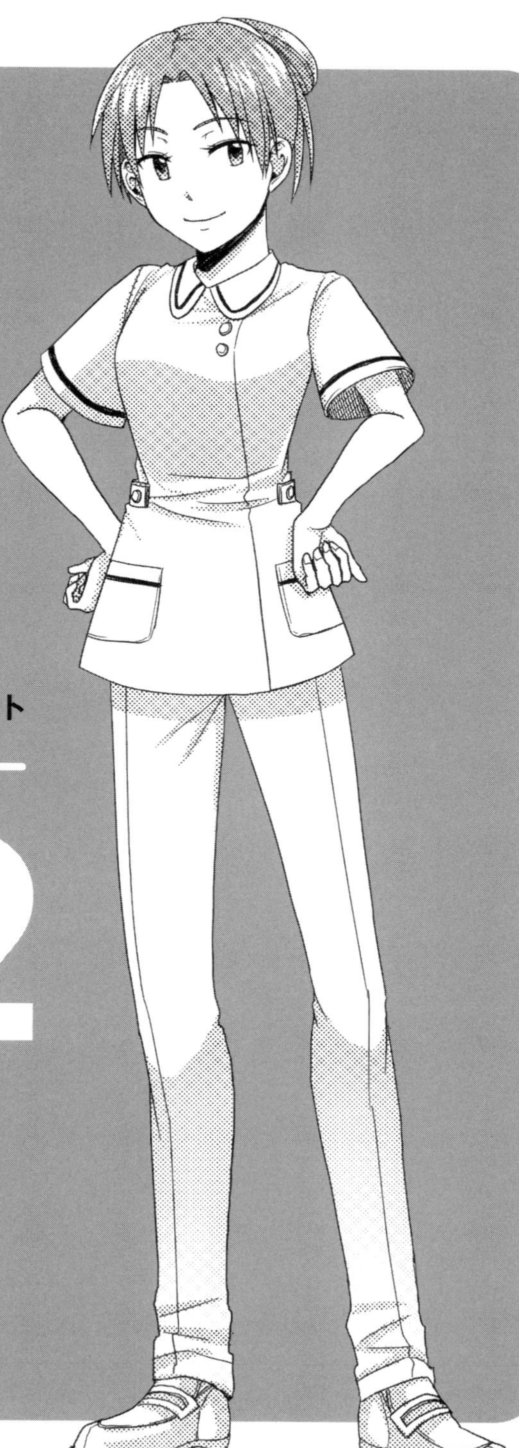

第４話

脈拍を測定するとき①

拍動は波で感じる

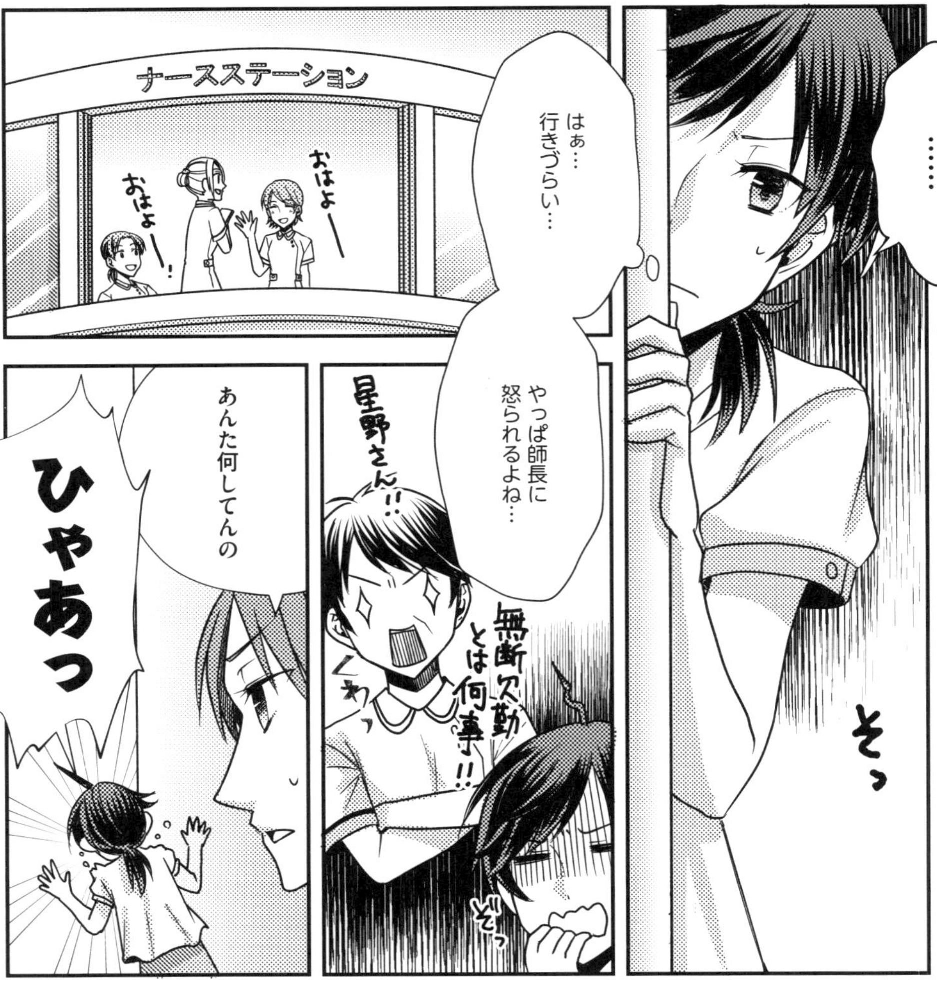
……
そっ
ナースステーション
おはよー
おはよー！
はぁ…
行きづらい…
やっぱ師長に
怒られるよね…
星野さん!!
無断欠勤とは何事!!
くわっ
ぞっ
あんた何してんの
ひゃあっ

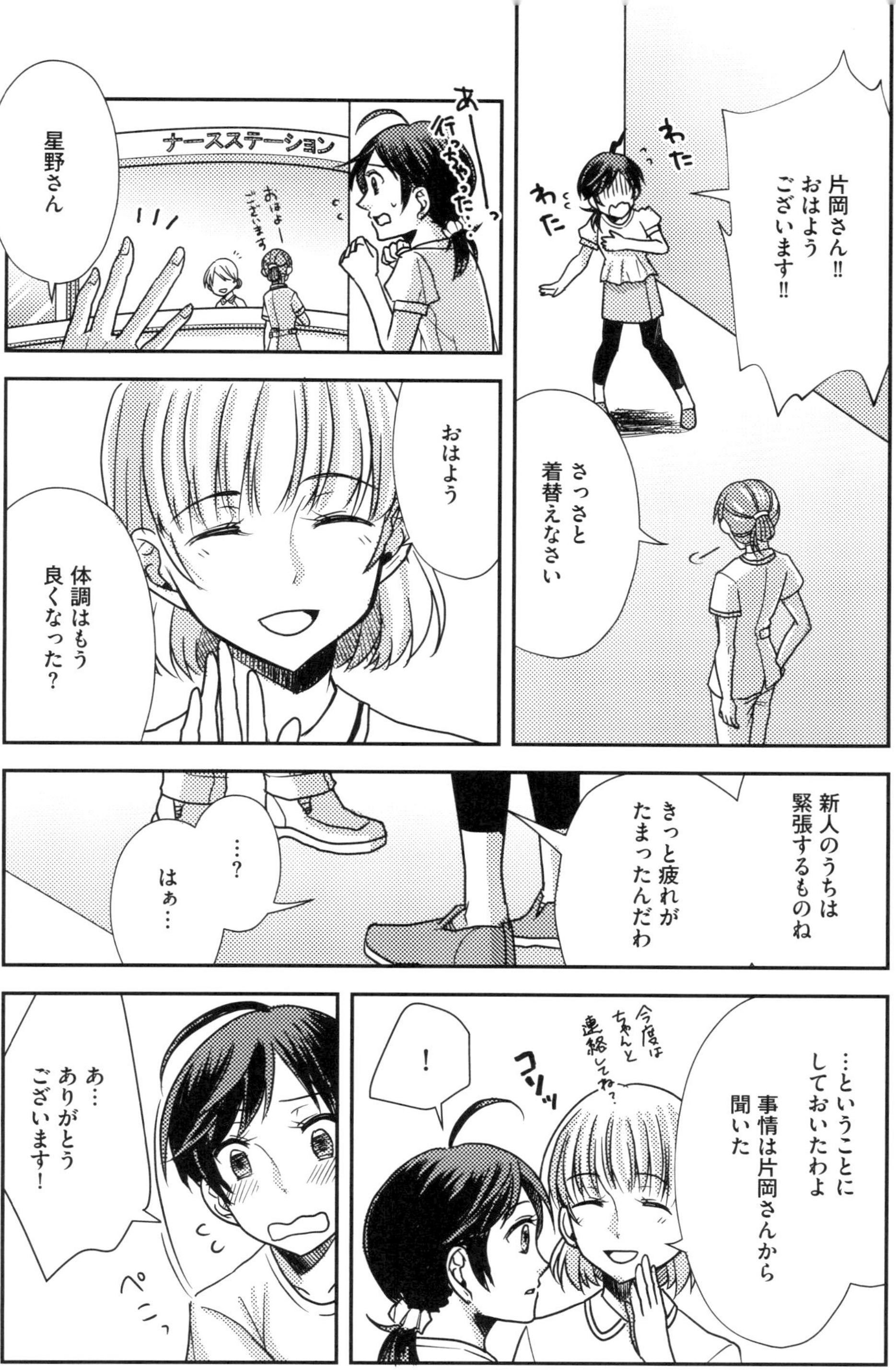
片岡さん!!
おはよう
ございます!!
わた
わた
あー
行っちゃった…っ
ナースステーション
おはよー
ございます
星野さん
さっさと
着替えなさい
おはよう
体調はもう
良くなった?
新人のうちは
緊張するものね
きっと疲れが
たまったんだわ
…?
はぁ…
…ということに
しておいたわよ
事情は片岡さんから
聞いた
今度は
ちゃんと
連絡してね?
コツッ
!
あ…
ありがとう
ございます!
ペこっ

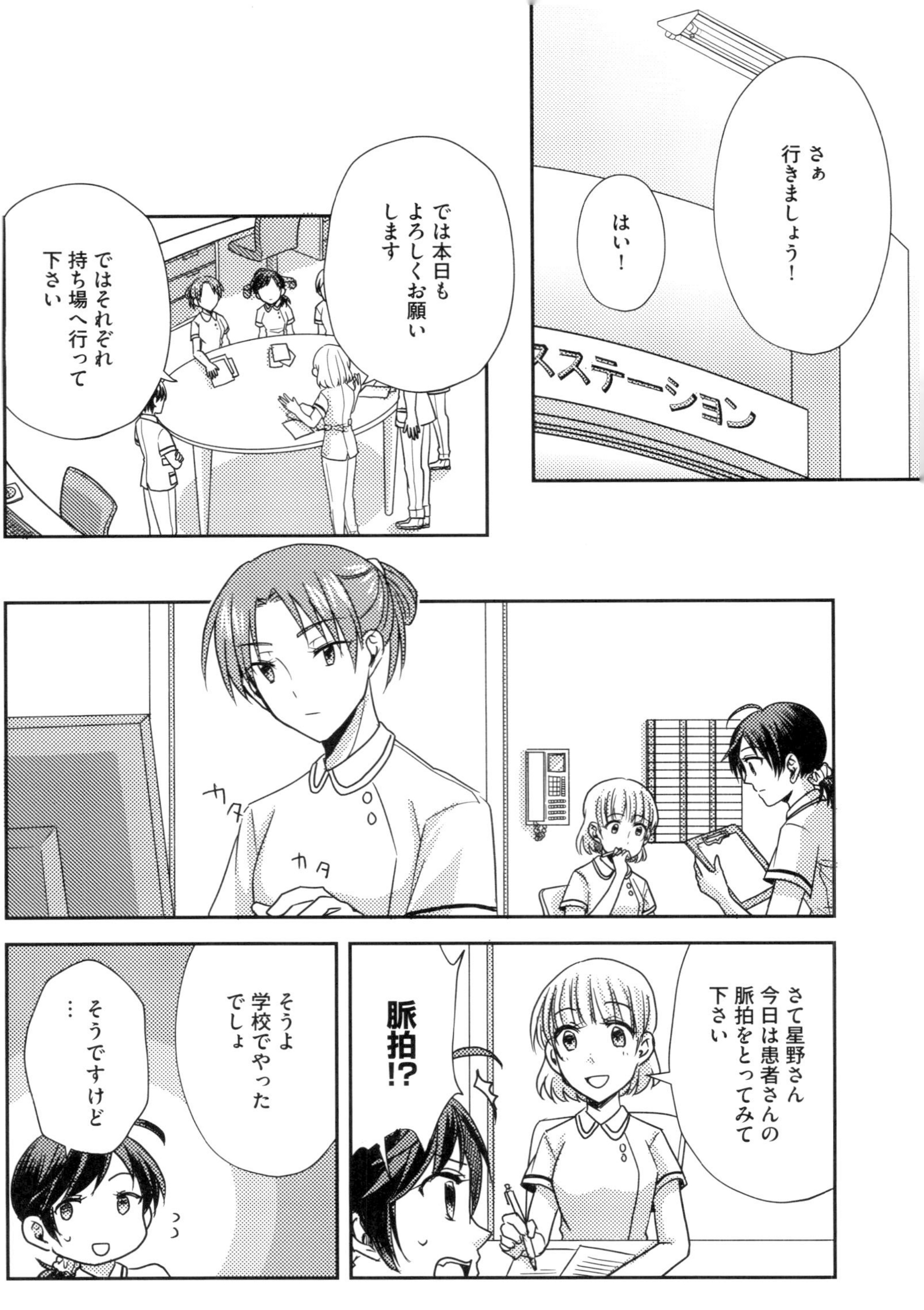
さぁ行きましょう!
はい!
スステーション
では本日もよろしくお願いします
ではそれぞれ持ち場へ行って下さい
カタ
カタ
さて星野さん今日は患者さんの脈拍をとってみて下さい
脈拍!?
そうよ学校でやったでしょ
そうですけど…

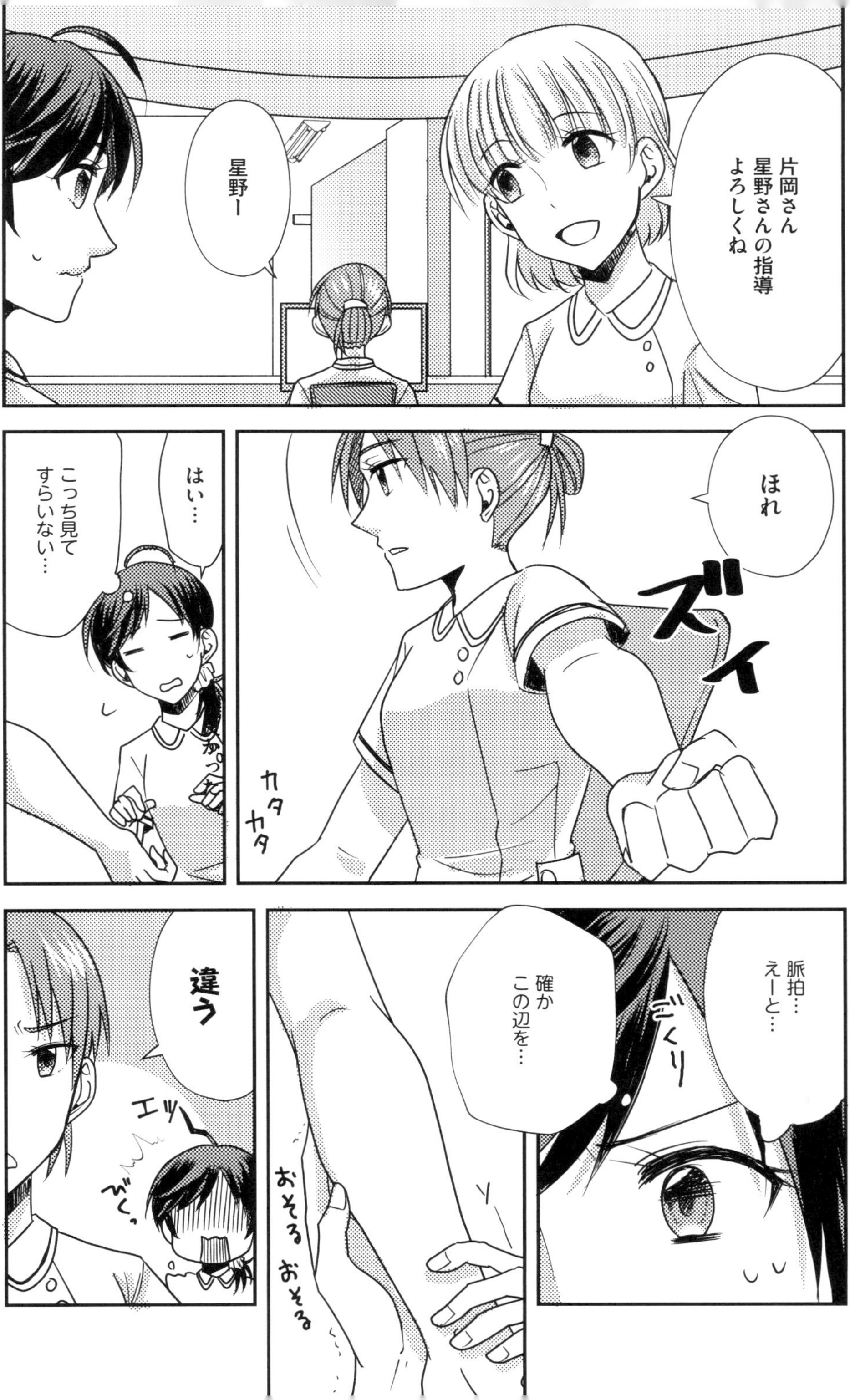
片岡さん
星野さんの指導
よろしくね
星野ー
ほれ
ズイ
カタ
カタ
はい…
こっち見て
すらいいない…
脈拍…
えーと…
ごくり
確か
この辺を…
おそる
おそる
違う
エッ
びくっ

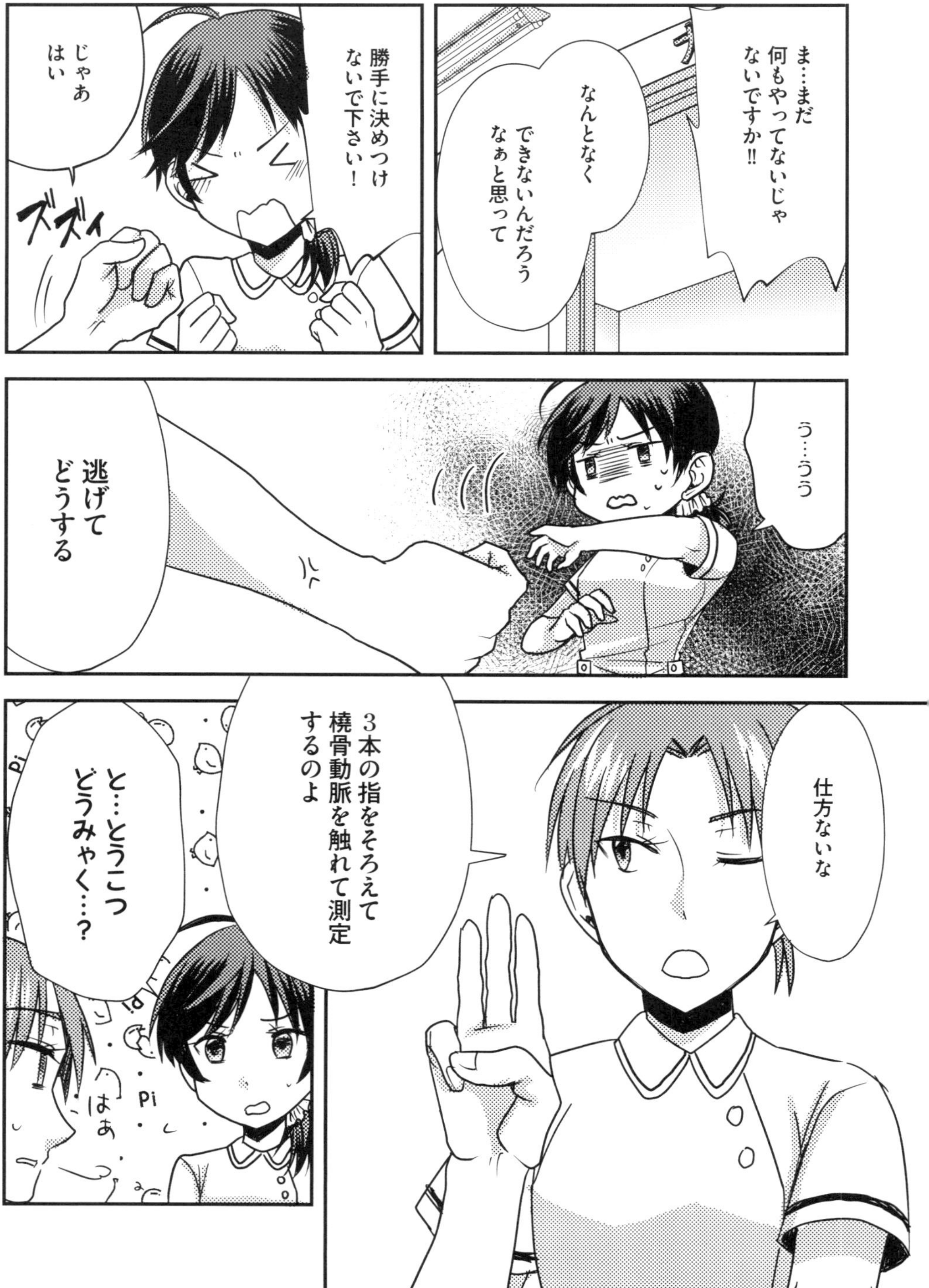

ま…まだ何もやってないじゃないですか!!
なんとなくできないんだろうなぁと思って
勝手に決めつけないで下さい!
じゃぁはい
ズズィ
う…うう
逃げてどうする
仕方ないな
3本の指をそろえて橈骨動脈を触れて測定するのよ
と…とうこつどうみゃく…?

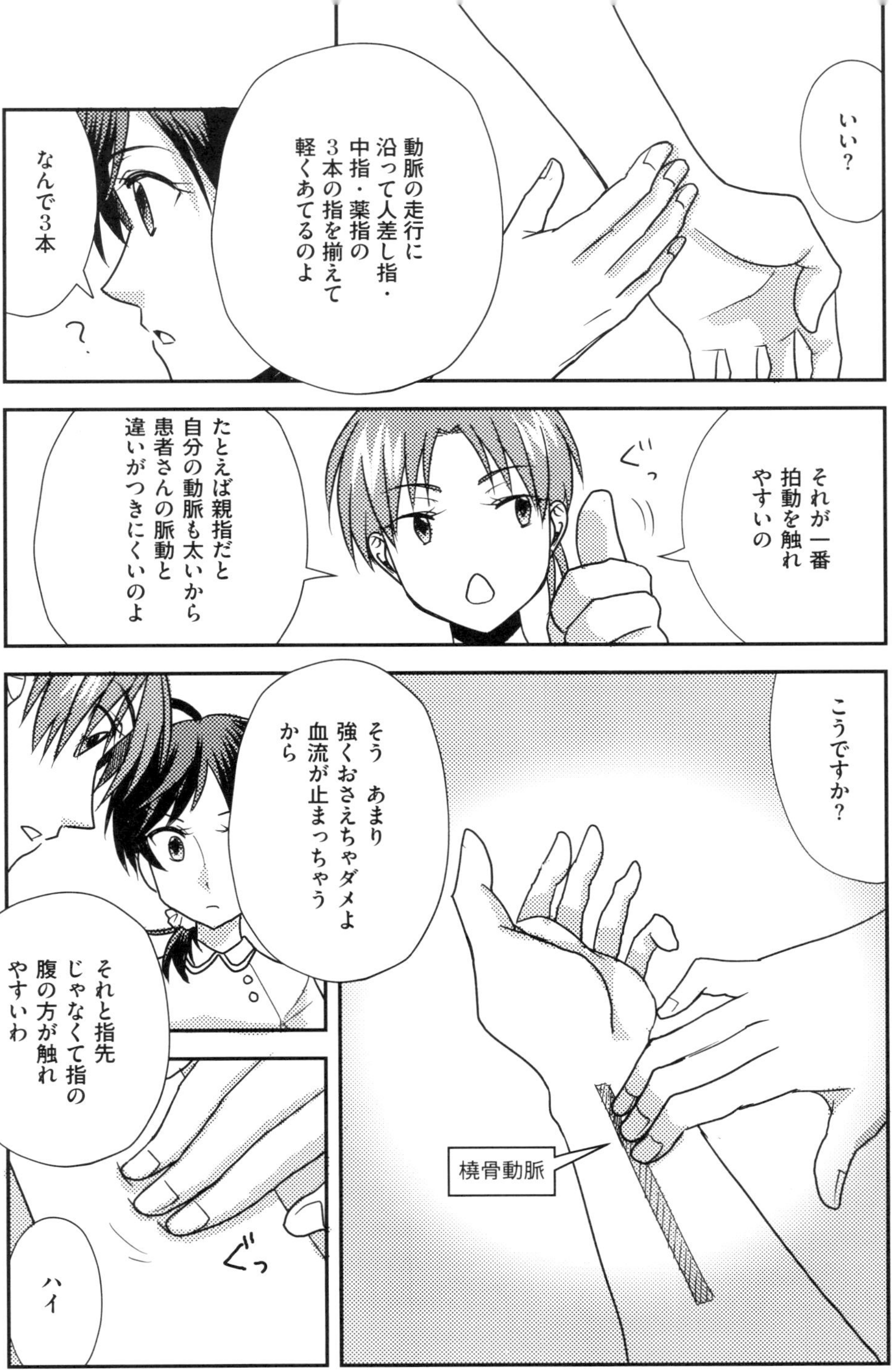
いい？
動脈の走行に沿って人差し指・中指・薬指の3本の指を揃えて軽くあてるのよ
なんで3本
？
それが一番拍動を触れやすいの
ぐっ
たとえば親指だと自分の動脈も太いから患者さんの脈動と違いがつきにくいのよ
こうですか？
橈骨動脈
そう　あまり強くおさえちゃダメよ血流が止まっちゃうから
それと指先じゃなくて指の腹の方が触れやすいわ
ぐっ
ハイ

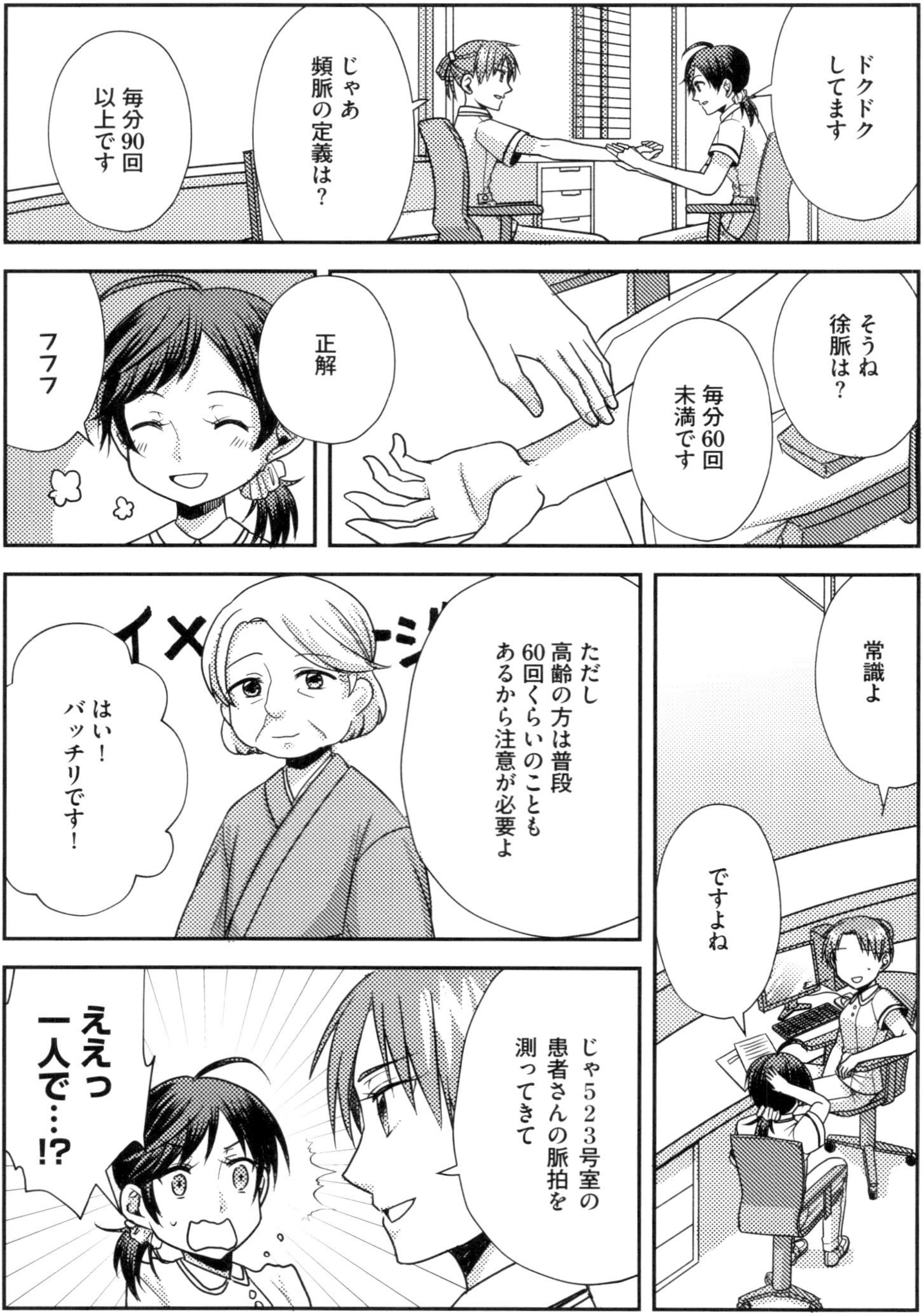
ドクドクしてます
じゃあ頻脈の定義は？
毎分90回以上です
そうね徐脈は？
毎分60回未満です
正解
フフフ
常識よ
ですよね
ただし高齢の方は普段60回くらいのこともあるから注意が必要よ
はい！バッチリです！
じゃ523号室の患者さんの脈拍を測ってきて
ええっ一人で…!?

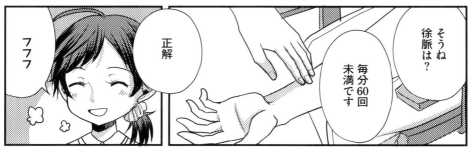

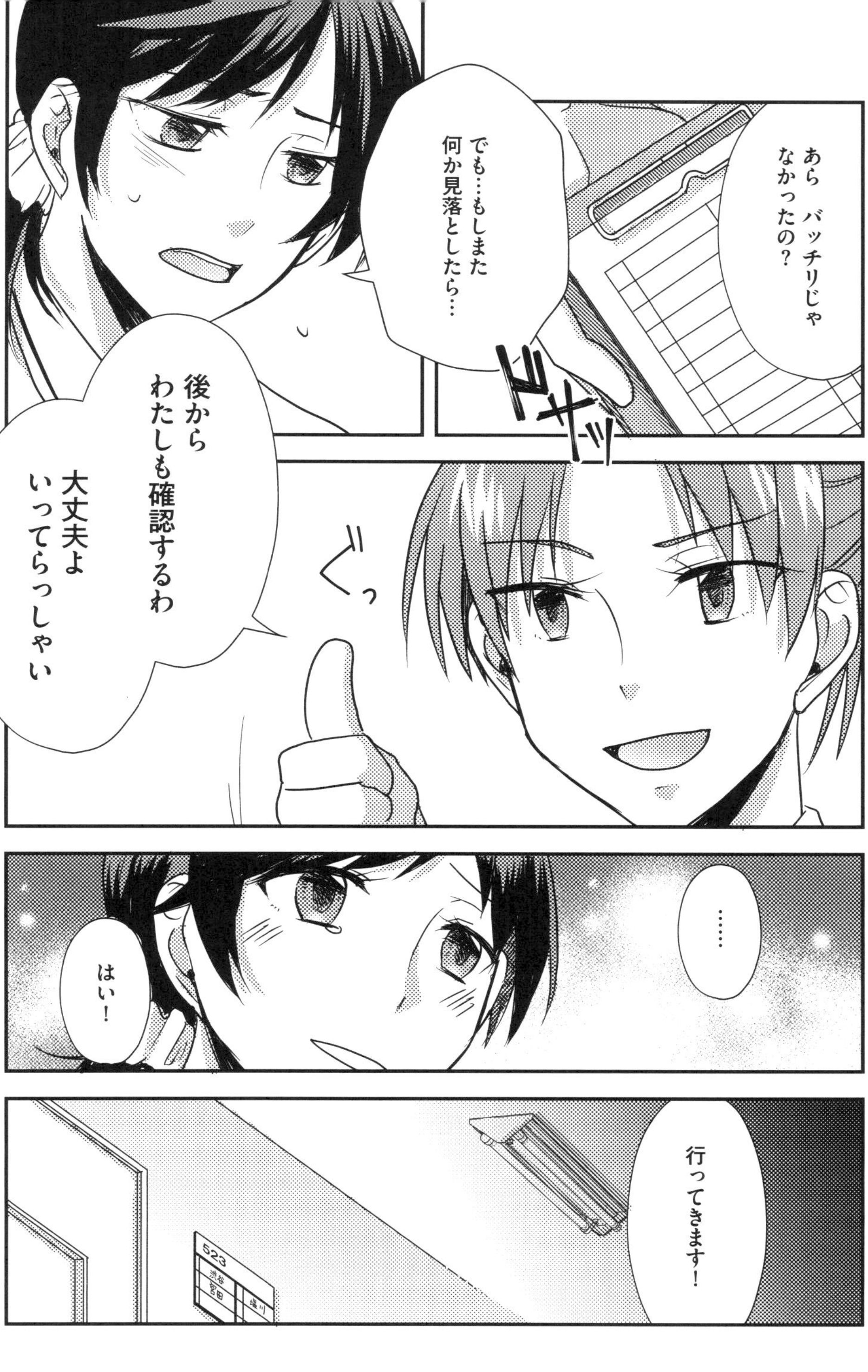
あら バッチリじゃ
なかったの？
でも…もしまた
何か見落としたら…
ギクッ
ぐっ
後から
わたしも確認するわ
大丈夫よ
いってらっしゃい
……
はい！
行ってきます！
523
渋谷
宮田
塩川

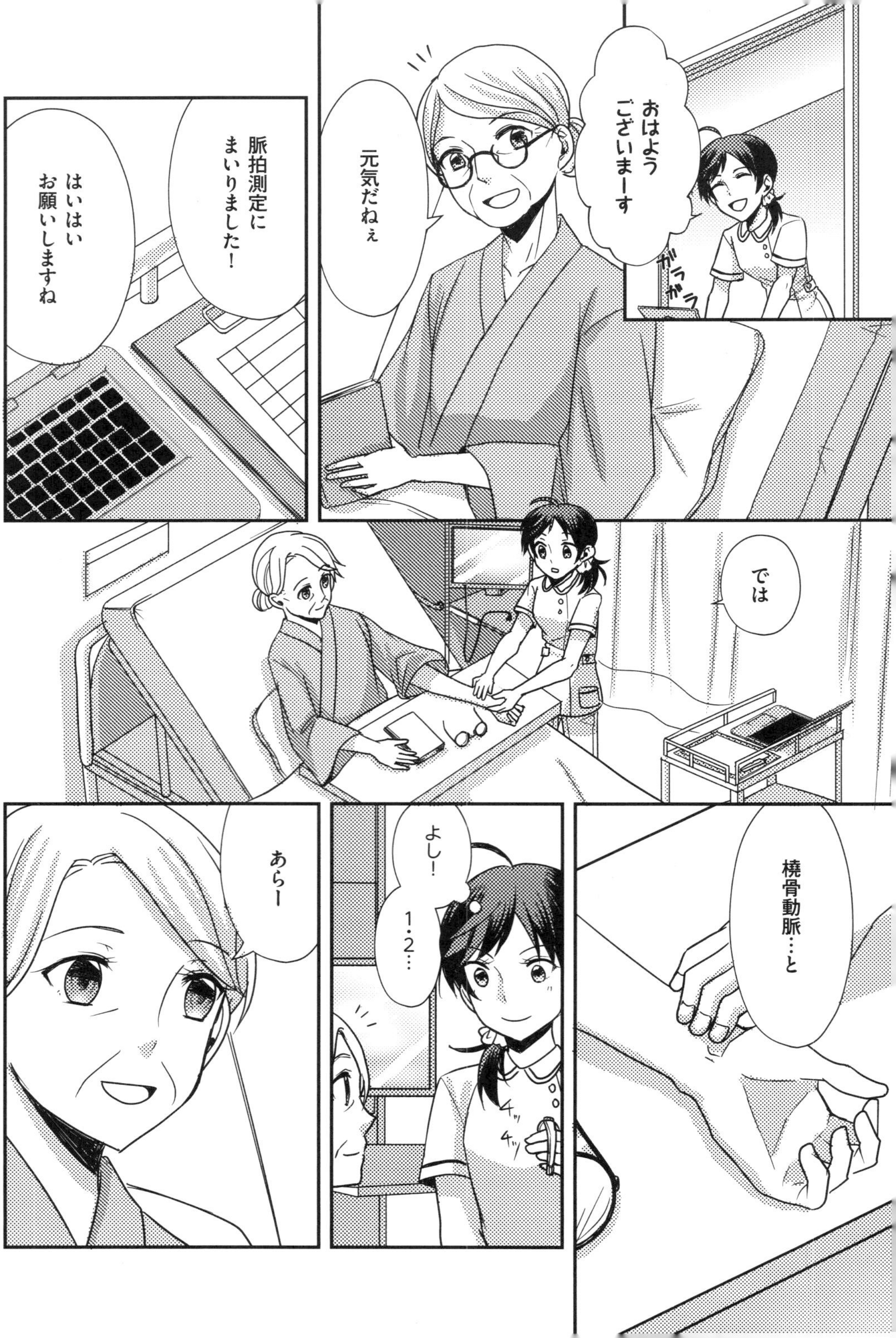
おはようございまーす
ガラガラ
元気だねぇ
脈拍測定にまいりました!
はいはいお願いしますね
では
橈骨動脈…と
よし!
1・2…
あらー

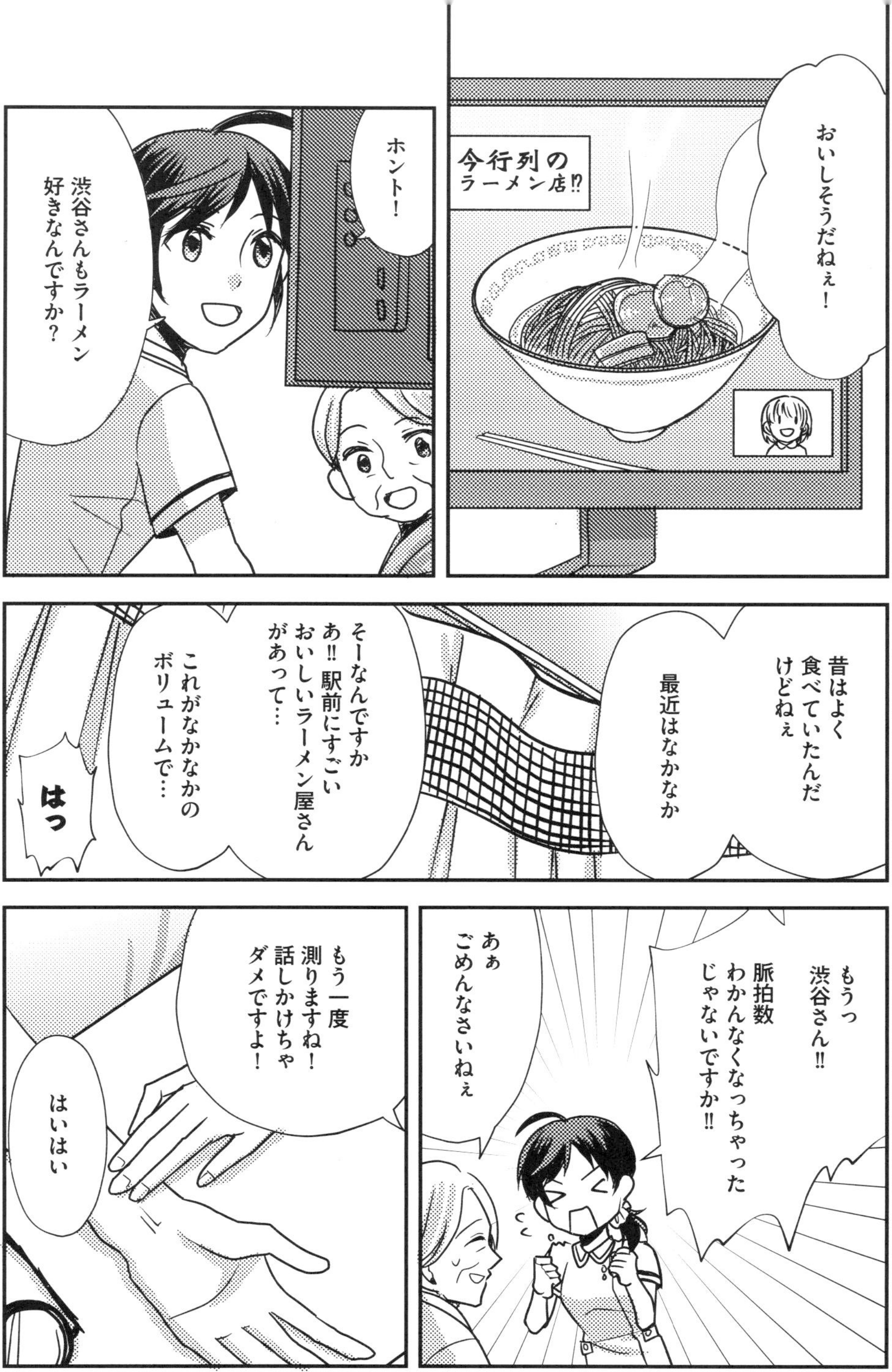
今行列のラーメン店⁉
おいしそうだねぇ！
ホント！
渋谷さんもラーメン好きなんですか？
昔はよく食べていたんだけどねぇ
最近はなかなか
そーなんですかあ‼ 駅前にすごいおいしいラーメン屋さんがあって…
これがなかなかのボリュームで…
はっ
もうっ渋谷さん‼
脈拍数わかんなくなっちゃったじゃないですか‼
あぁごめんなさいねぇ
もう一度測りますね！話しかけちゃダメですよ！
はいはい

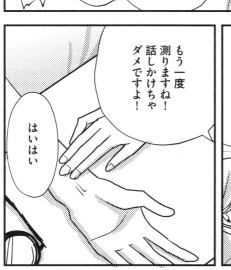

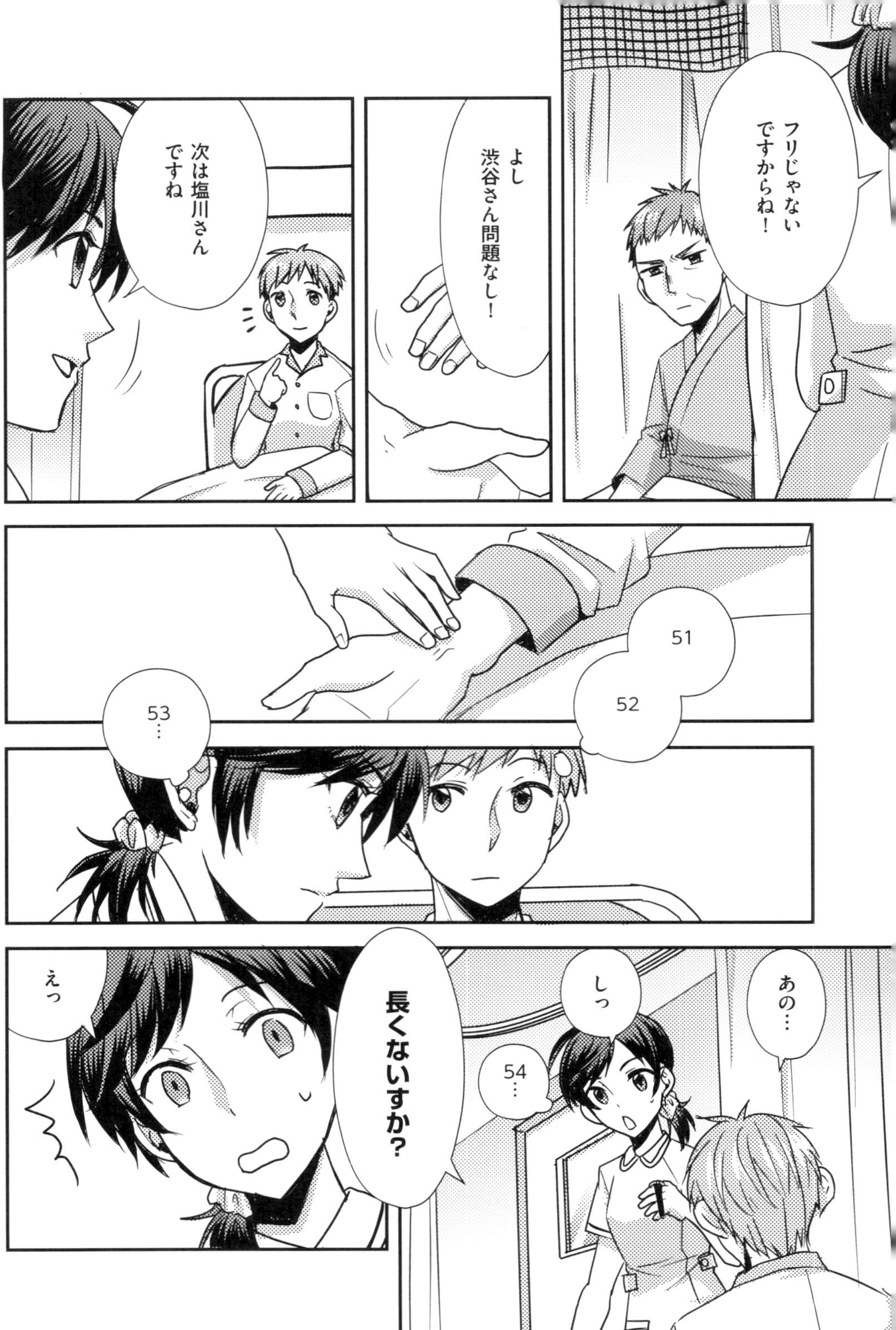

フリじゃないですからね！
よし渋谷さん問題なし！
次は塩川さんですね
51
52
53…
あの…
しっ
54…
長くないすか？
えっ

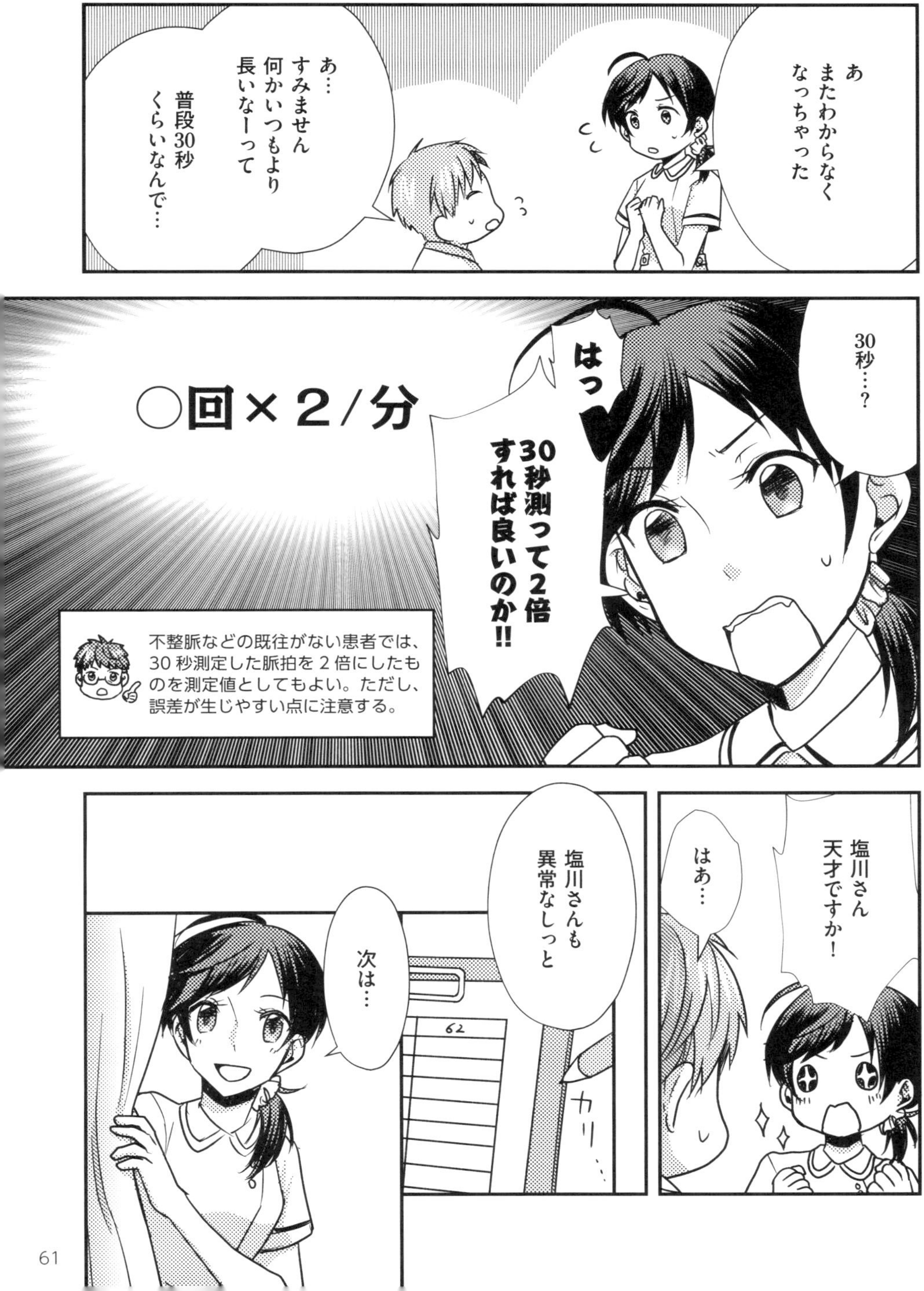
あ
またわからなく
なっちゃった
あ…
すみません
何かいつもより
長いなーって
普段30秒
くらいなんで…
30秒…？
はっ
30秒測って2倍
すれば良いのか!!
○回×2/分
不整脈などの既往がない患者では、30秒測定した脈拍を2倍にしたものを測定値としてもよい。ただし、誤差が生じやすい点に注意する。
塩川さん
天才ですか！
はあ…
塩川さんも
異常なしっと
62
カリ…
次は…

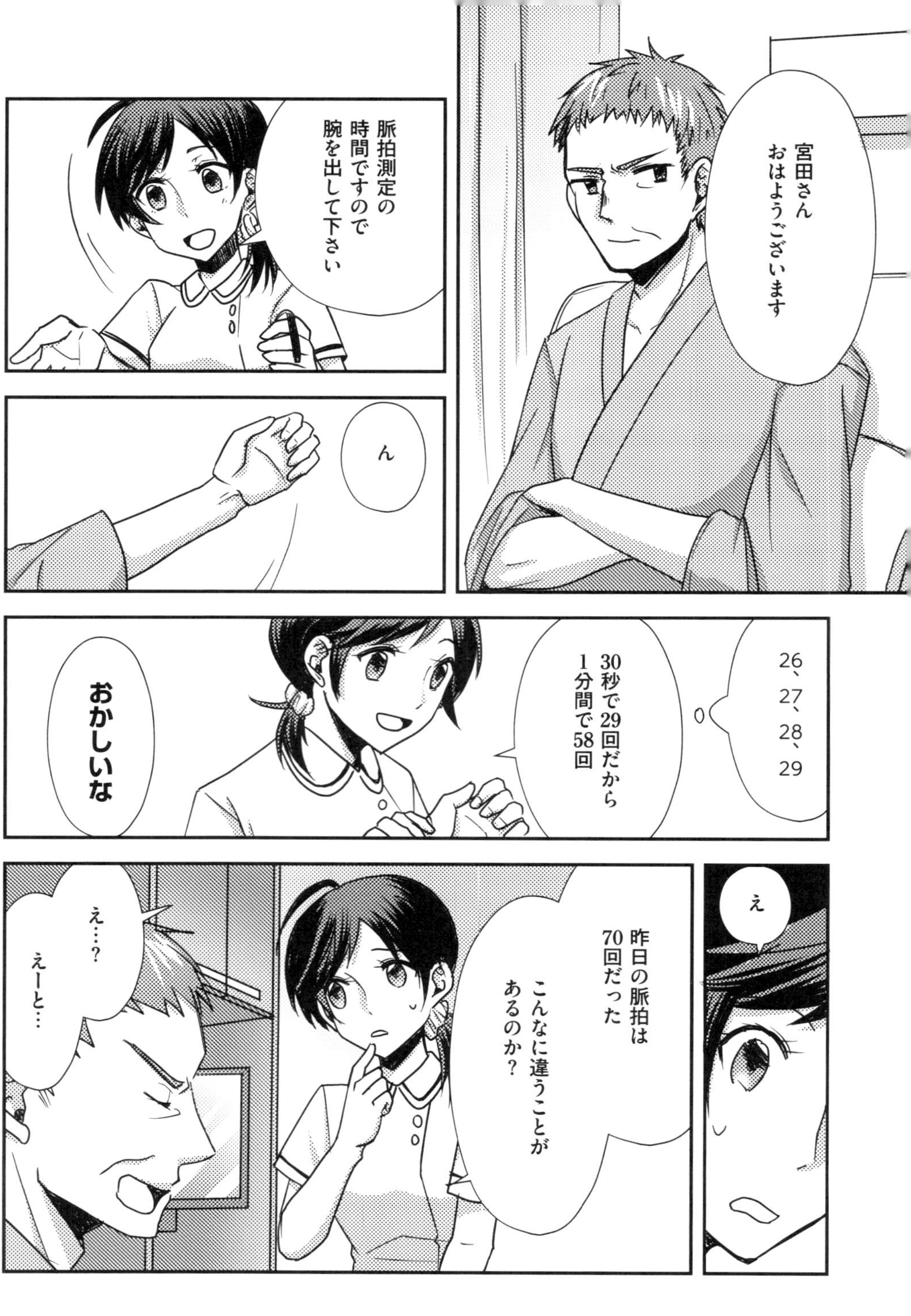
宮田さん おはようございます
脈拍測定の時間ですので腕を出して下さい
ん
26、27、28、29
30秒で29回だから1分間で58回
おかしいな
え
昨日の脈拍は70回だった
こんなに違うことがあるのか？
え…？
えーと…

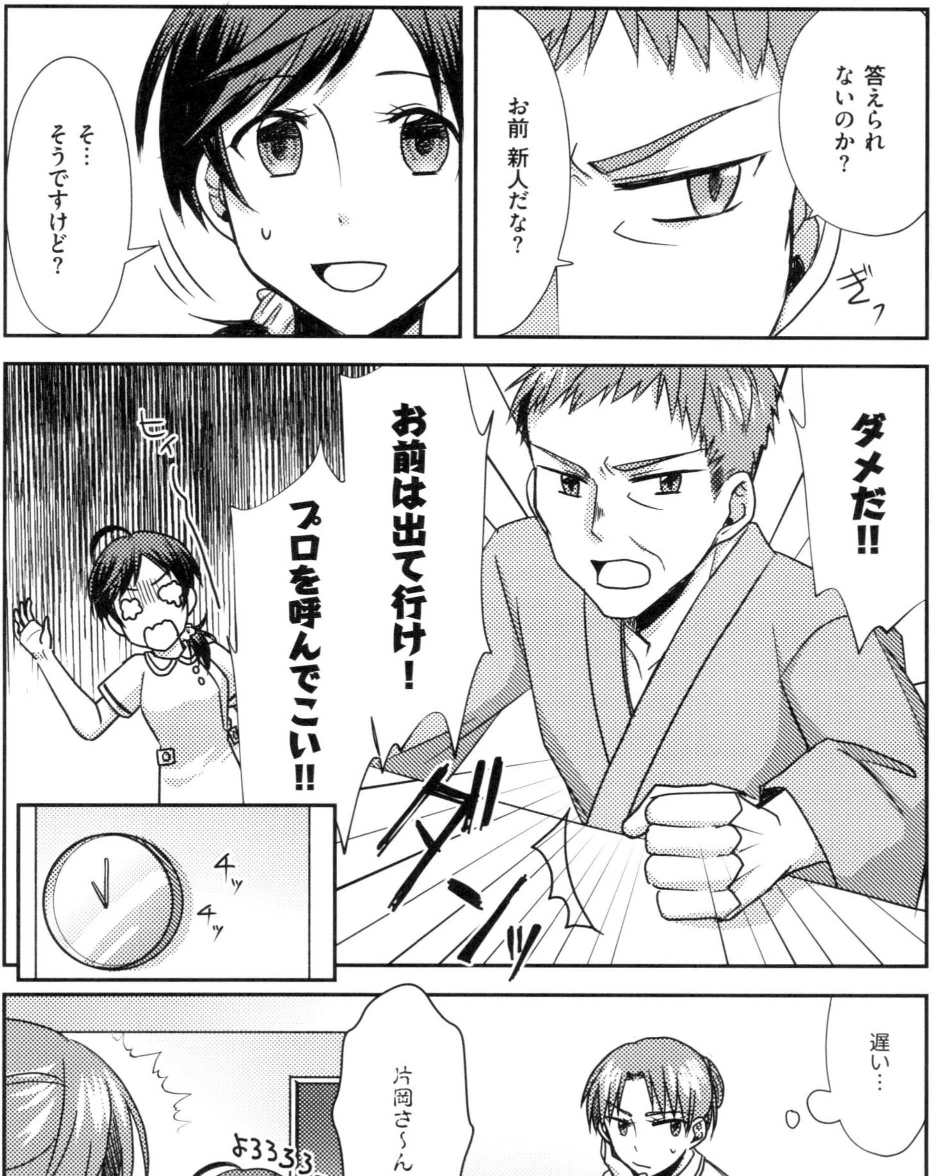
答えられないのか?
お前 新人だな?
ぎっ
そ…そうですけど?
ダメだ!!
お前は出て行け!
プロを呼んでこい!!
ダンッ
ヒィ〜
チッ
チッ
遅い…
片岡さ〜ん
よろろろろ〜

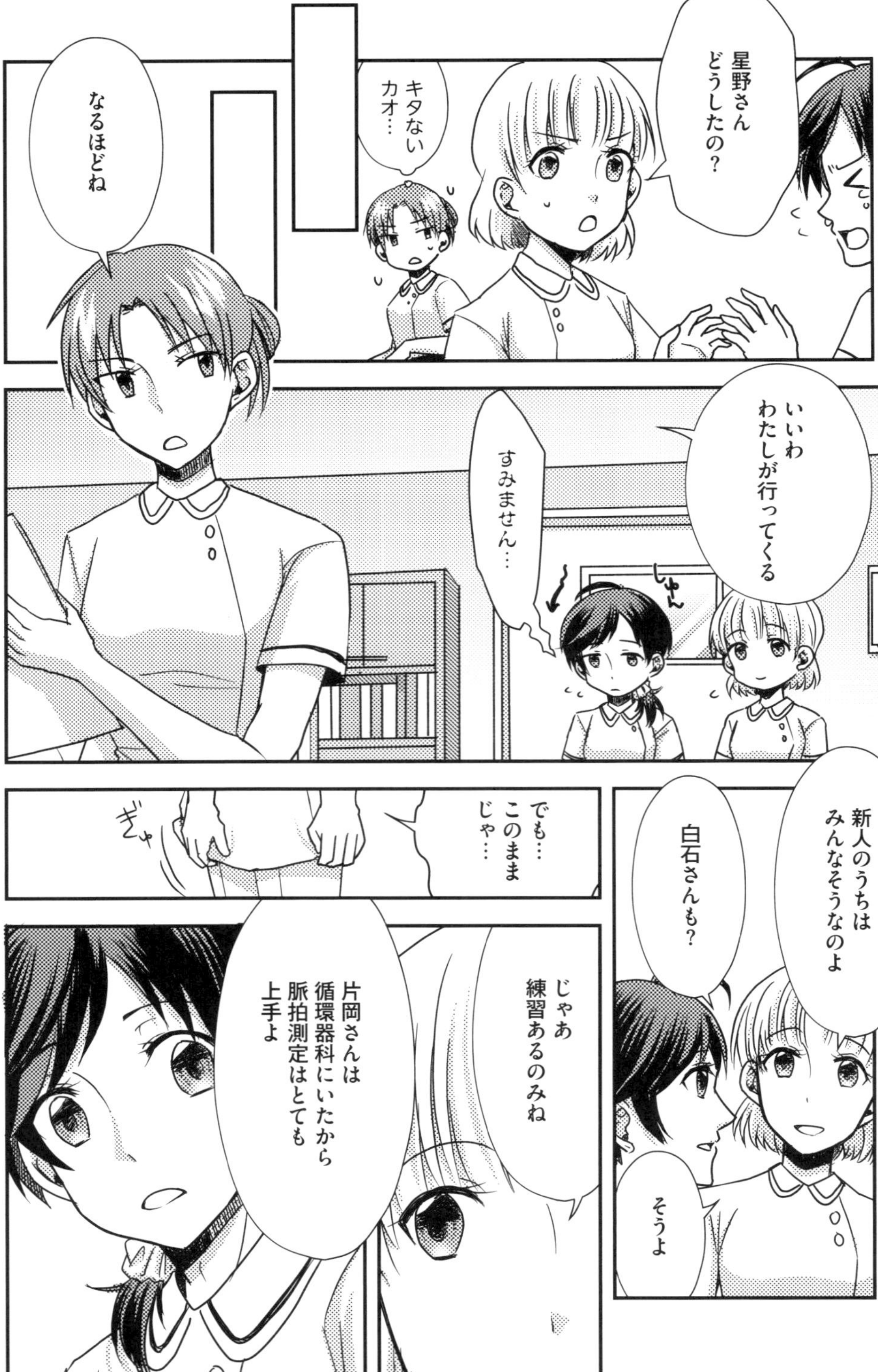
星野さん
どうしたの？
キタない
カオ…
なるほどね
いいわ
わたしが行ってくる
すみません…
しゅん
新人のうちは
みんなそうなのよ
白石さんも？
そうよ
でも…
このまま
じゃ…
ぎゅ
じゃあ
練習あるのみね
片岡さんは
循環器科にいたから
脈拍測定はとても
上手よ

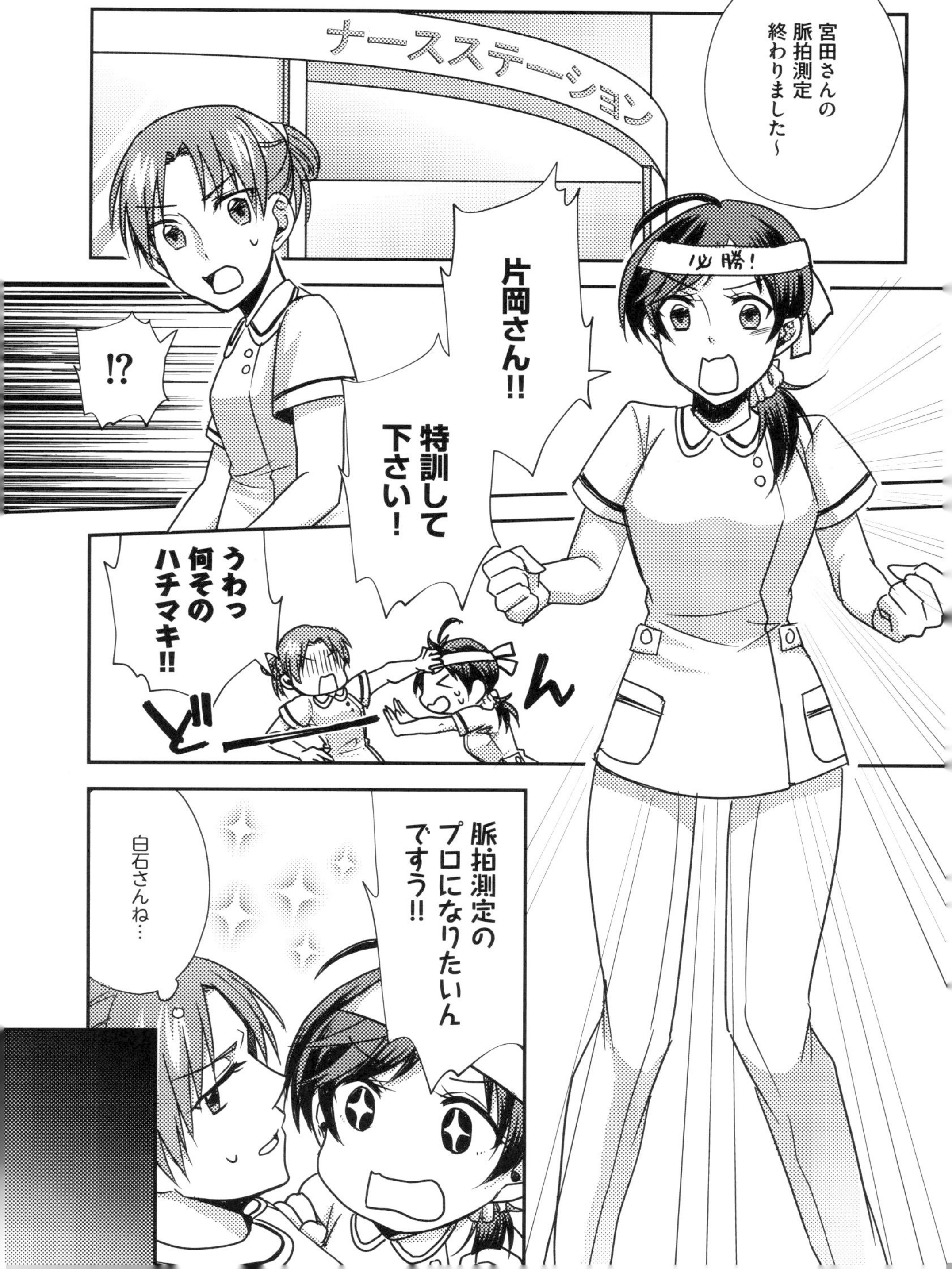

宮田さんの脈拍測定終わりました～
ナースステーション
必勝!
片岡さん!!
特訓して下さい!
!?
うわっ何そのハチマキ!!
ど
ん
脈拍測定のプロになりたいんですう!!
白石さんね…

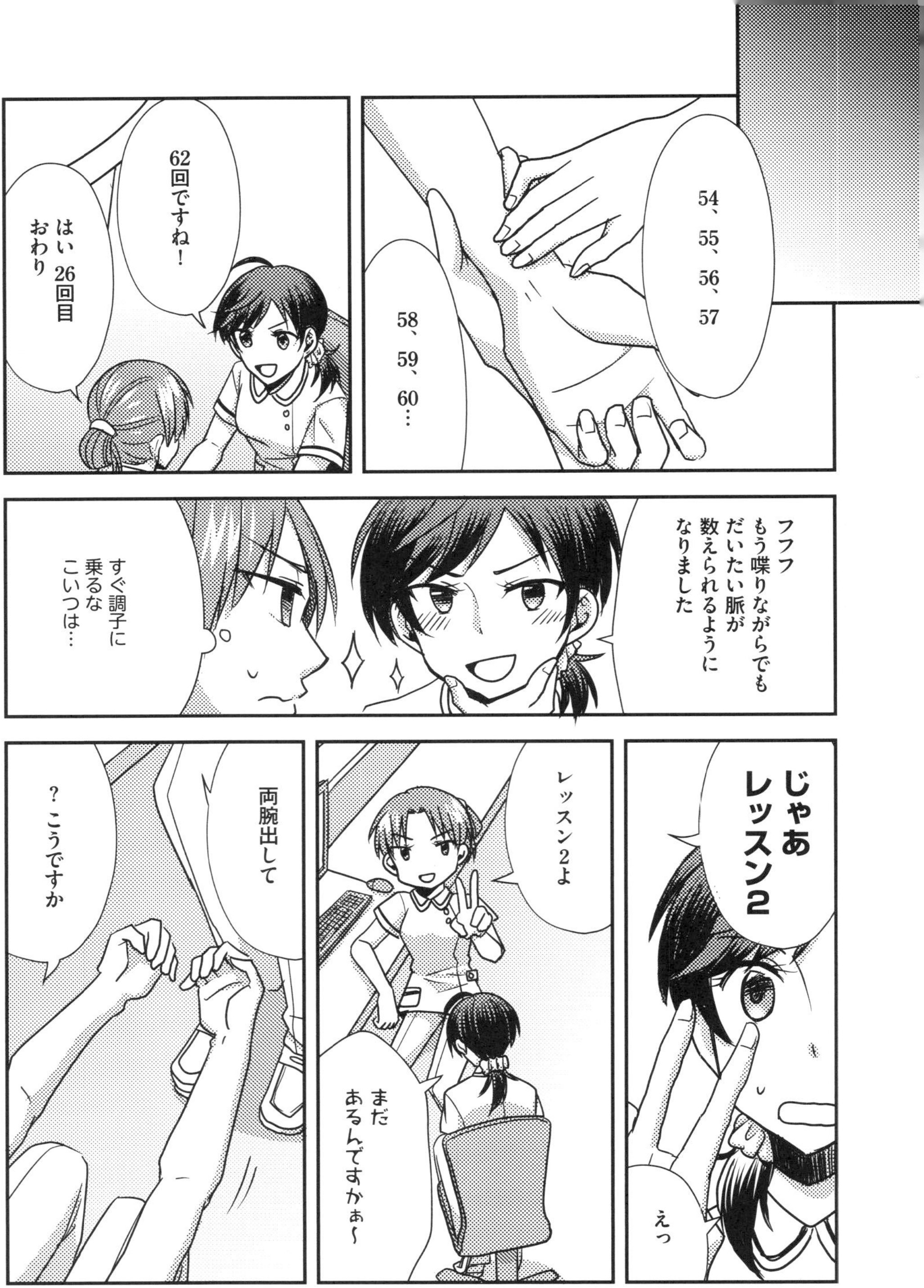
54、55、56、57
58、59、60…
62回ですね！
はい 26回目 おわり
フフフ もう喋りながらでも だいたい脈が 数えられるように なりました
すぐ調子に 乗るな こいつは…
じゃあ レッスン2
えっ
レッスン2よ
まだ あるんですかぁ～
両腕出して
？ こうですか

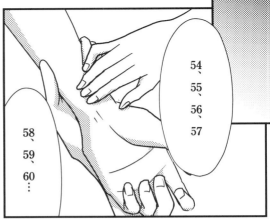

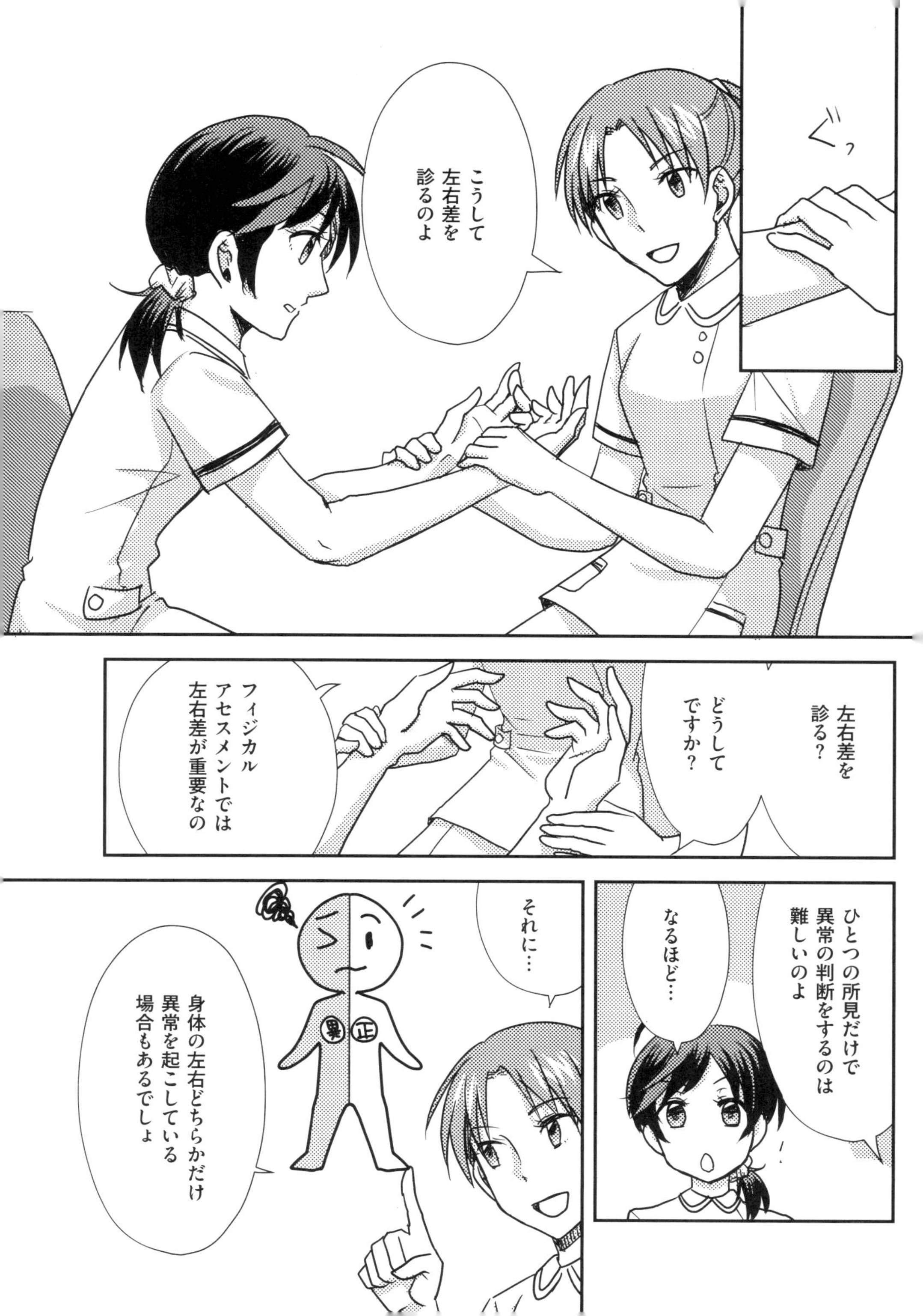
ぐっ
こうして左右差を診るのよ
左右差を診る？
どうしてですか？
フィジカルアセスメントでは左右差が重要なの
ひとつの所見だけで異常の判断をするのは難しいのよ
なるほど…
それに…
異
正
身体の左右どちらかだけ異常を起こしている場合もあるでしょ

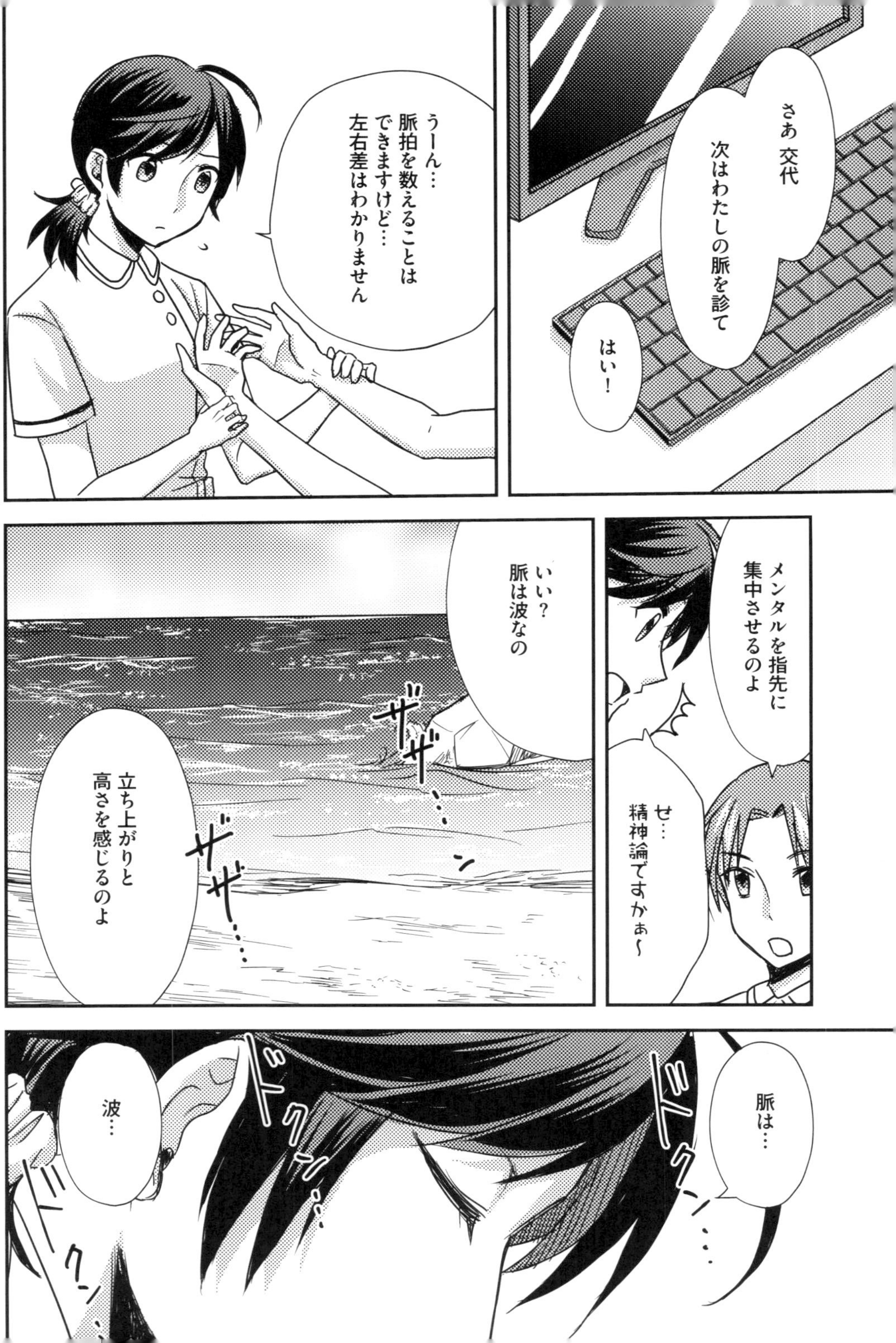
さあ 交代
次はわたしの脈を診て
はい！
うーん…
脈拍を数えることは
できますけど…
左右差はわかりません
メンタルを指先に
集中させるのよ
せ…
精神論ですかぁ～
いい？
脈は波なの
ザザ…ン
ザザ…
立ち上がりと
高さを感じるのよ
脈は…
ドクン…
ドクン…
波…
ドクン…

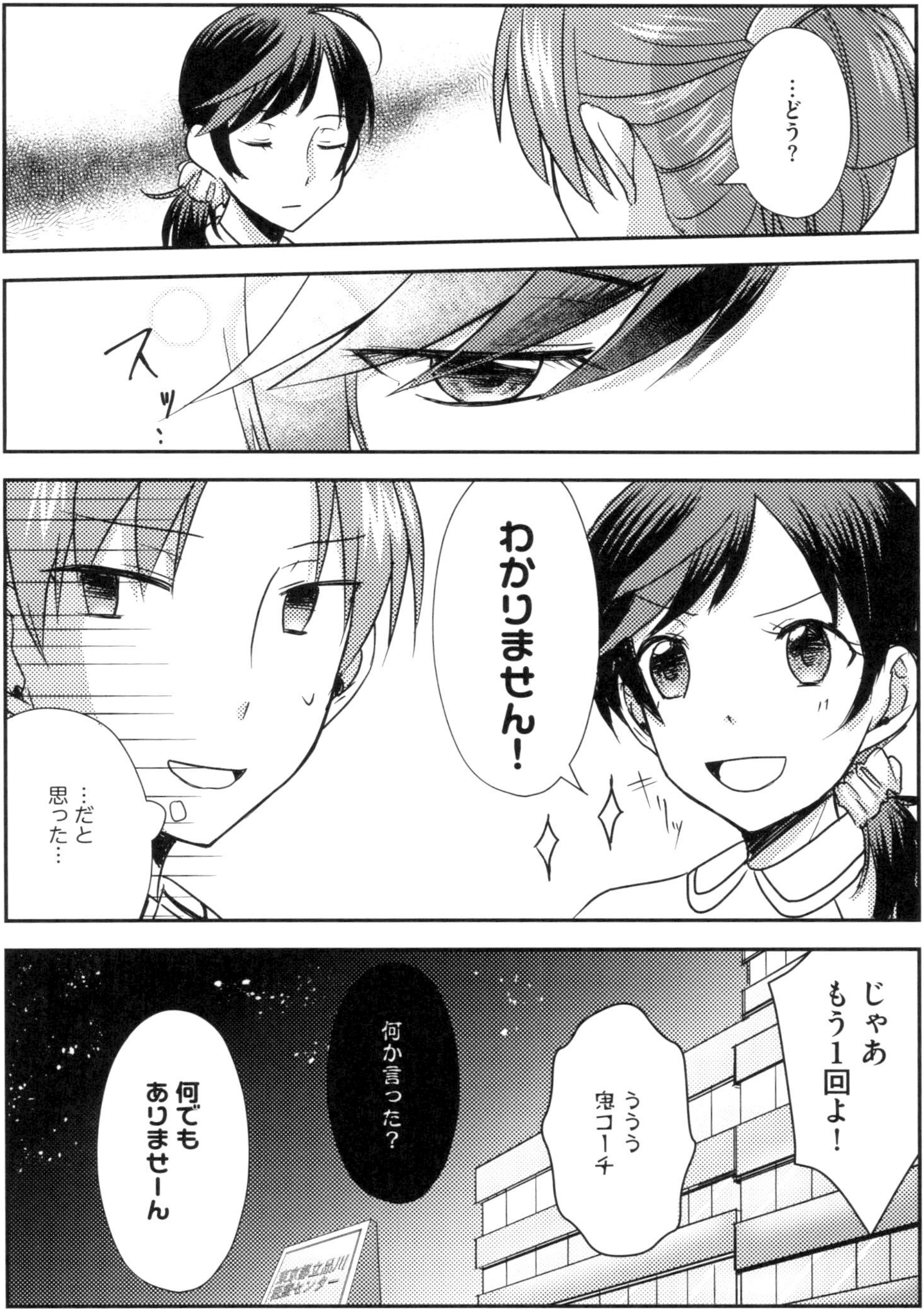
…どう？
スッ、
わかりません！
キリッ
…だと思った…
じゃあもう1回よ！
うぅぅ鬼コーチ
何か言った？
何でもありませーん
東京都立品川

第５話

脈拍を測定するとき②

脈のリズムは音でとる

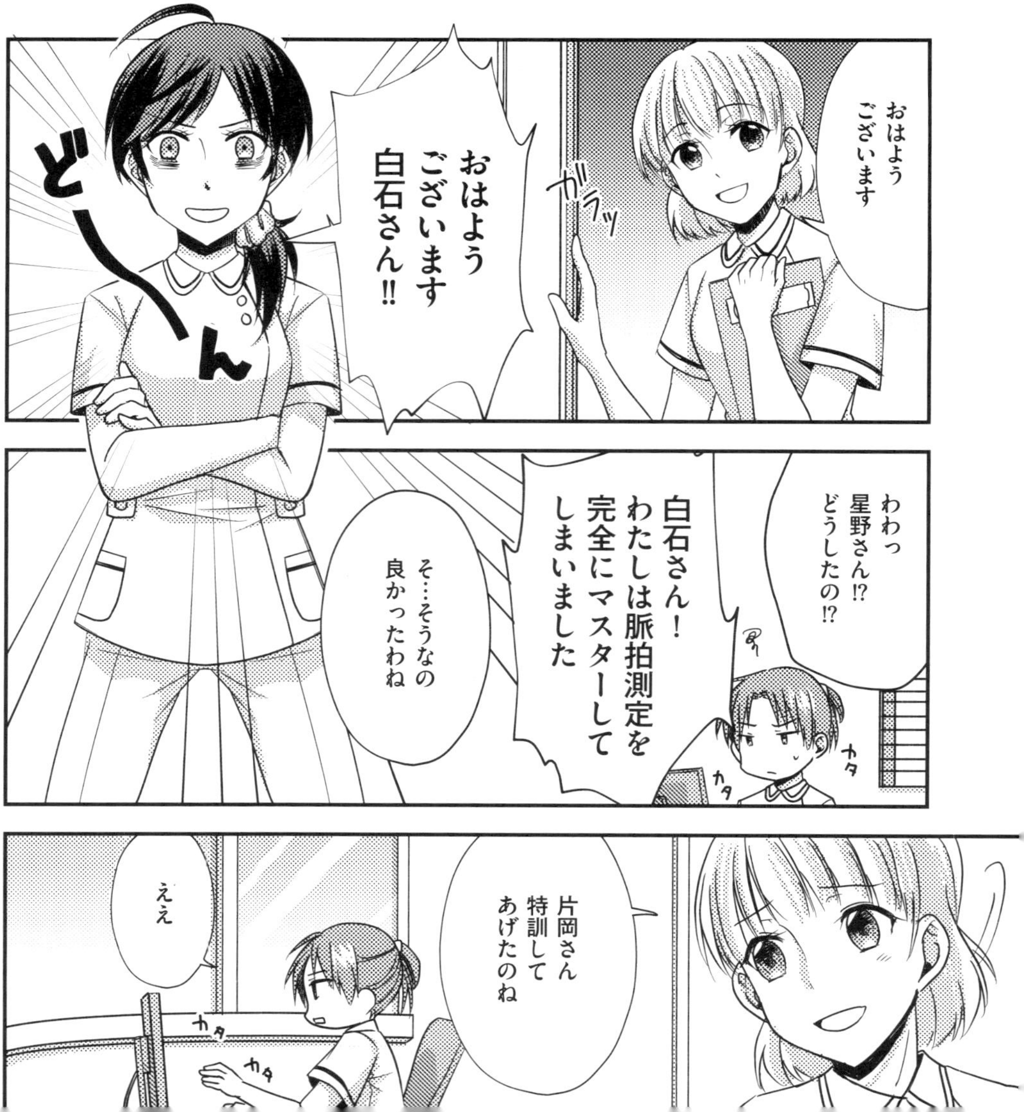

おはようございます
ガラッ
おはようございます白石さん!!
どーん
わわっ星野さん!? どうしたの!?
白石さん！わたしは脈拍測定を完全にマスターしてしまいました
カタ
カタ
そ…そうなの良かったわね
片岡さん特訓してあげたのね
ええ
カタ
カタ

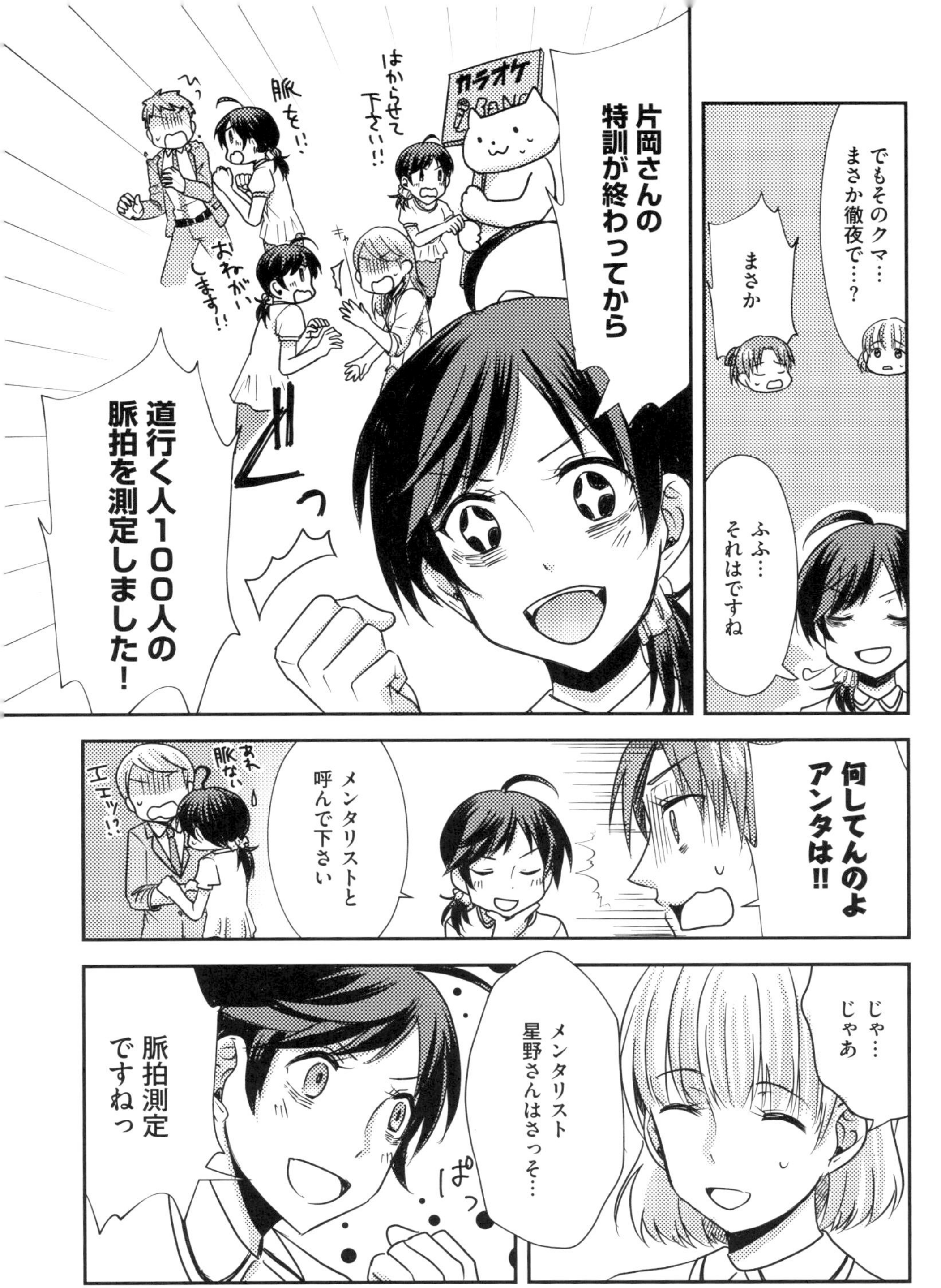
でもそのクマ…
まさか徹夜で…？
まさか
ふふ…
それはですね
片岡さんの
特訓が終わってから
はからせて
下さい!!
カラオケ
脈を!!
ひっ
おねがい
します!!
キャ
道行く人100人の
脈拍を測定しました！
ざっ
何してんのよ
アンタは!!
メンタリストと
呼んで下さい
あれ
脈ない
エェッ!?
じゃ…
じゃあ
メンタリスト
星野さんはさっそ…
ぱっ
脈拍測定
ですねっ

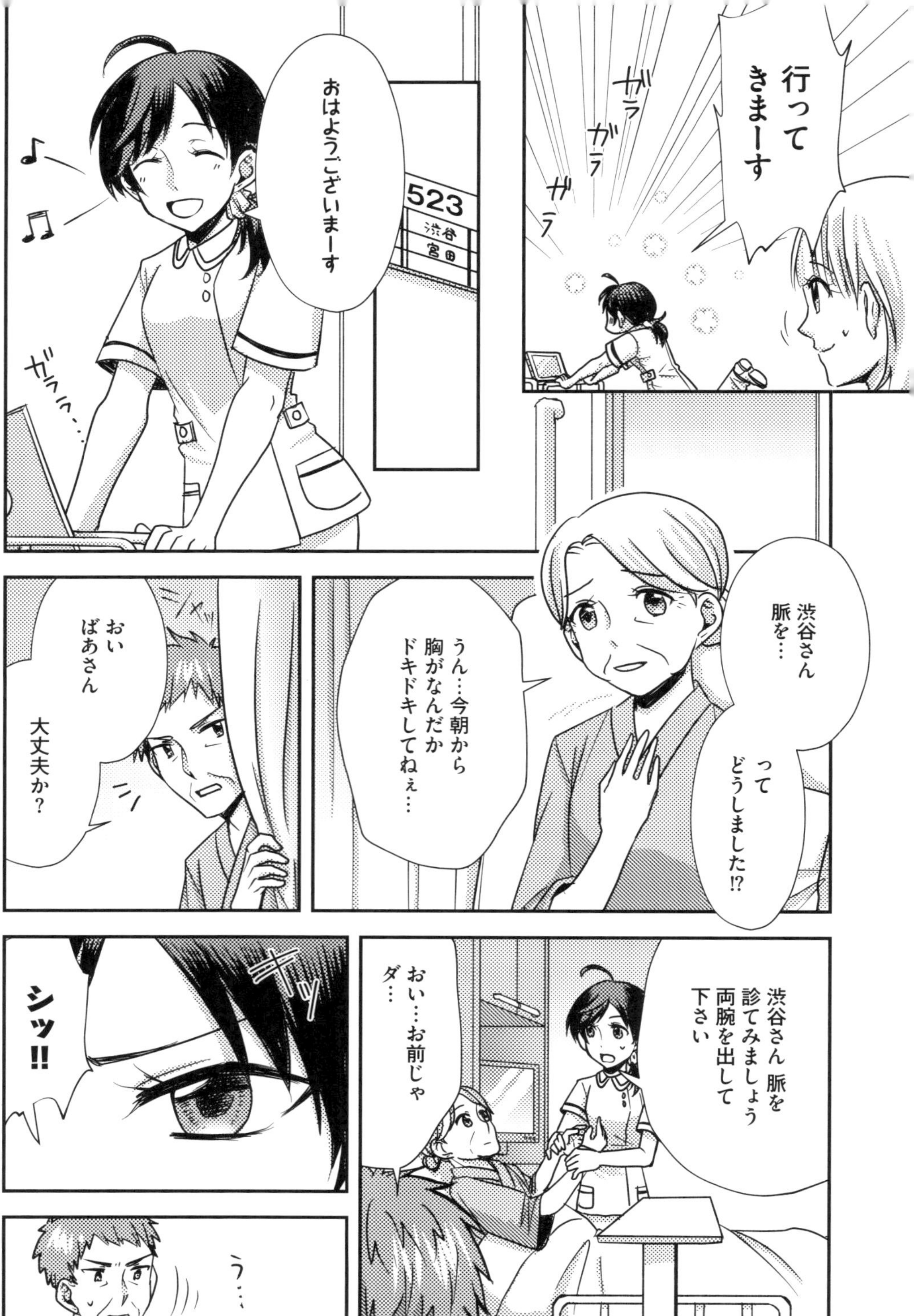
行って
きまーす
ガラ
ガラ
ガラ
おはようございまーす
523
渋谷
宮田
ガラララ…
渋谷さん
脈を…
って
どうしました⁉
うん…今朝から
胸がなんだか
ドキドキしてねぇ…
おい
ばあさん
大丈夫か？
渋谷さん 脈を
診てみましょう
両腕を出して
下さい
おい…お前じゃ
ダ…
キッ
シッ!!
う…

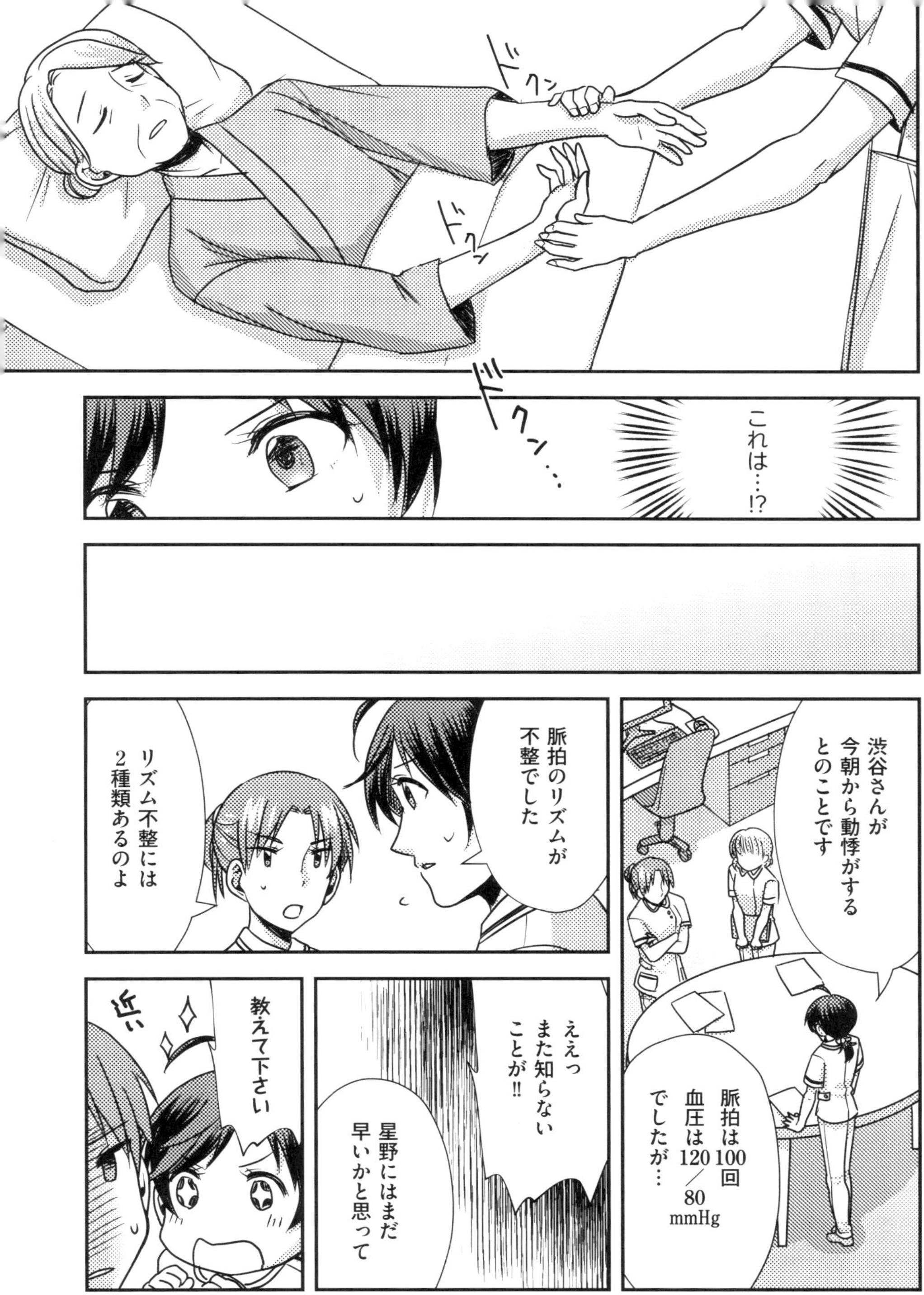
ドクン
ドクン
ドクン…
これは…!?
渋谷さんが今朝から動悸がするとのことです
脈拍は100回 血圧は120／80 mmHg でしたが…
脈拍のリズムが不整でした
リズム不整には2種類あるのよ
ええっ また知らないことが!!
星野にはまだ早いかと思って
教えて下さい
近い

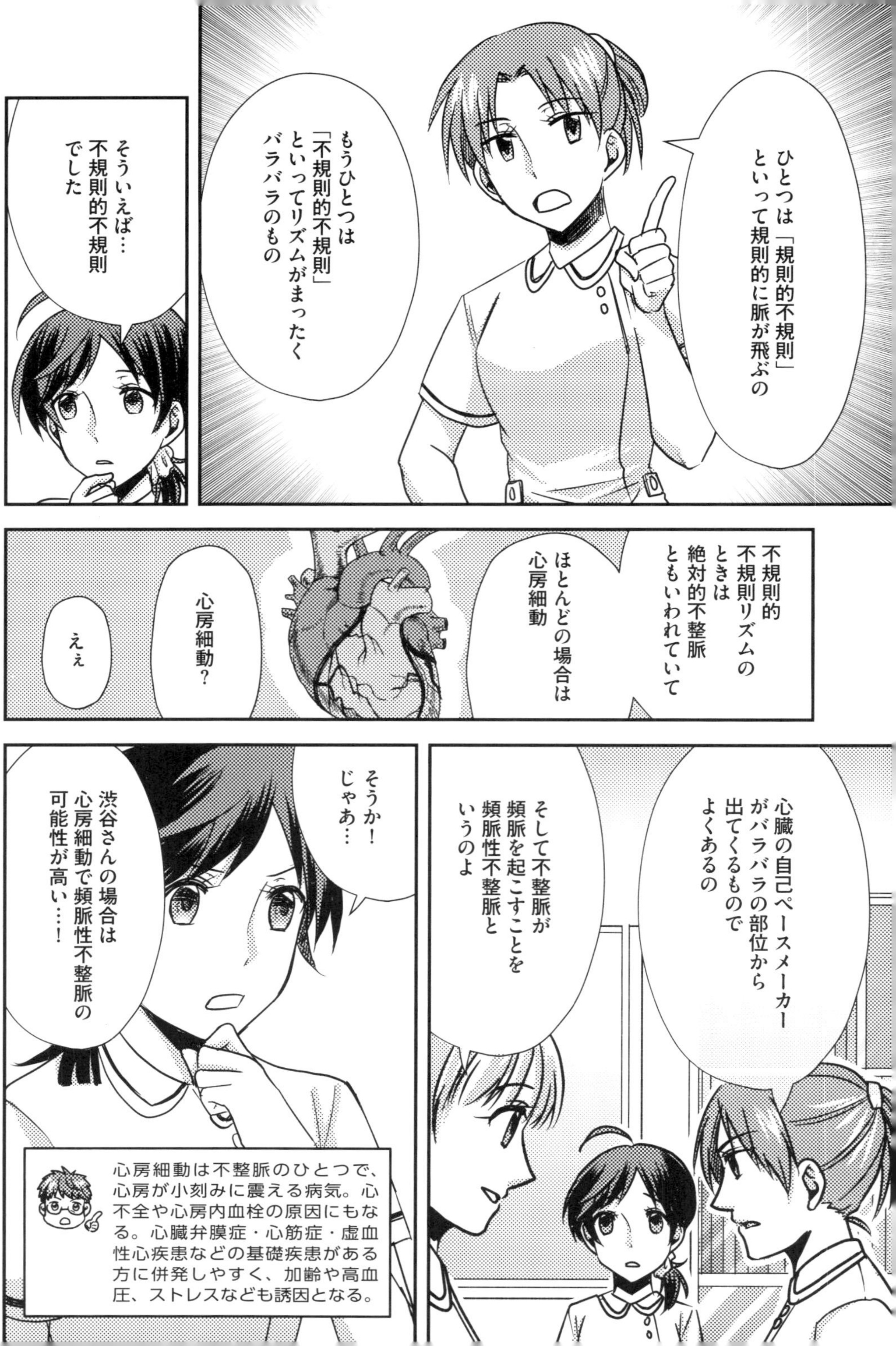
ひとつは「規則的不規則」といって規則的に脈が飛ぶの
もうひとつは「不規則的不規則」といってリズムがまったくバラバラのもの
そういえば…不規則的不規則でした
不規則的不規則リズムのときは絶対的不整脈ともいわれていて
ほとんどの場合は心房細動
心房細動?
えぇ
心臓の自己ペースメーカーがバラバラの部位から出てくるものでよくあるの
そして不整脈が頻脈を起こすことを頻脈性不整脈というのよ
そうか!じゃあ…
渋谷さんの場合は心房細動で頻脈性不整脈の可能性が高い…!
心房細動は不整脈のひとつで、心房が小刻みに震える病気。心不全や心房内血栓の原因にもなる。心臓弁膜症・心筋症・虚血性心疾患などの基礎疾患がある方に併発しやすく、加齢や高血圧、ストレスなども誘因となる。

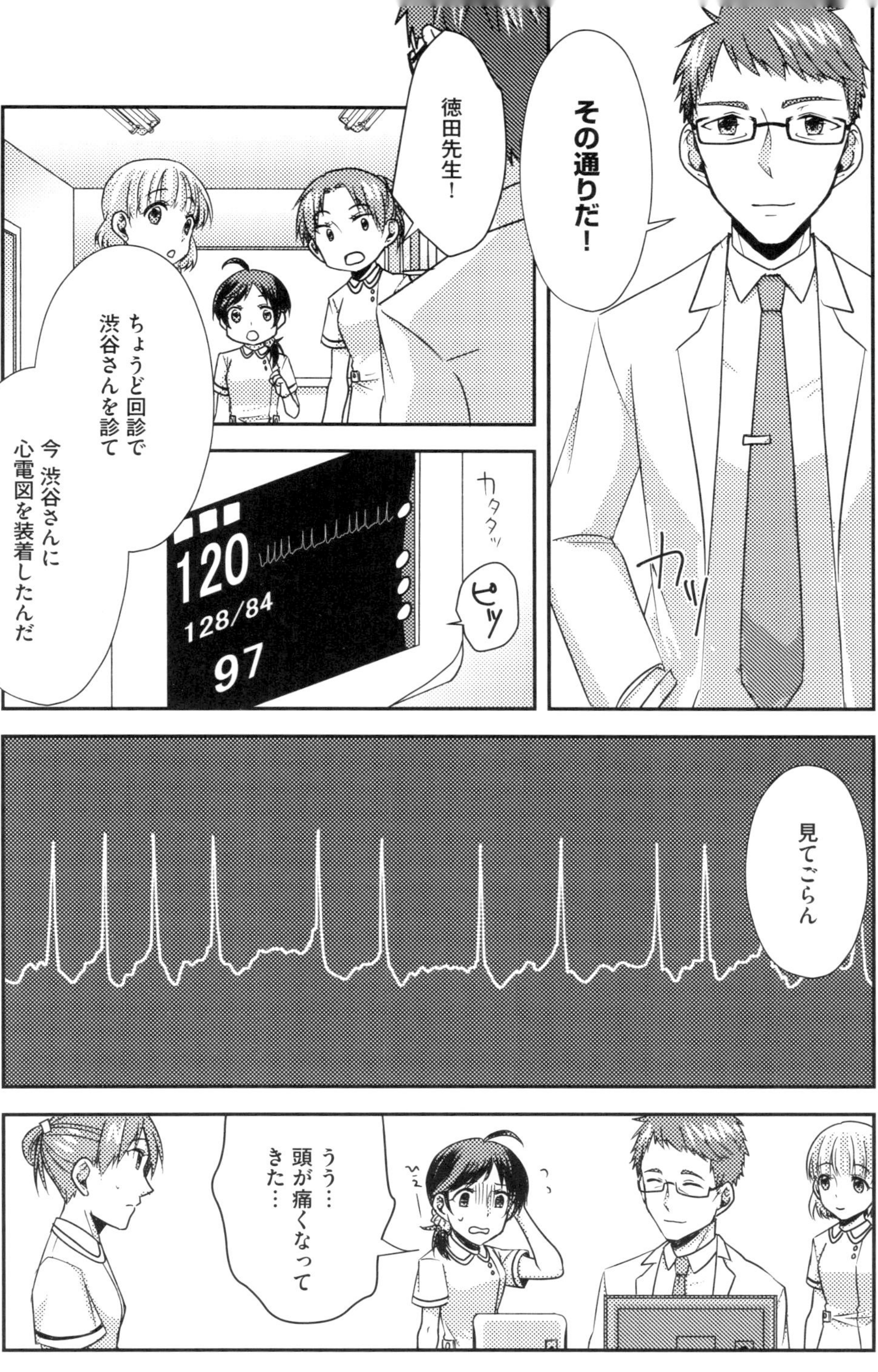
その通りだ!
徳田先生!
カッ
ちょうど回診で渋谷さんを診て
今 渋谷さんに心電図を装着したんだ
120
128/84
97
カタタッ
ピッ
見てごらん
うう…頭が痛くなってきた…

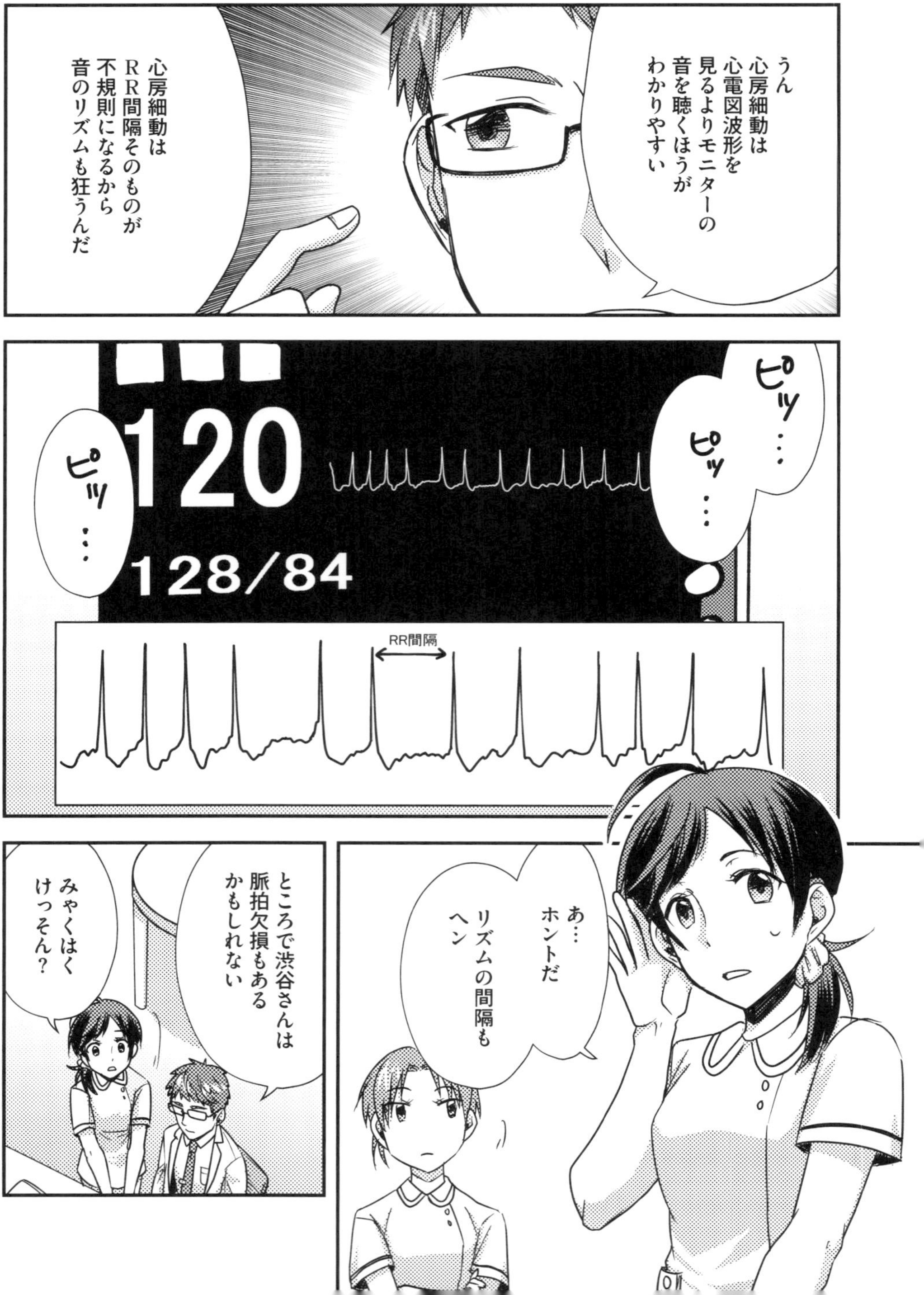
うん　心房細動は　心電図波形を　見るよりモニターの　音を聴くほうが　わかりやすい
心房細動は　ＲＲ間隔そのものが　不規則になるから　音のリズムも狂うんだ
ピッ…　ピッ…
120
ピッ…
128/84
RR間隔
あ…　ホントだ　リズムの間隔も　ヘン
ところで渋谷さんは　脈拍欠損もある　かもしれない
みゃくはく　けっそん？

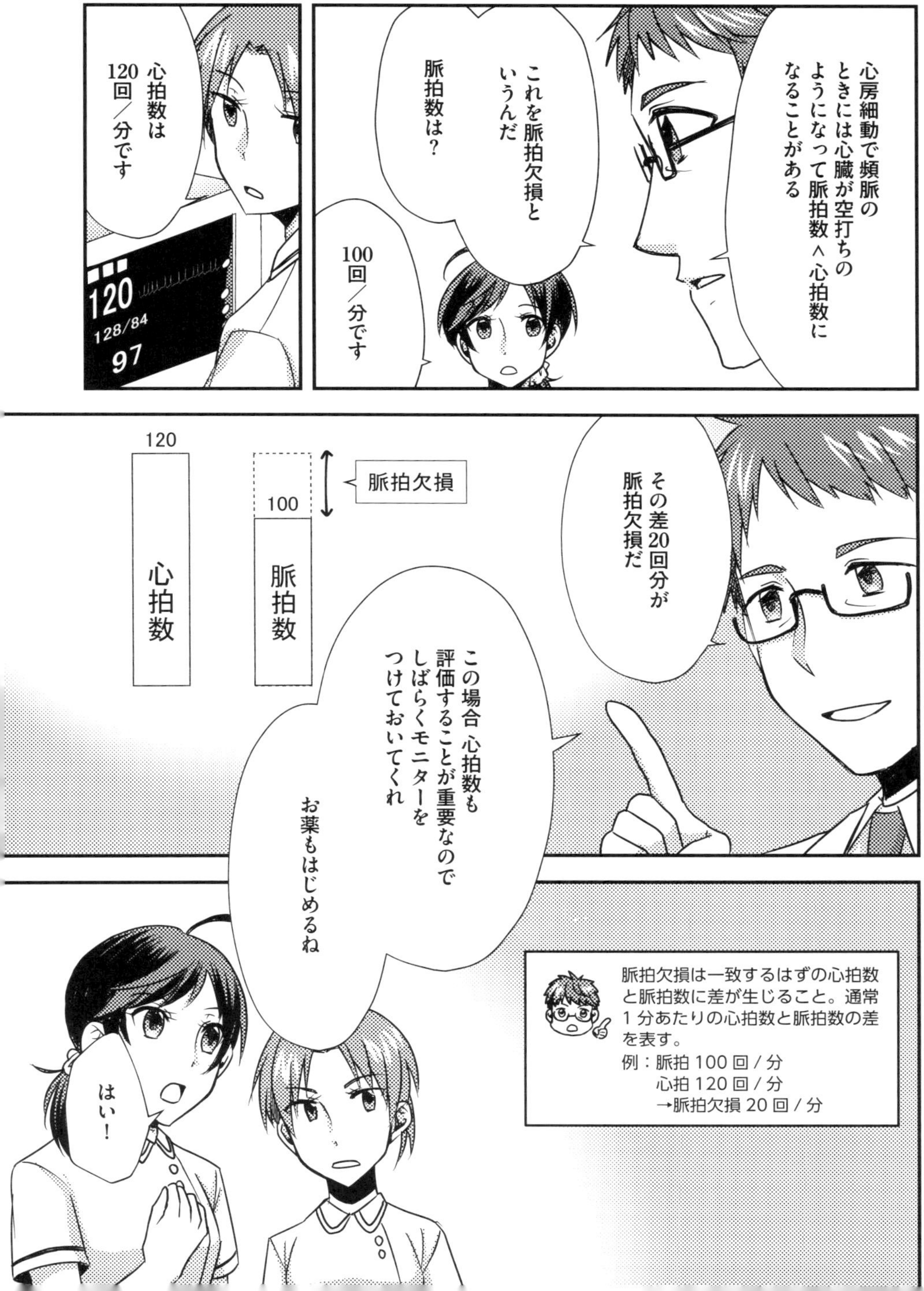
心房細動で頻脈のときには心臓が空打ちのようになって脈拍数＜心拍数になることがある
これを脈拍欠損というんだ
脈拍数は？
100回／分です
心拍数は120回／分です
120
128/84
97
その差20回分が脈拍欠損だ
120
100
脈拍欠損
心拍数
脈拍数
この場合 心拍数も評価することが重要なのでしばらくモニターをつけておいてくれ
お薬もはじめるね
はい！
脈拍欠損は一致するはずの心拍数と脈拍数に差が生じること。通常1分あたりの心拍数と脈拍数の差を表す。
例：脈拍 100 回 / 分
心拍 120 回 / 分
→脈拍欠損 20 回 / 分

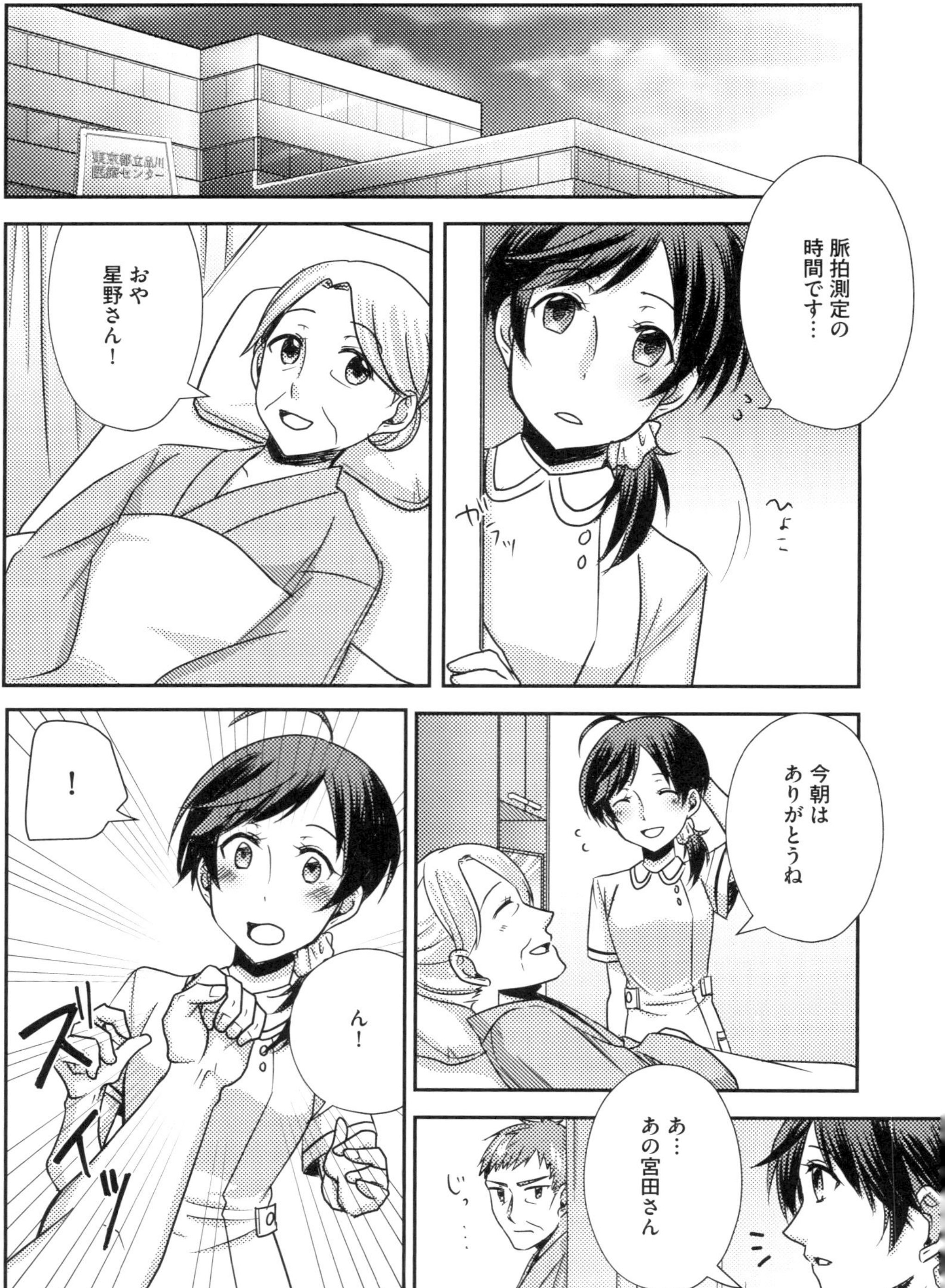
東京都立品川
医療センター
脈拍測定の時間です…
ガラッ
ひょこ
おや星野さん！
今朝はありがとうね
！
ん！
ズイッ
あ…あの宮田さん
じっ…

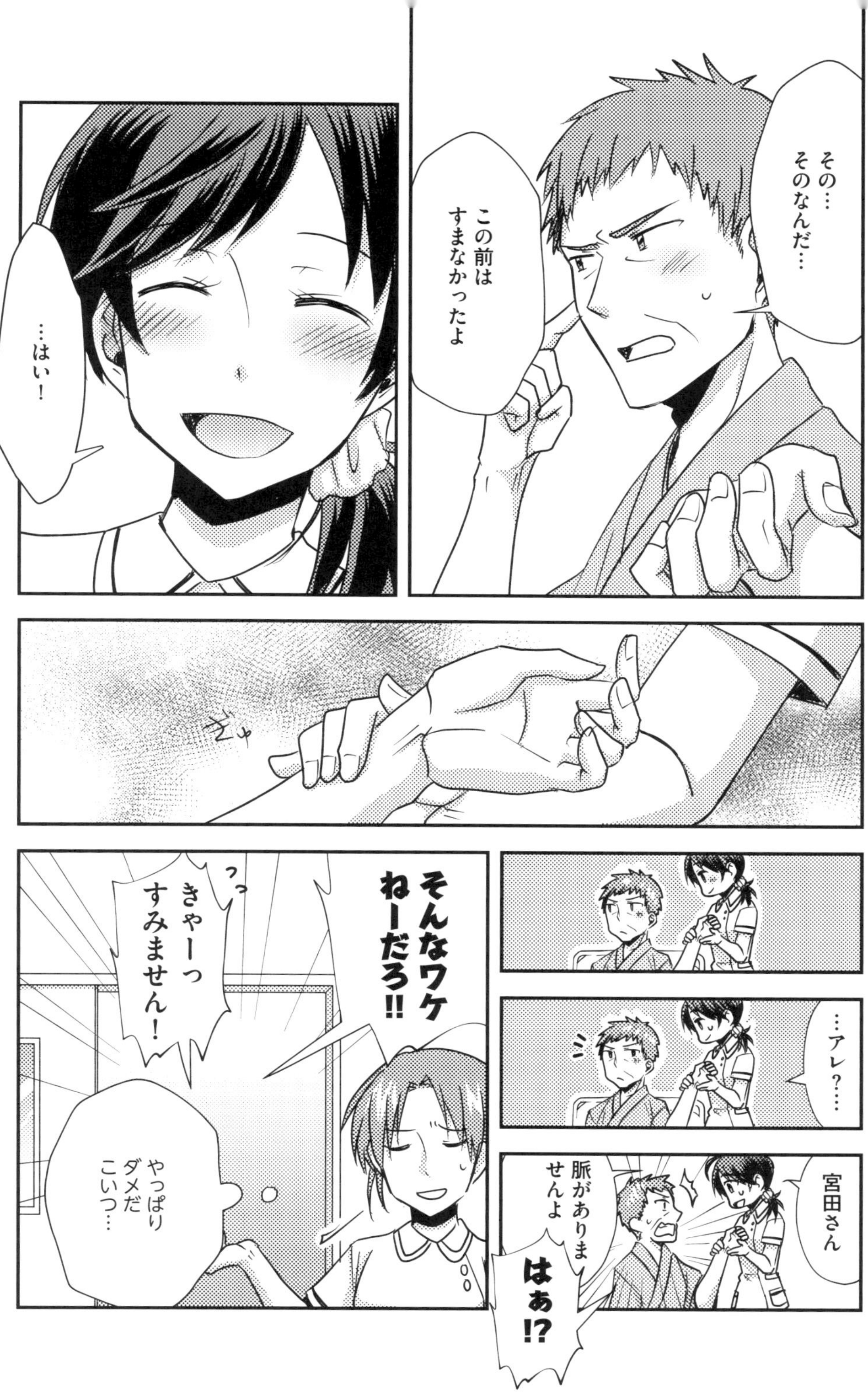

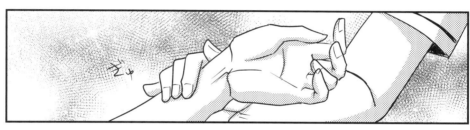

その…
そのなんだ…
この前は
すまなかったよ
…はい！
ぎゅ
…アレ？…
宮田さん
脈がありま
せんよ
はぁ!?
そんなワケ
ねーだろ!!
きゃーっ
すみません！
やっぱり
ダメだ
こいつ…

第6話

心音を聴診するとき

音の異常は"場所"で聴こう

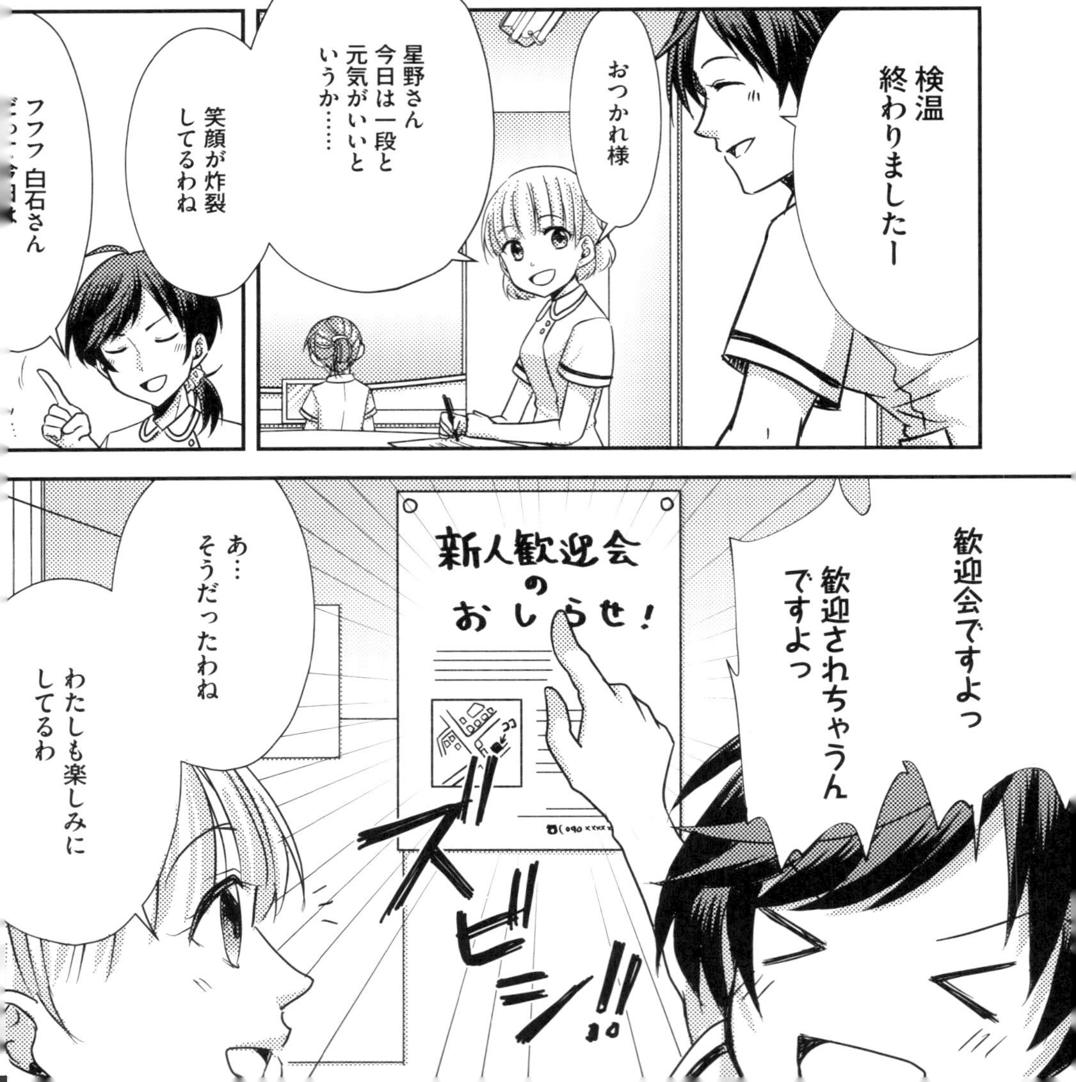

検温終わりましたー
おつかれ様
星野さん今日は一段と元気がいいというか……
笑顔が炸裂してるわね
フフフ 白石さん
歓迎会ですよっ
歓迎されちゃうんですよっ
新人歓迎会のおしらせ!
ズビシ!!
あ…そうだったわね
わたしも楽しみにしてるわ

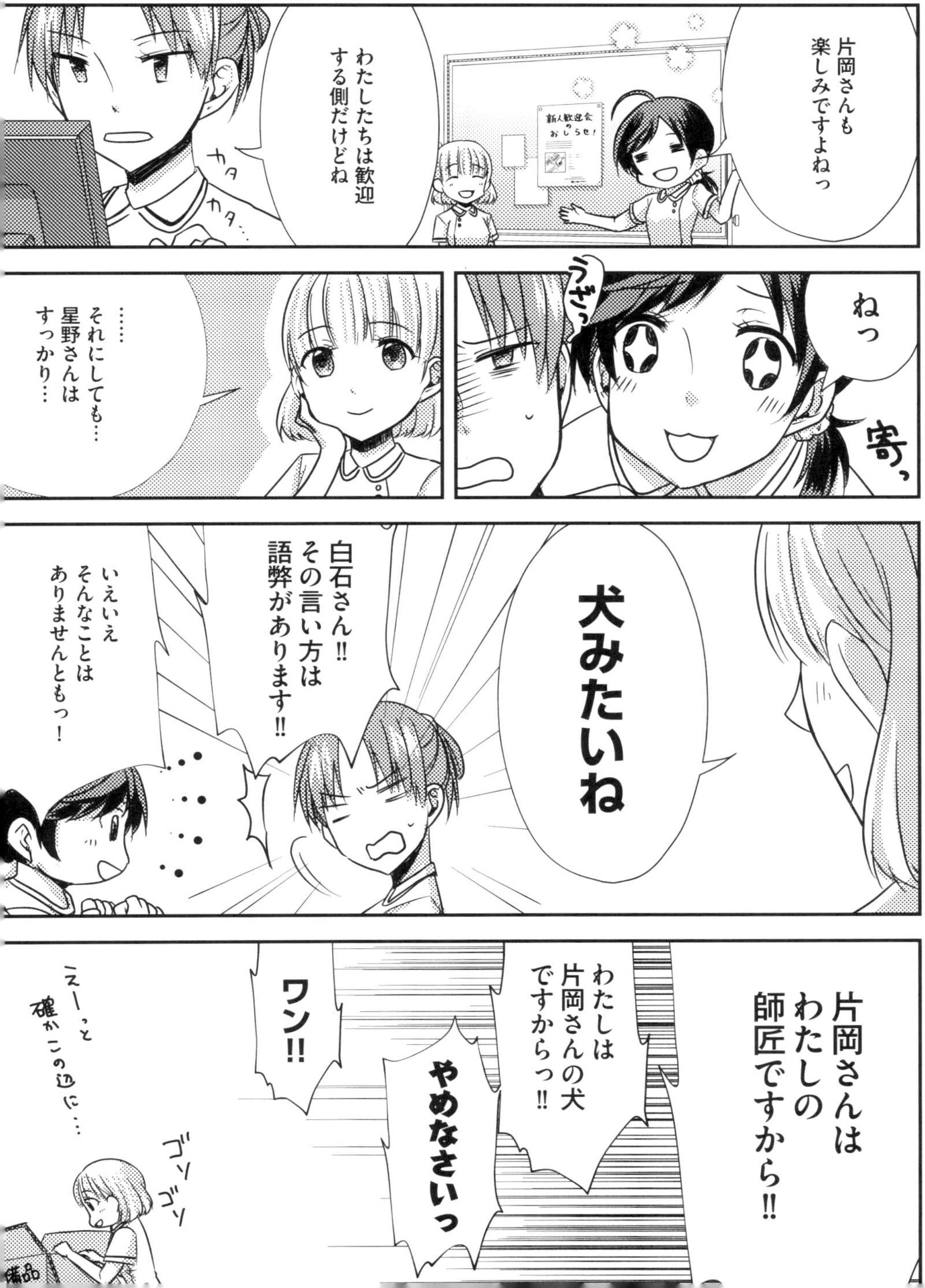
片岡さんも楽しみですよねっ
新人歓迎会のおしらせ!
わたしたちは歓迎する側だけどね
カタ
カタ…
ねっ
寄っ
うざっ
……それにしても…星野さんはすっかり…
犬みたいね
白石さん!! その言い方は語弊があります!!
いえいえそんなことはありませんともっ!
片岡さんはわたしの師匠ですから!!
わたしは片岡さんの犬ですからっ!!
やめなさいっ
ワン!!
ゴソ
ゴソ
えーっと確かこの辺に…
備品

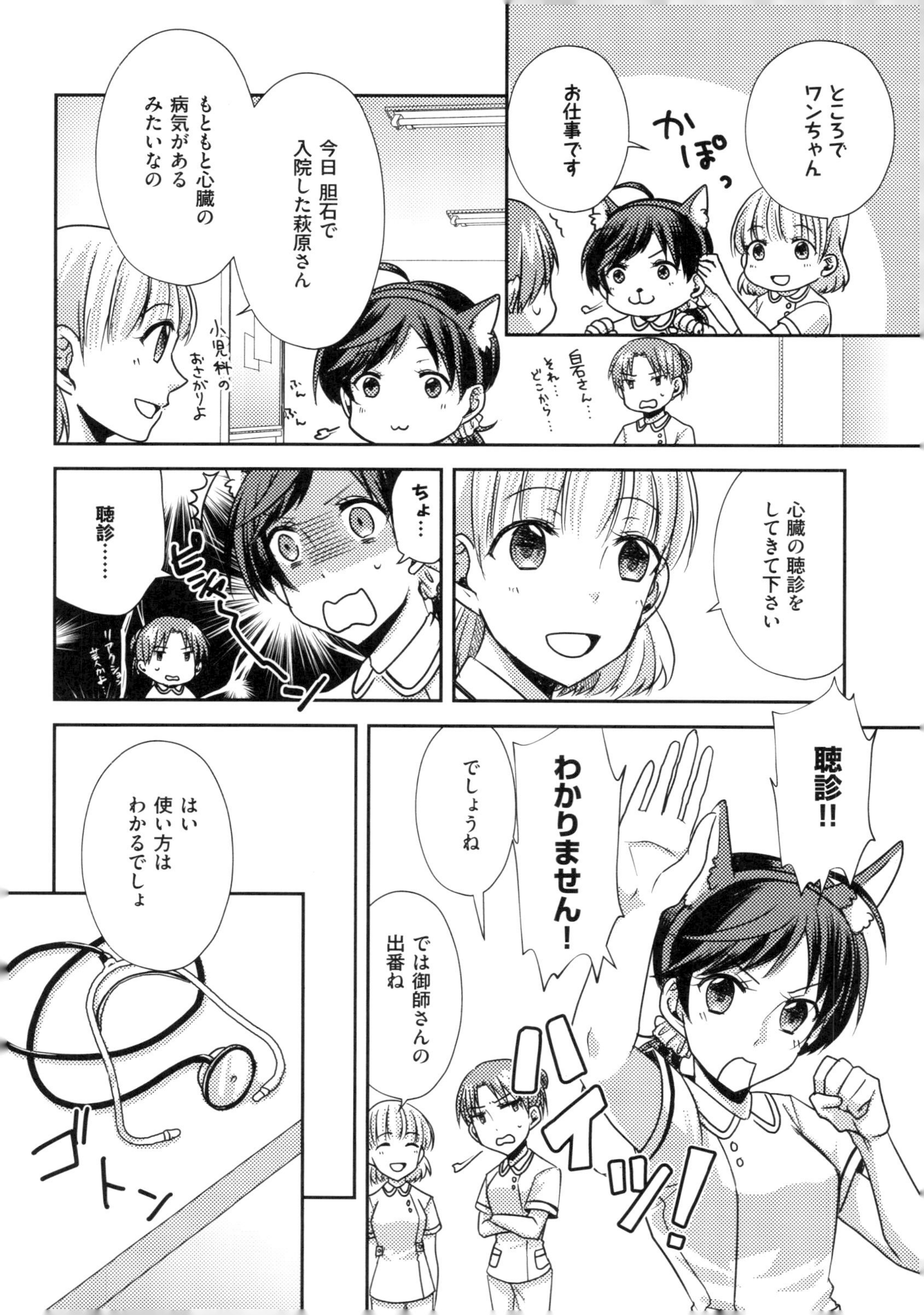
ところで
ワンちゃん
かぽっ
お仕事です
白石さん…
それ…
どこから…
今日 胆石で
入院した萩原さん
もともと心臓の
病気がある
みたいなの
小児科の
おさがりよ
ぷん
ぷん
心臓の聴診を
してきて下さい
ちょ…
ドキ～～ン
聴診……
リアクション
芸人かよ…
聴診!!
わかりません!
でしょうね
ハイッ!
では御師さんの
出番ね
はい
使い方は
わかるでしょ
ゴトン

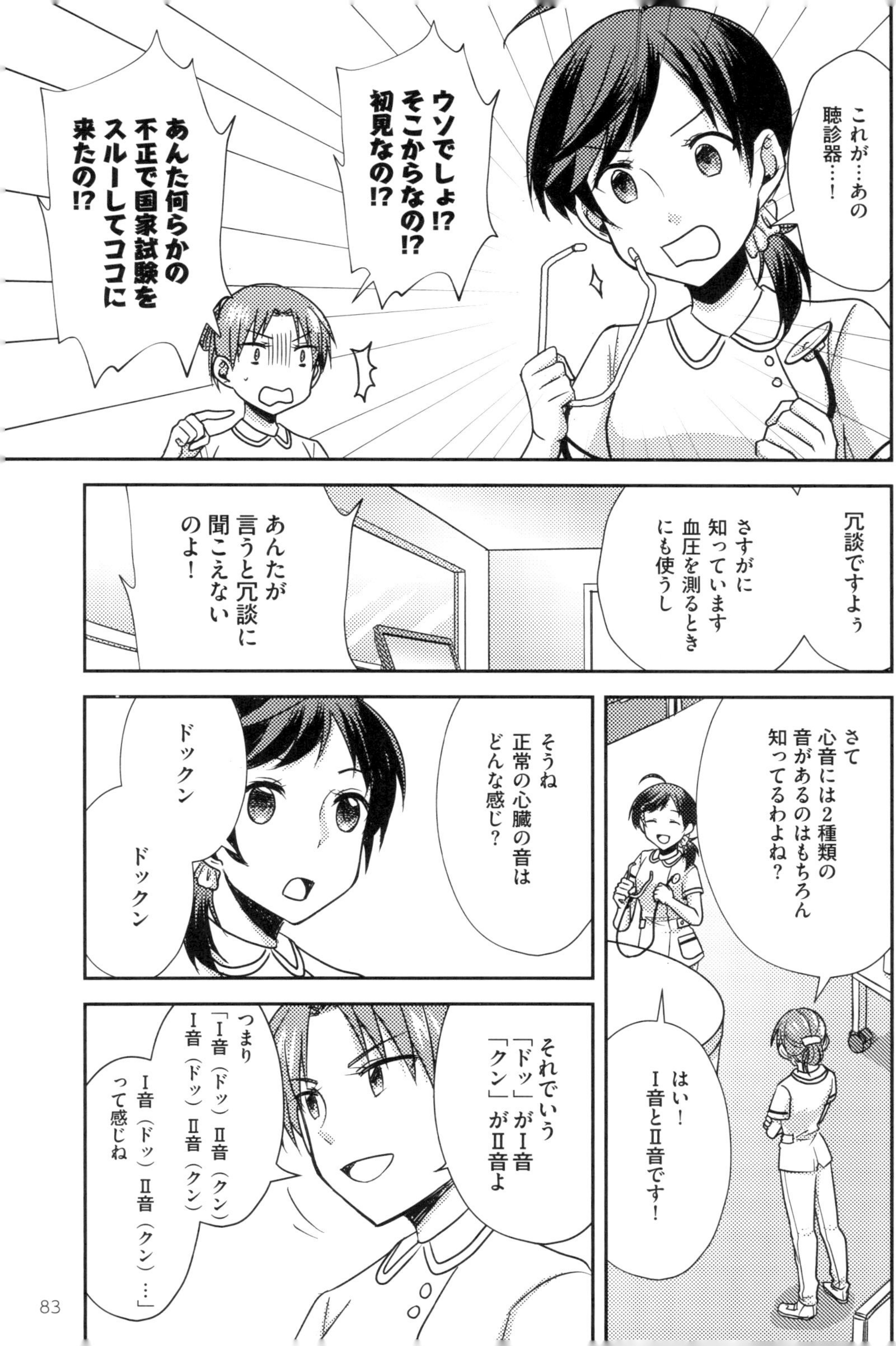
これが…あの聴診器…！
ウソでしょ⁉ そこからなの⁉ 初見なの⁉
あんた何らかの不正で国家試験をスルーしてココに来たの⁉
冗談ですよぅ さすがに知っています 血圧を測るときにも使うし
あんたが言うと冗談に聞こえないのよ！
さて 心音には2種類の音があるのはもちろん知ってるわよね？
はい！ Ⅰ音とⅡ音です！
そうね 正常の心臓の音はどんな感じ？
ドックン
ドックン
それでいう「ドッ」がⅠ音「クン」がⅡ音よ
つまり「Ⅰ音（ドッ）Ⅱ音（クン）Ⅰ音（ドッ）Ⅱ音（クン）Ⅰ音（ドッ）Ⅱ音（クン）…」って感じね

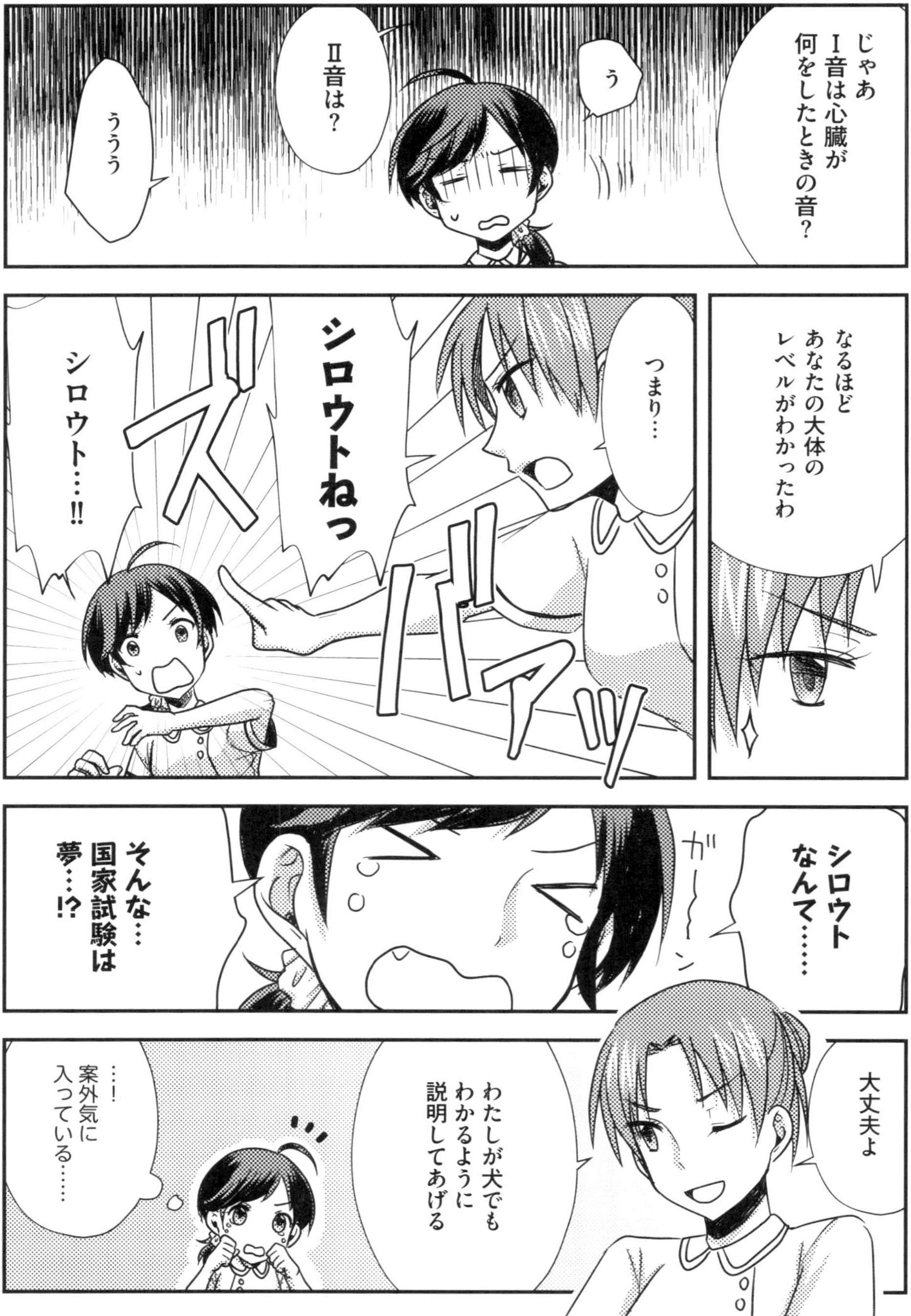
じゃあ
Ⅰ音は心臓が
何をしたときの音？
う
Ⅱ音は？
ううう
なるほど
あなたの大体の
レベルがわかったわ
つまり…
シロウトねっ
ズバアッ
シロウト…!!
シロウト
なんて……
ガーン
そんな…
国家試験は
夢…!?
大丈夫よ
わたしが犬でも
わかるように
説明してあげる
…!
案外気に
入っている……

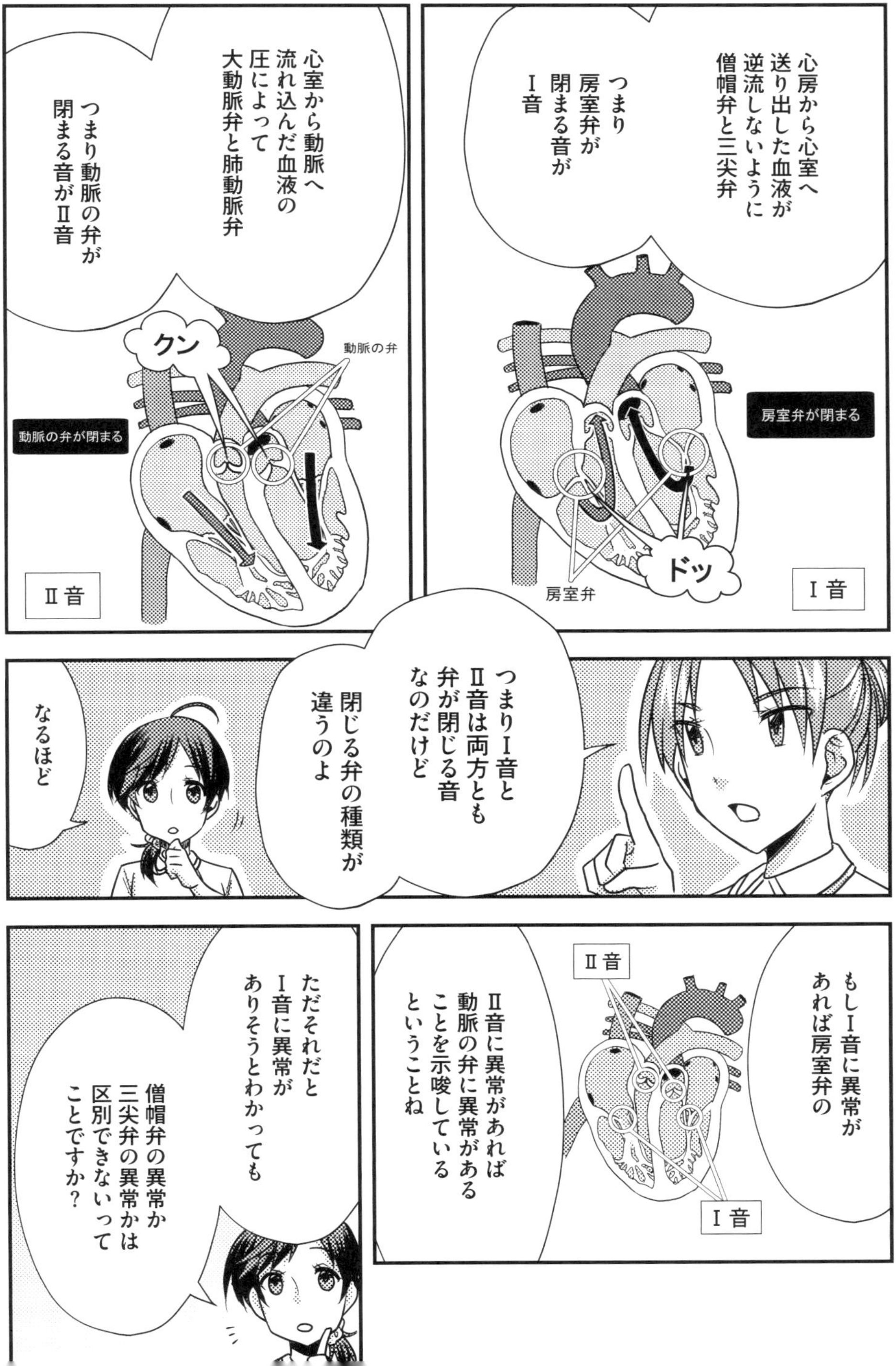
心房から心室へ送り出した血液が逆流しないように僧帽弁と三尖弁
つまり房室弁が閉まる音がⅠ音
房室弁が閉まる
ドッ
房室弁
Ⅰ音
心室から動脈へ流れ込んだ血液の圧によって大動脈弁と肺動脈弁
つまり動脈の弁が閉まる音がⅡ音
クン
動脈の弁
動脈の弁が閉まる
Ⅱ音
つまりⅠ音とⅡ音は両方とも弁が閉じる音なのだけど
閉じる弁の種類が違うのよ
なるほど
もしⅠ音に異常があれば房室弁の異常が
Ⅱ音に異常があれば動脈の弁に異常があることを示唆しているということね
Ⅱ音
Ⅰ音
ただそれだとⅠ音に異常がありそうとわかっても
僧帽弁の異常か三尖弁の異常かは区別できないってことですか？

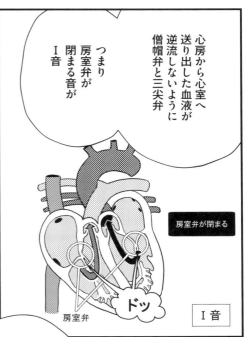

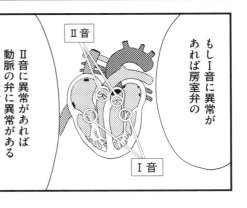

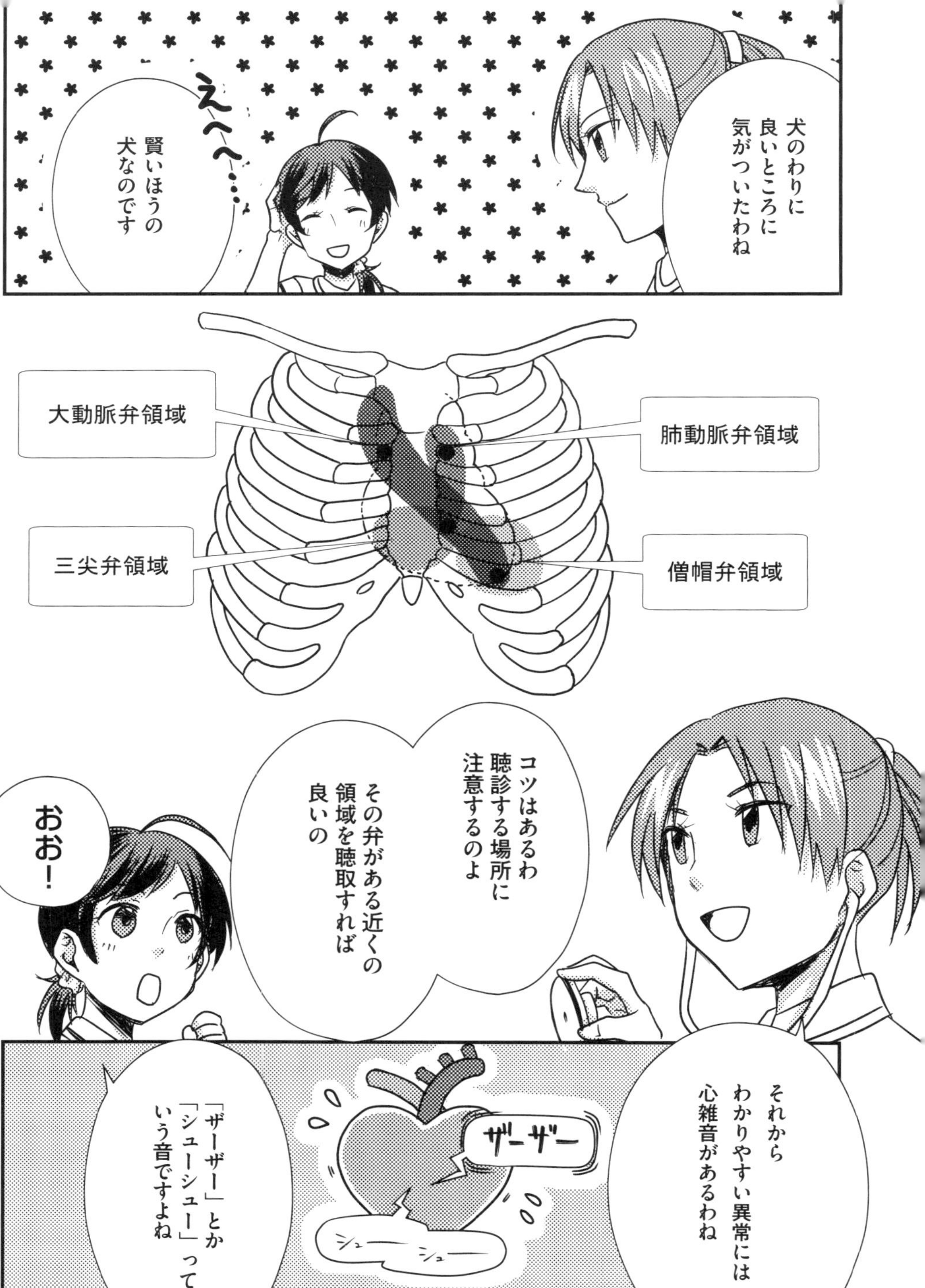
犬のわりに良いところに気がついたわね
えへへ…
賢いほうの犬なのです
大動脈弁領域
肺動脈弁領域
三尖弁領域
僧帽弁領域
コツはあるわ聴診する場所に注意するのよ
その弁がある近くの領域を聴取すれば良いの
おお!
それからわかりやすい異常には心雑音があるわね
ザーザー
シュー
シュー
「ザーザー」とか「シューシュー」っていう音ですよね

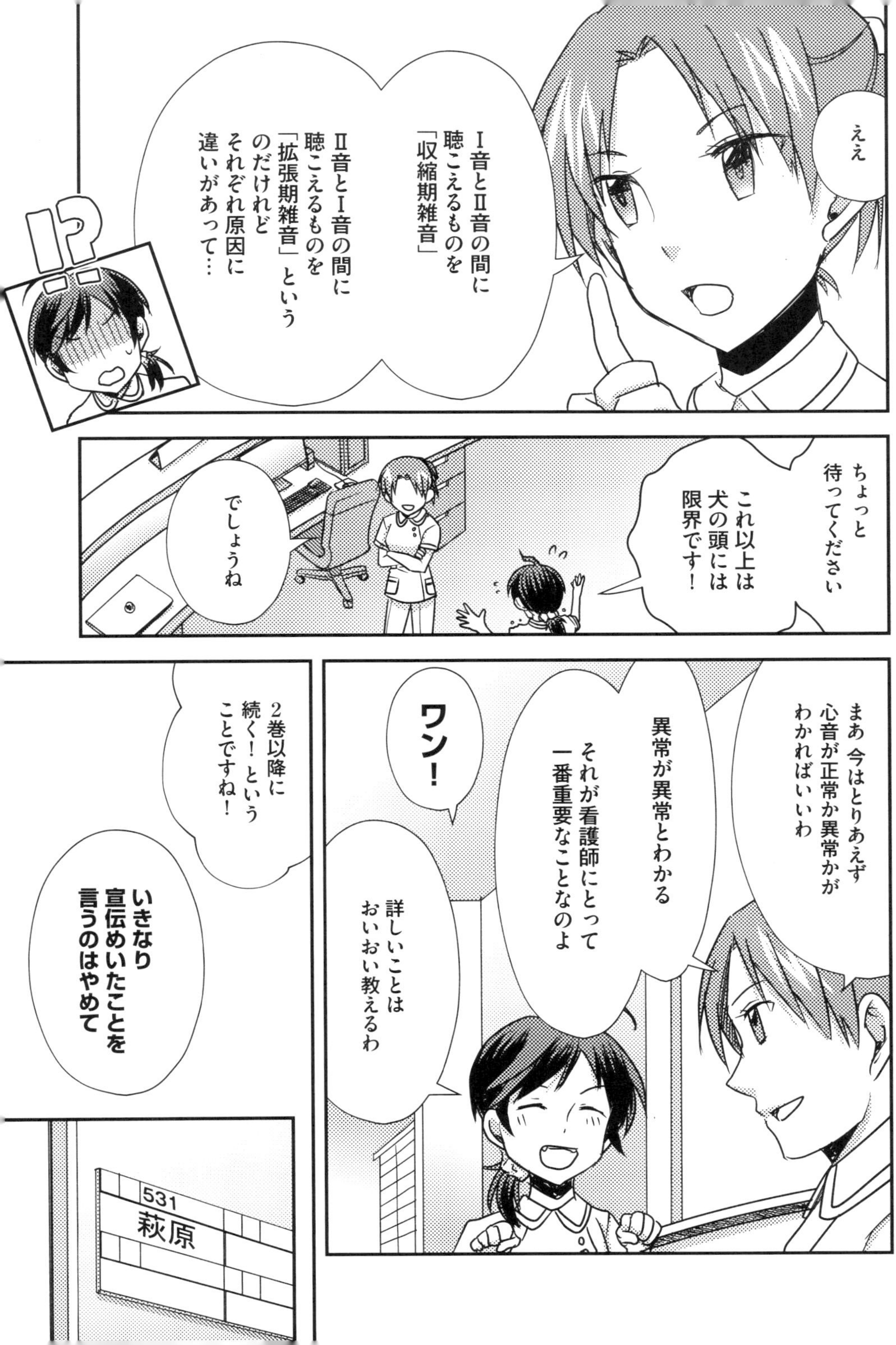
ええ
Ⅰ音とⅡ音の間に聴こえるものを「収縮期雑音」
Ⅱ音とⅠ音の間に聴こえるものを「拡張期雑音」というのだけれど
それぞれ原因に違いがあって…
!?
ちょっと待ってください
これ以上は犬の頭には限界です!
でしょうね
まあ 今はとりあえず心音が正常か異常かがわかればいいわ
異常が異常とわかる
それが看護師にとって一番重要なことなのよ
ワン!
詳しいことはおいおい教えるわ
2巻以降に続く! ということですね!
いきなり宣伝めいたことを言うのはやめて
531
萩原

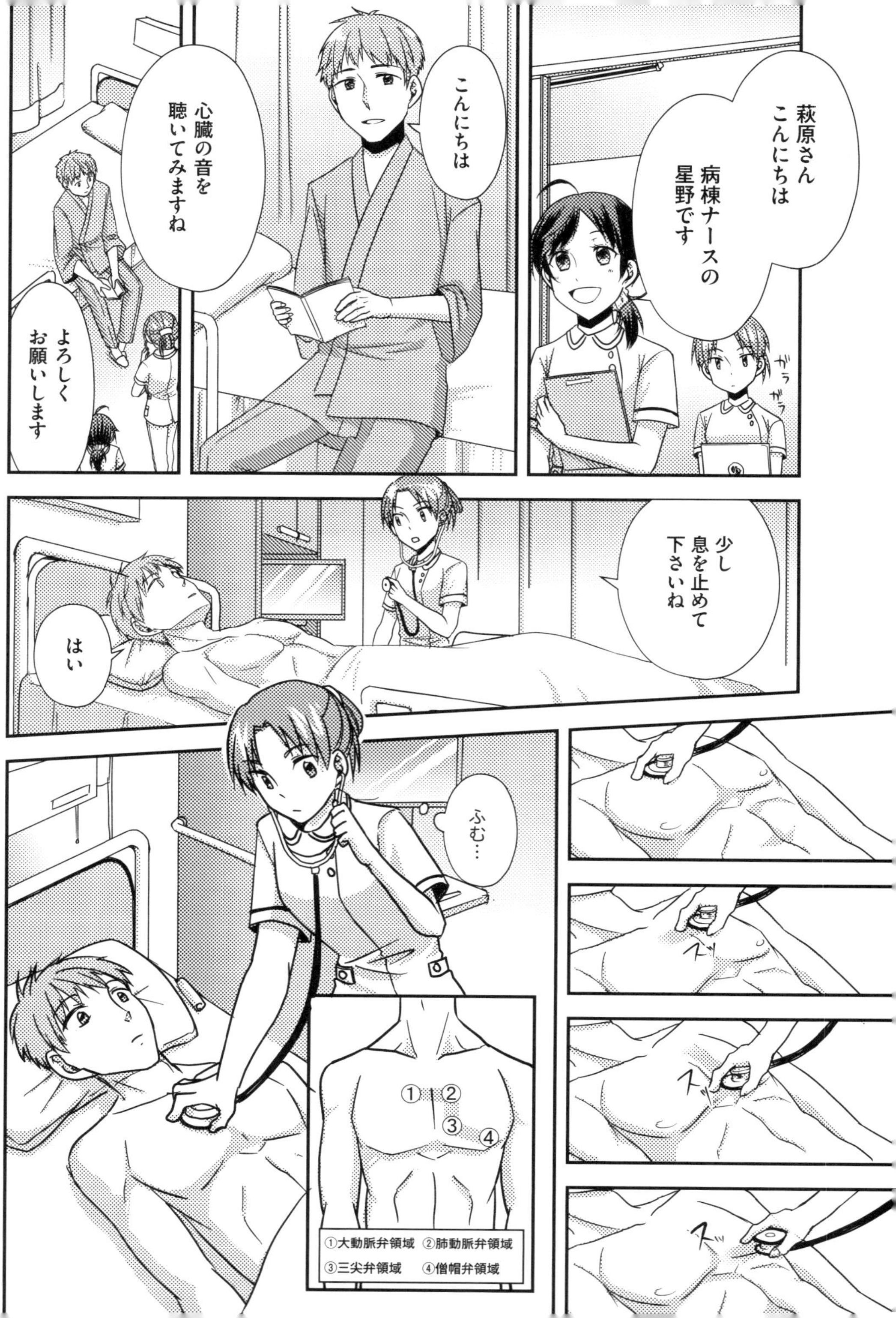
萩原さん
こんにちは
病棟ナースの
星野です
ガラ
ガラ
こんにちは
心臓の音を
聴いてみますね
よろしく
お願いします
少し
息を止めて
下さいね
はい
ズッ
ズッ
ズッ
ふむ…
① ②
③ ④
①大動脈弁領域 ②肺動脈弁領域
③三尖弁領域 ④僧帽弁領域

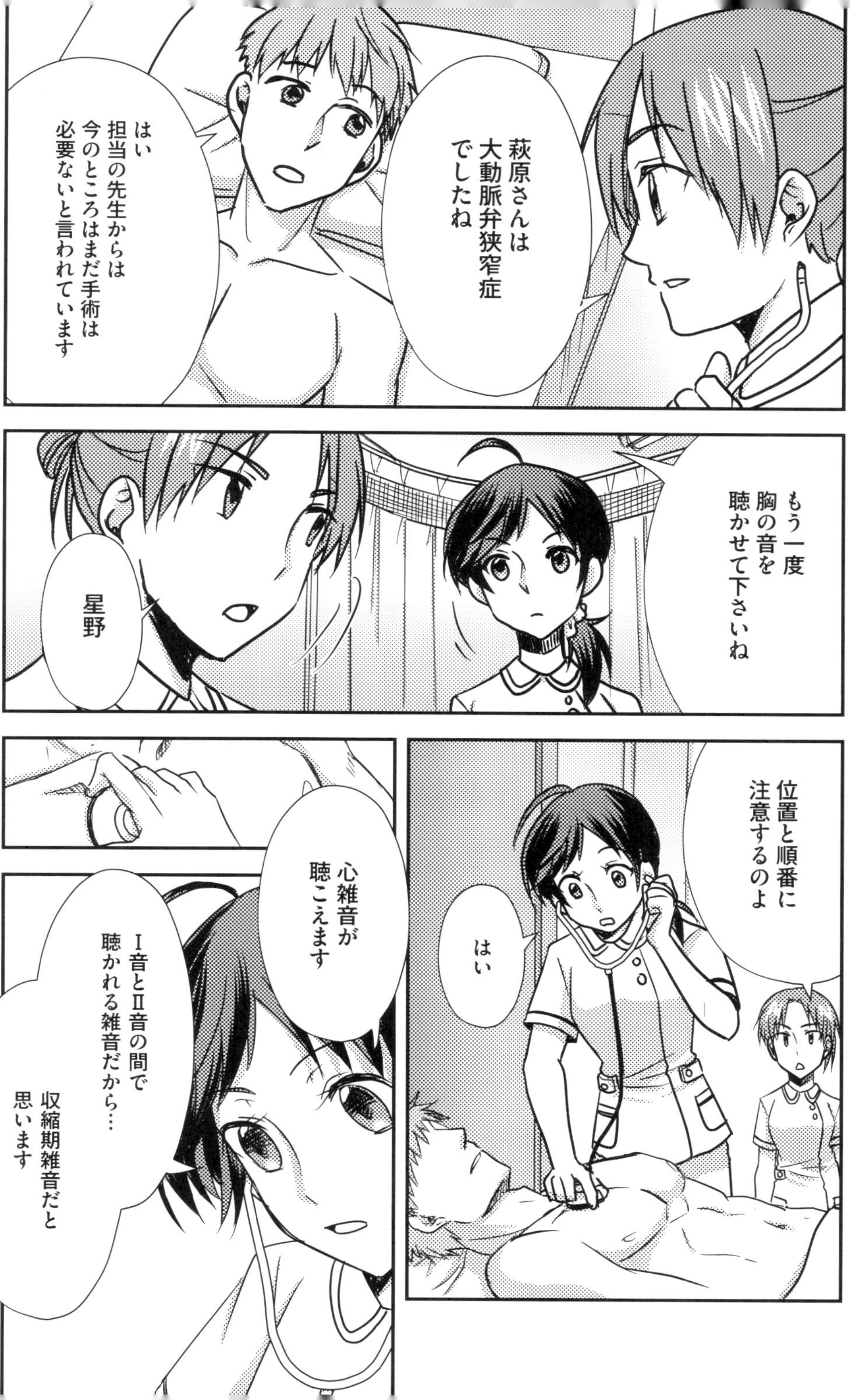
萩原さんは大動脈弁狭窄症でしたね
はい 担当の先生からは今のところはまだ手術は必要ないと言われています
もう一度胸の音を聴かせて下さいね
星野
位置と順番に注意するのよ
はい
心雑音が聴こえます
I音とII音の間で聴かれる雑音だから…
収縮期雑音だと思います

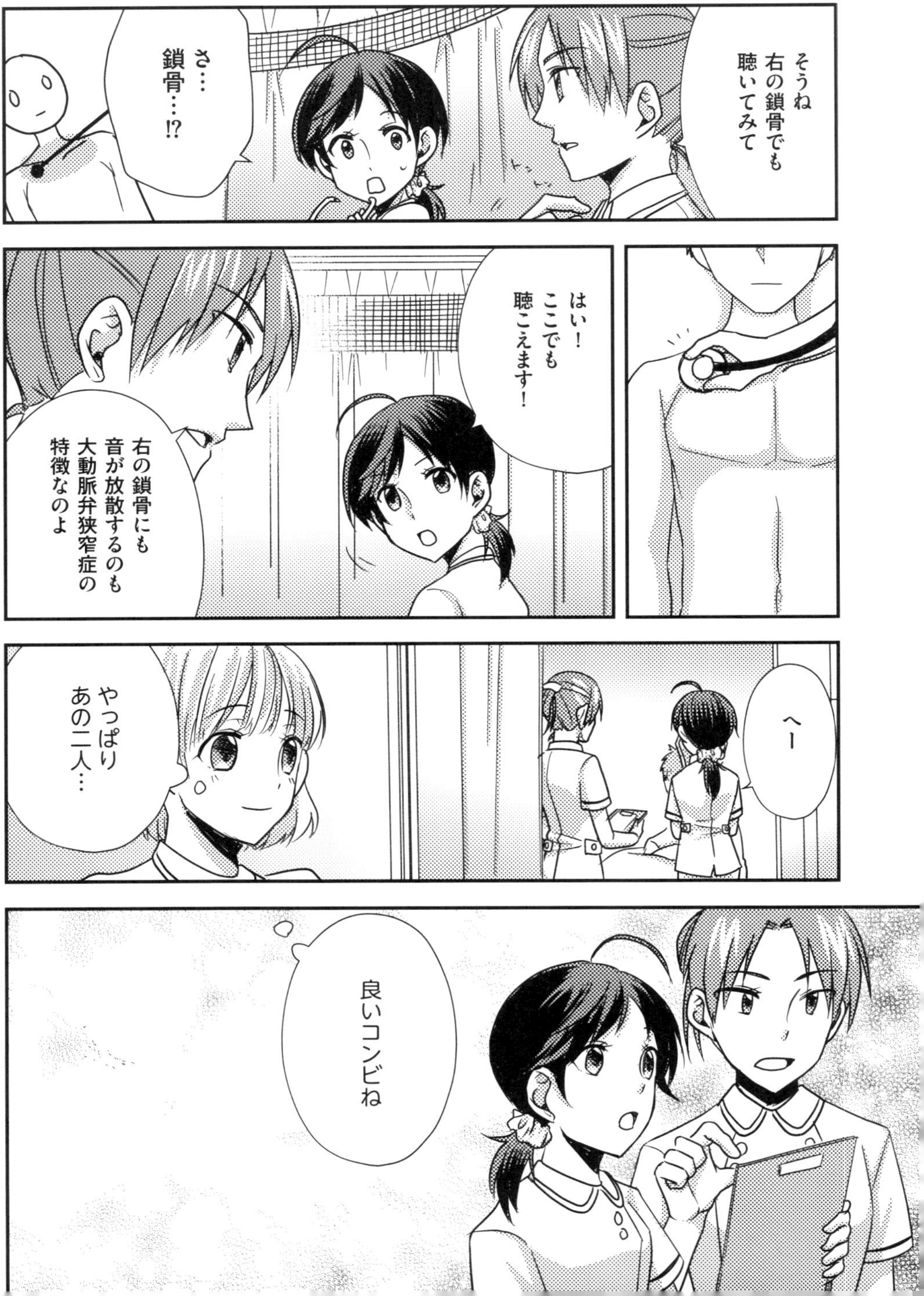
そうね
右の鎖骨でも
聴いてみて
さ…
鎖骨…!?
はい!
ここでも
聴こえます!
右の鎖骨にも
音が放散するのも
大動脈弁狭窄症の
特徴なのよ
へー
やっぱり
あの二人…
良いコンビね

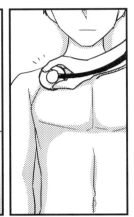

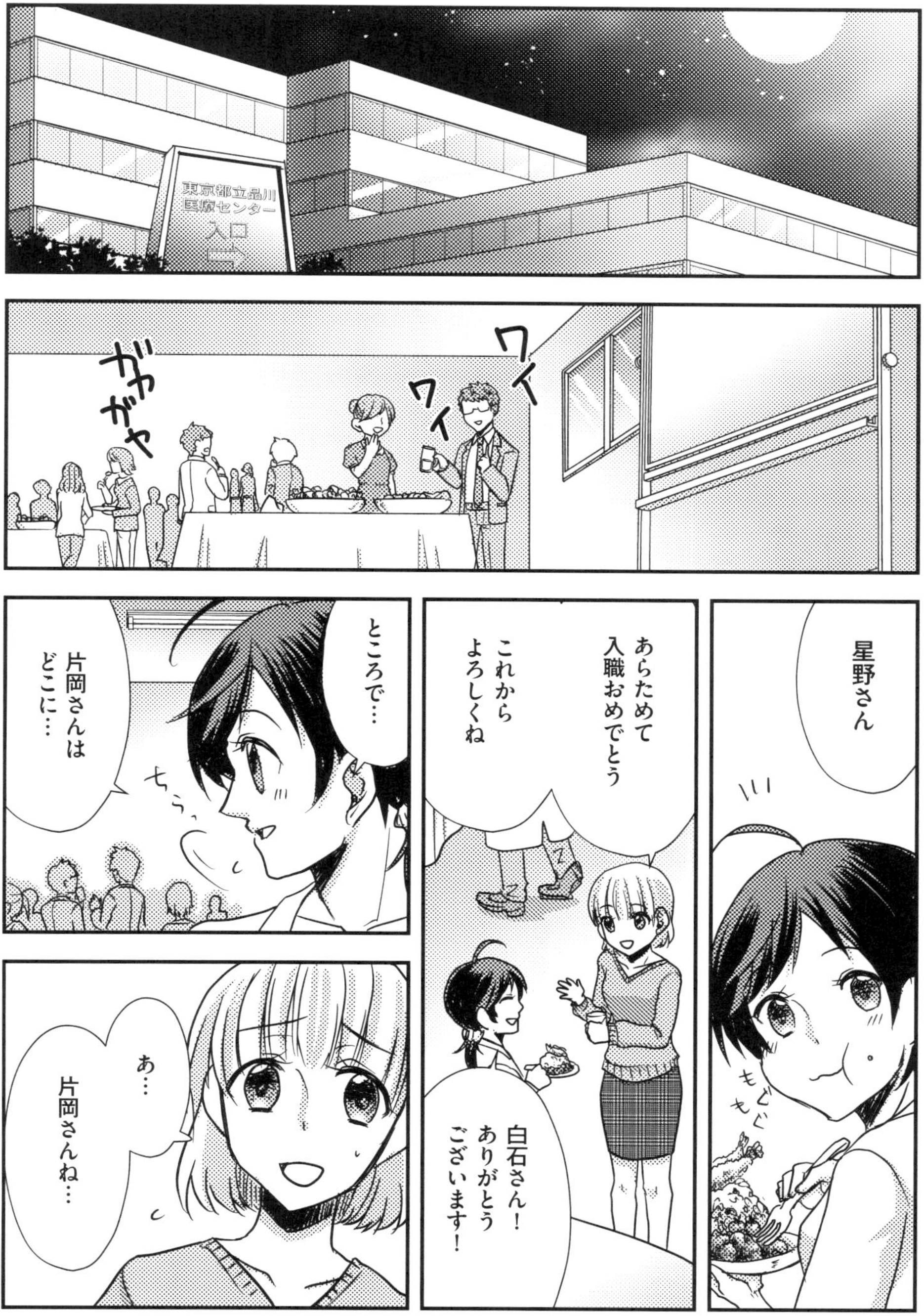
東京都立品川
医療センター
入口
ワイワイ
ガヤガヤ
星野さん
もぐもぐ
あらためて入職おめでとう
これからよろしくね
白石さん!ありがとうございます!
ところで…
片岡さんはどこに…
ちらっ
あ…
片岡さんね…

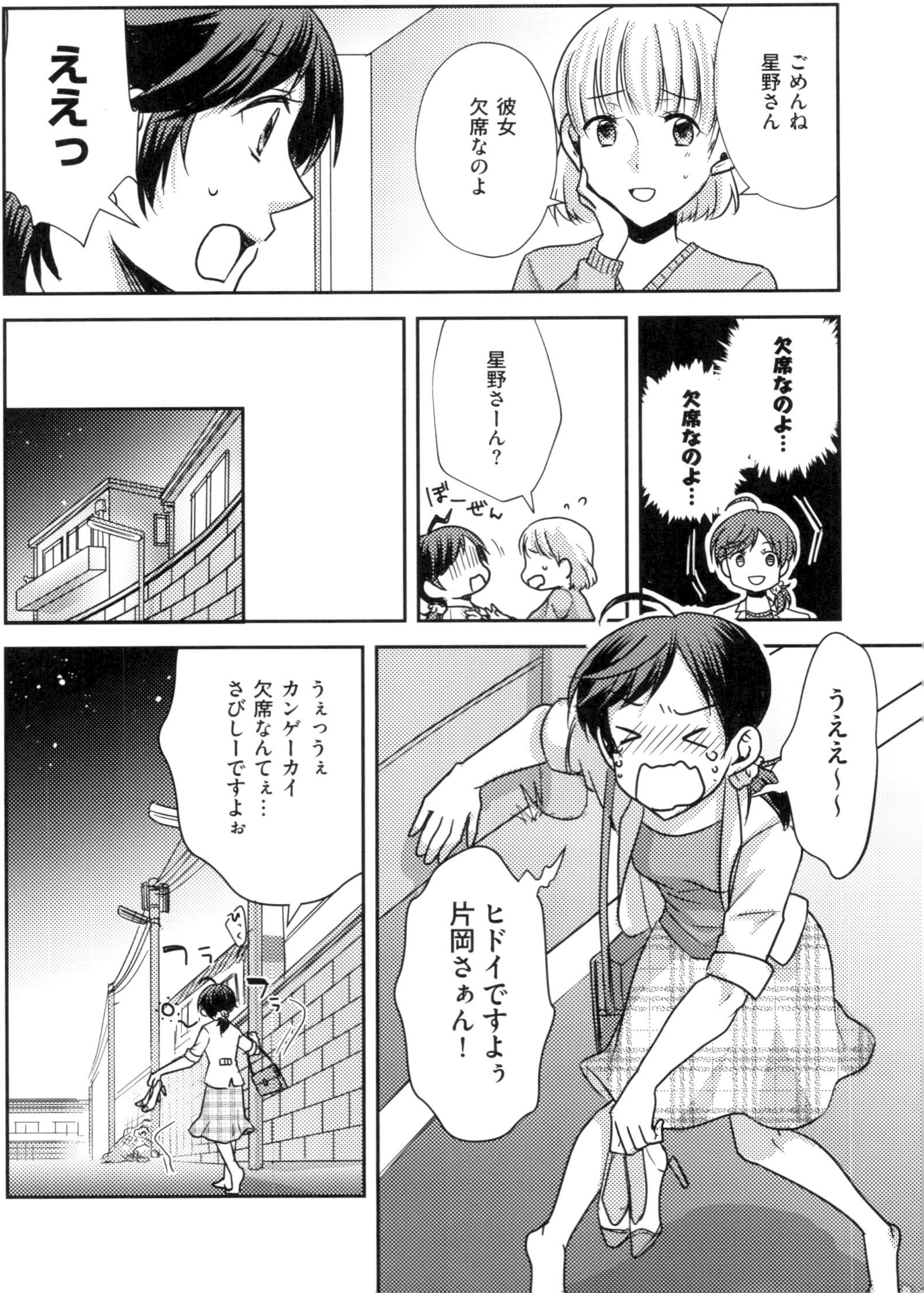
ごめんね 星野さん
彼女 欠席なのよ
ええっ
欠席なのよ…
欠席なのよ…
星野さーん？
ぼーぜん
うえぇ～～
ヒドイですよぅ 片岡さぁん！
うぇっうぇ カンゲーカイ 欠席なんてぇ… さびしーですよぉ
ひっく

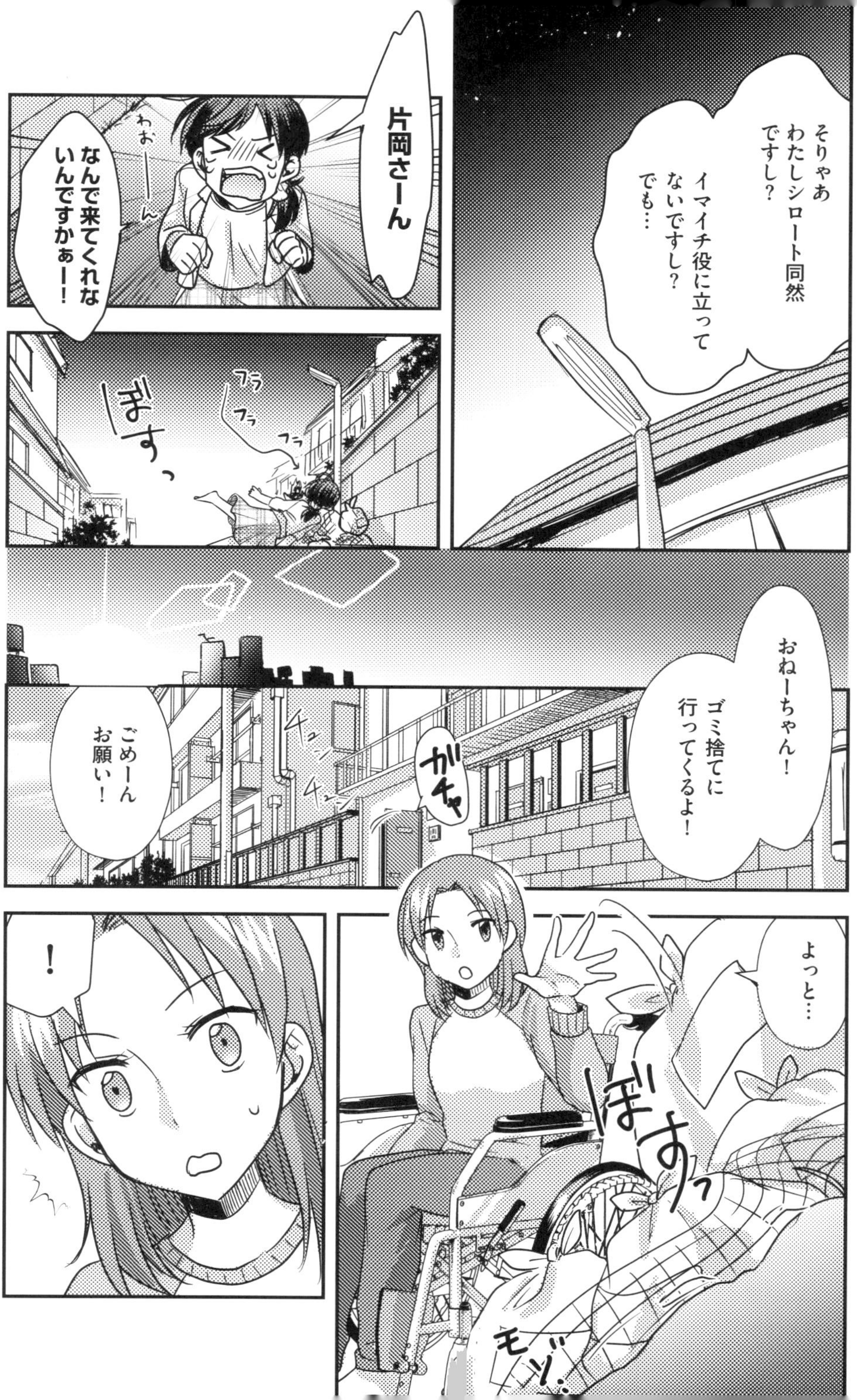
そりゃあ
わたしシロート同然ですし？
イマイチ役に立ってないですし？
でも…
片岡さーん
わぉーーん
なんで来てくれないんですかぁー！
フラ
フラ
フラ
ぽすっ
おねーちゃん！
ゴミ捨てに行ってくるよ！
ガチャ
ごめーん
お願い！
よっと…
ぼすっ
モゾ
！

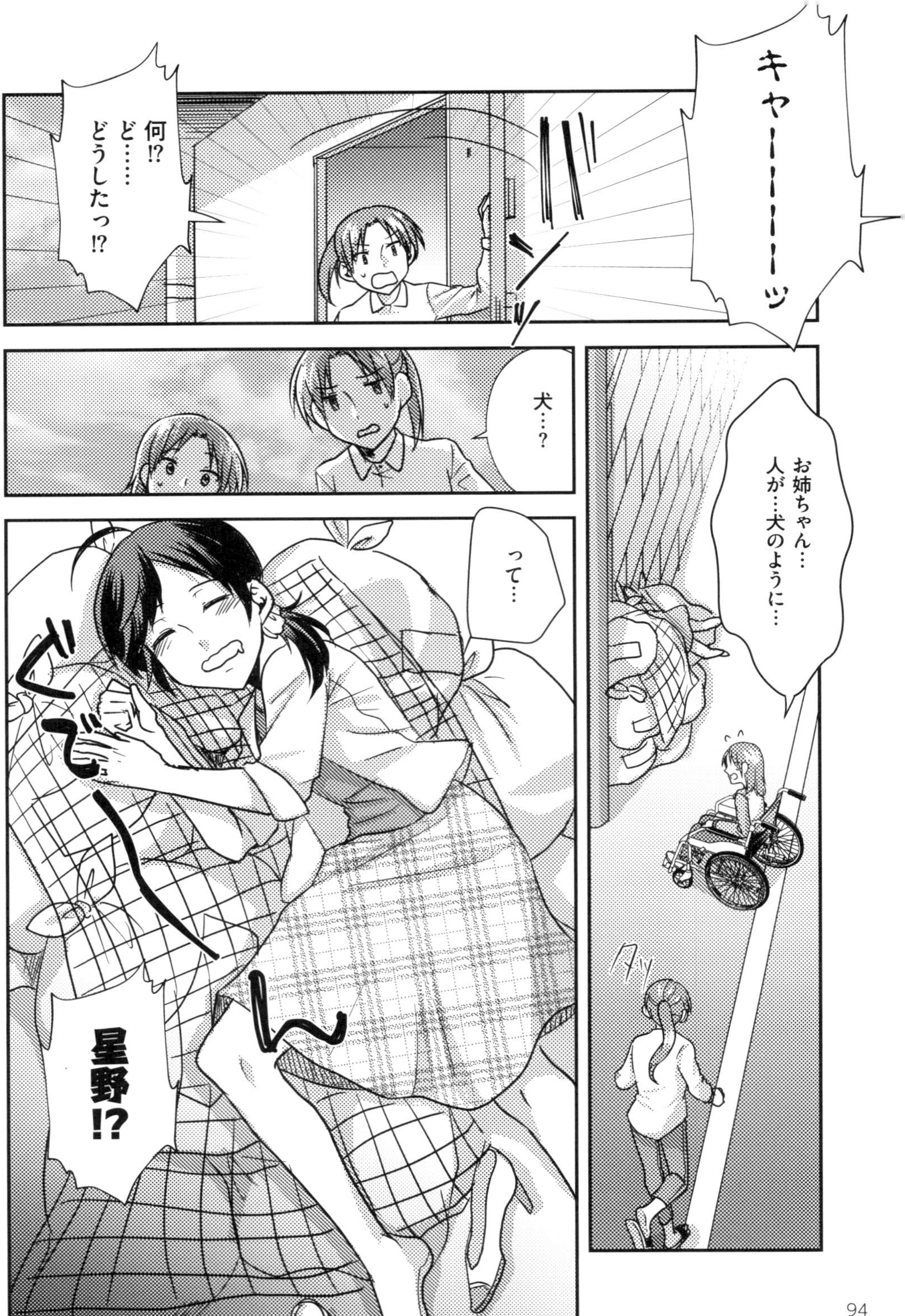
キャーーーーーッ
何⁉ ど…… どうしたっ⁉
お姉ちゃん… 人が…犬のように…
タッ
犬…？
って…
どでゅーん
星野⁉

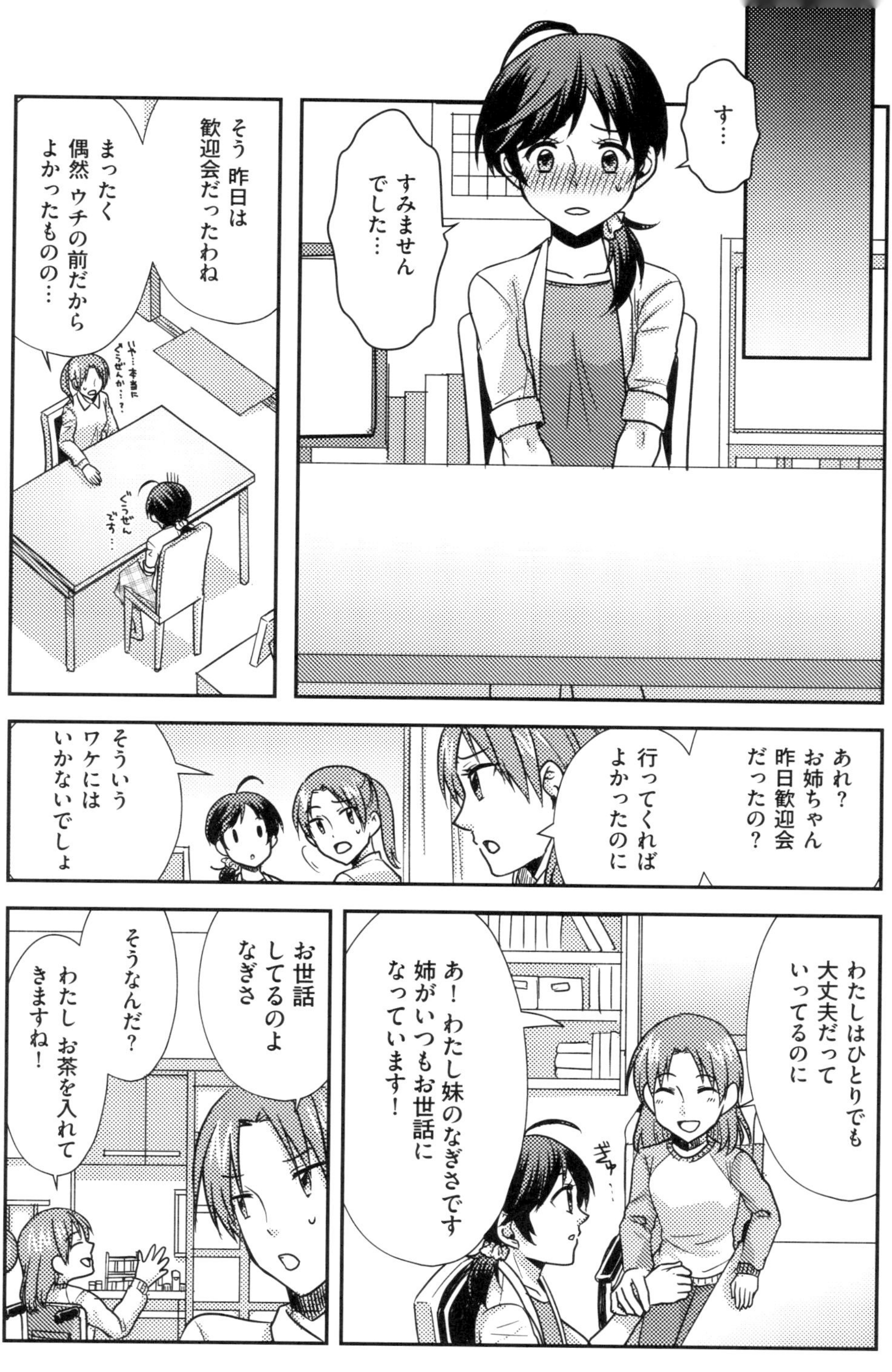
す…
すみませんでした…
そう 昨日は歓迎会だったわね
まったく偶然ウチの前だからよかったものの…
いや…本当にぐうぜんか…？
ぐうぜんです…
あれ？お姉ちゃん昨日歓迎会だったの？
行ってくればよかったのに
そういうワケにはいかないでしょ
わたしはひとりでも大丈夫だっていってるのに
あ！わたし妹のなぎさです 姉がいつもお世話になっています！
ぎゅ…
お世話してるのよなぎさ
そうなんだ？
わたし お茶を入れてきますね！

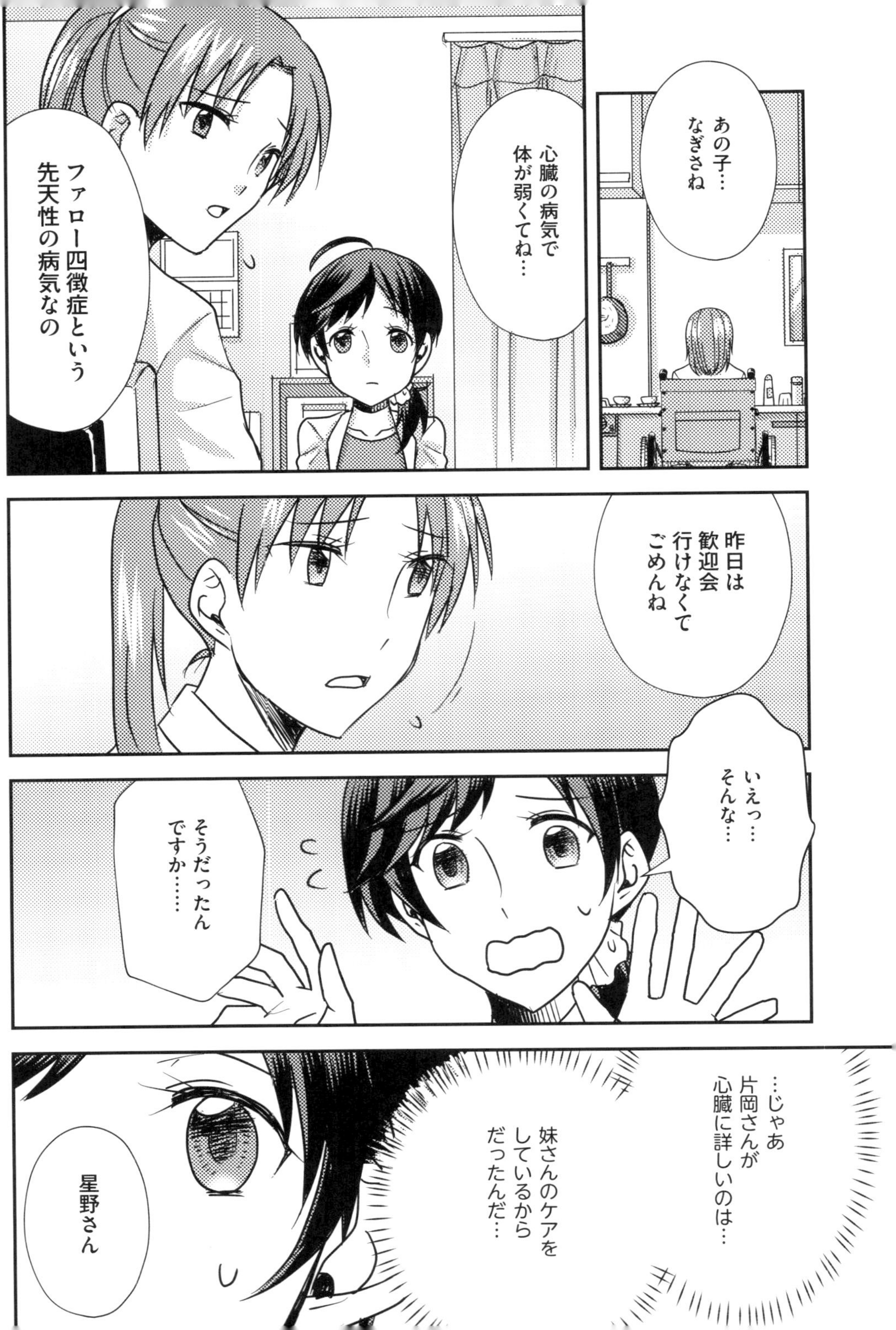

あの子…なぎさね
心臓の病気で体が弱くてね…
ファロー四徴症という先天性の病気なの
昨日は歓迎会行けなくてごめんね
いえっ…そんな…
そうだったんですか……
…じゃあ片岡さんが心臓に詳しいのは…
妹さんのケアをしているからだったんだ…
星野さん

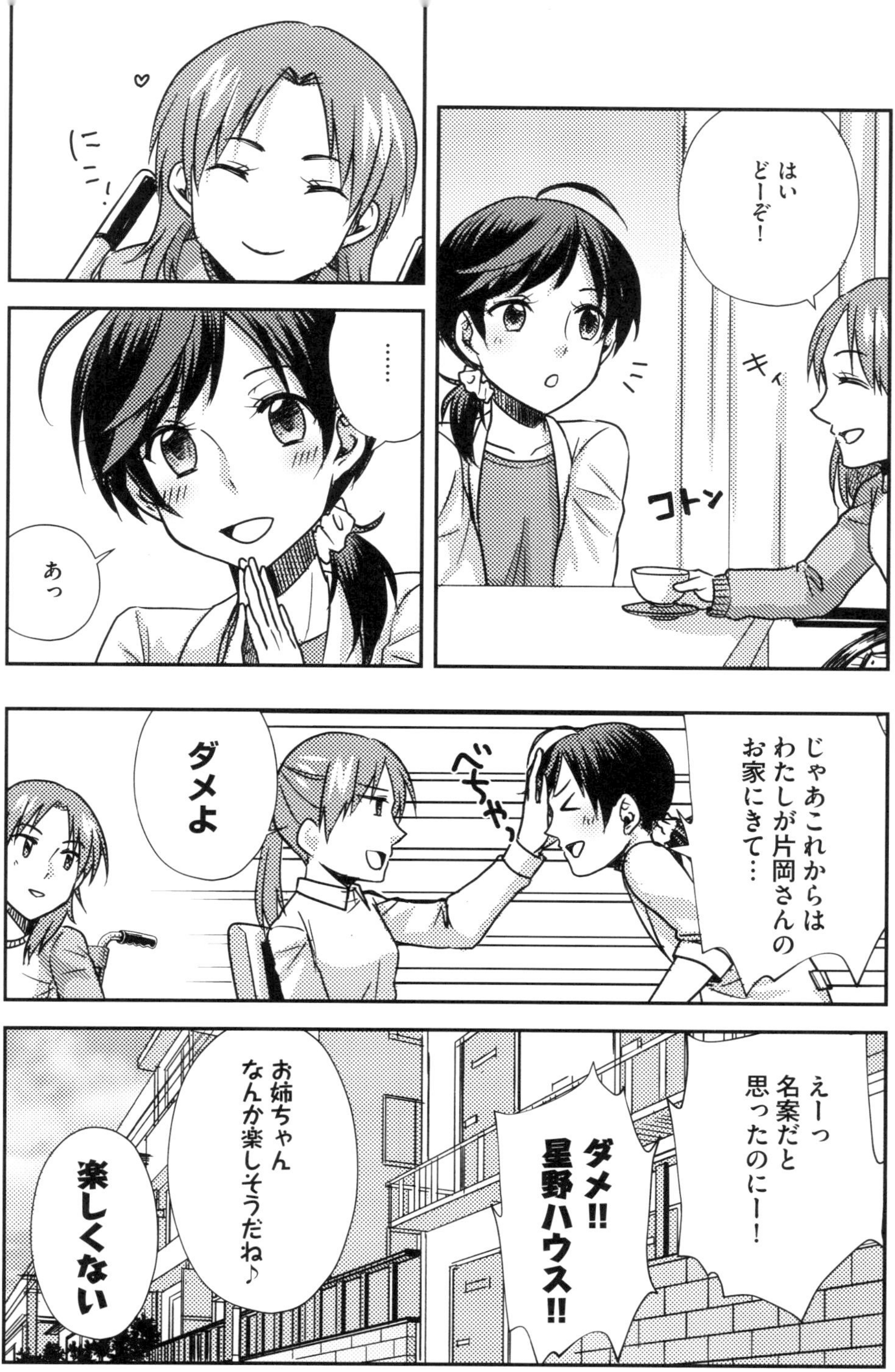
はい
どーぞ！
キィ
コトン
にこー！
……
あっ
じゃあこれからは
わたしが片岡さんの
お家にきて…
べちゃっ
ダメよ
えーっ
名案だと
思ったのにー！
ダメ!!
星野ハウス!!
お姉ちゃん
なんか楽しそうだね♪
楽しくない

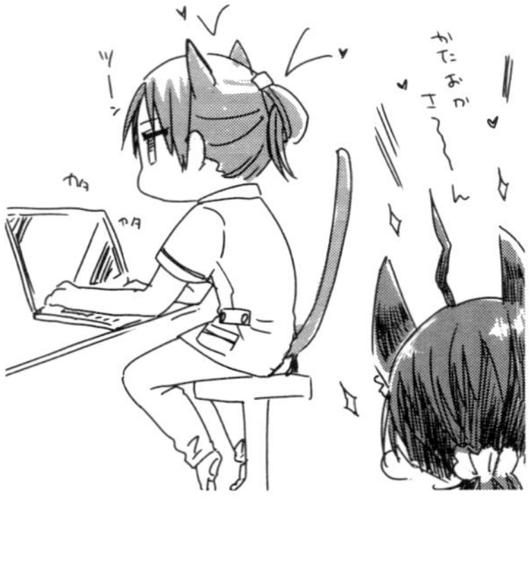
かたおかさ〜ん
ツーン
カタ
カタ

こんなとき、
フィジカルアセスメント

CHAPTER 03

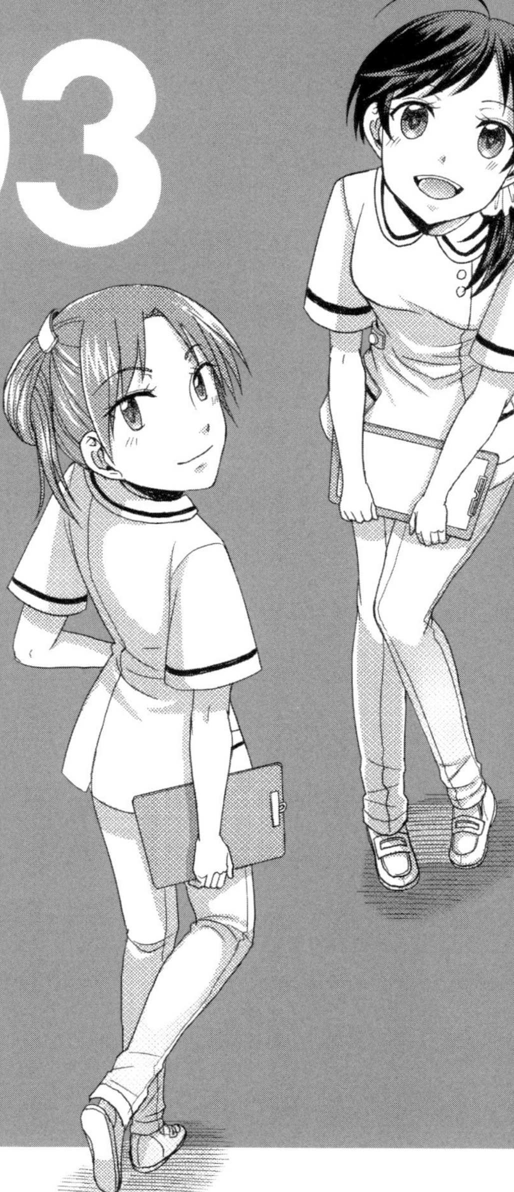

第7話

呼吸数とSpO_2をみるとき

パルスオキシメーターとピットフォール

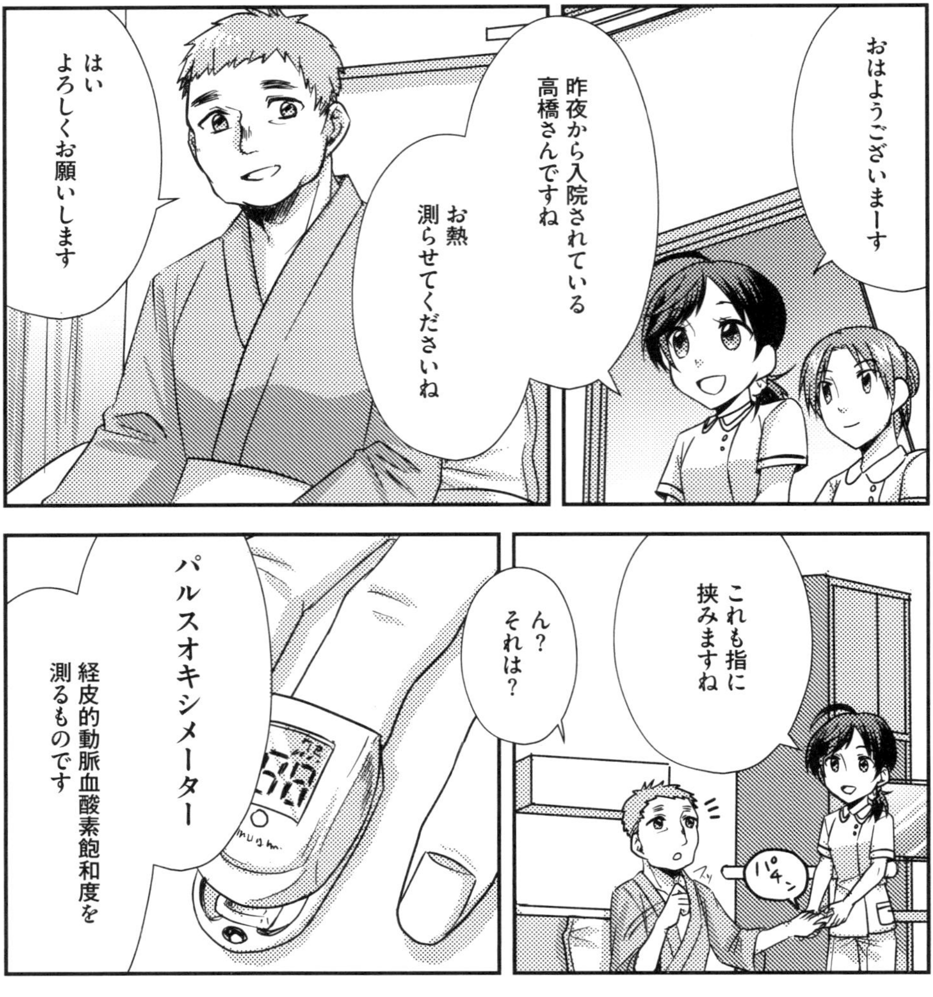

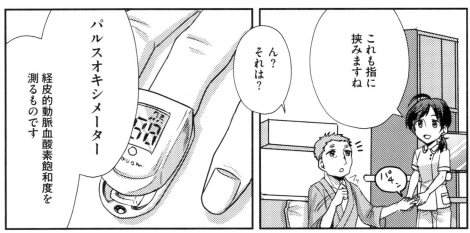

おはようございまーす
昨夜から入院されている高橋さんですね
お熱測らせてくださいね
はい よろしくお願いします
これも指に挟みますね
ん？ それは？
パチン
パルスオキシメーター
経皮的動脈血酸素飽和度を測るものです

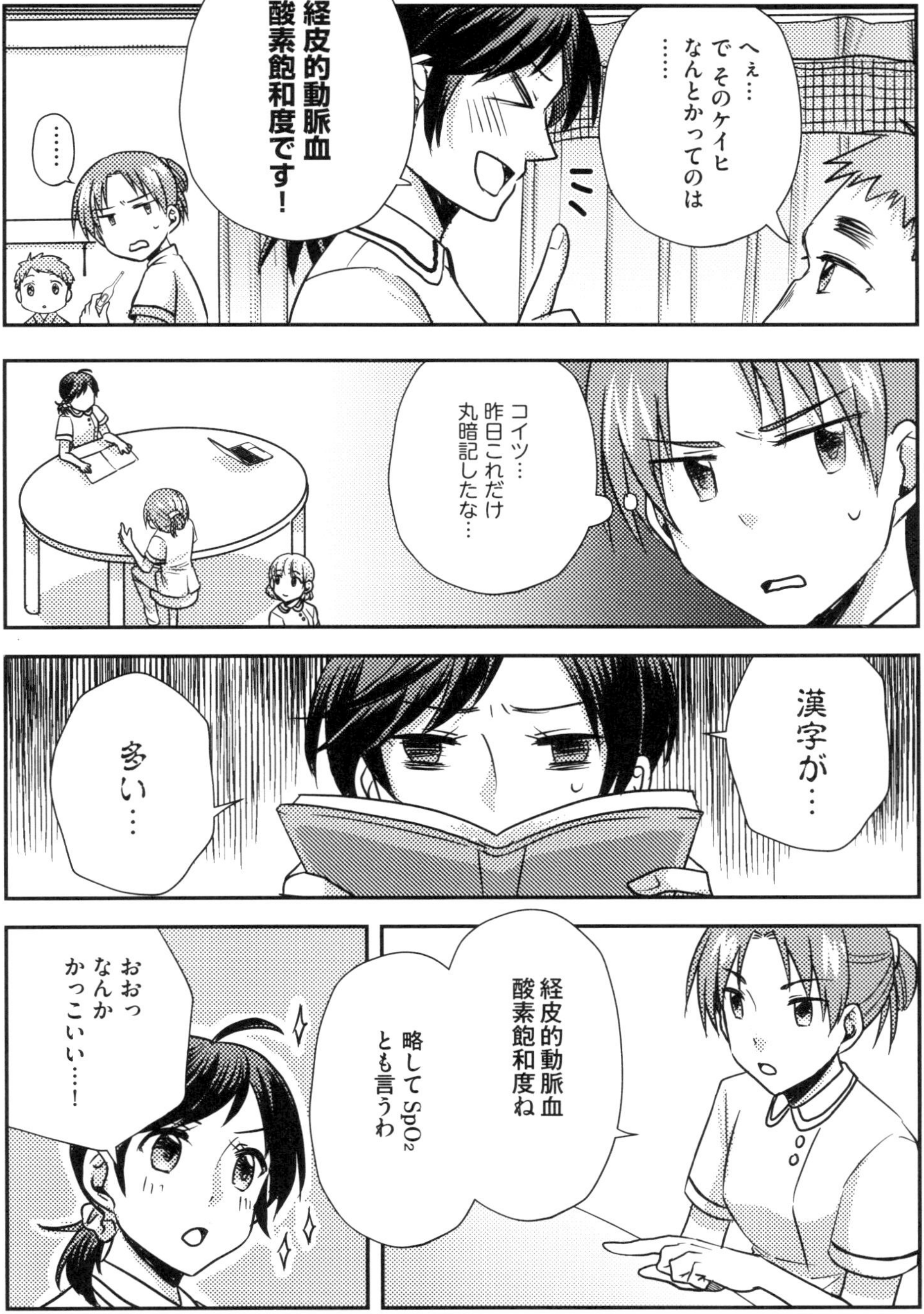
へぇ…でそのケイヒなんとかってのは……
経皮的動脈血酸素飽和度です！
……
コイツ…昨日これだけ丸暗記したな…
漢字が…
多い…
経皮的動脈血酸素飽和度ね
略してSpO_2とも言うわ
おおっなんかかっこいい…！

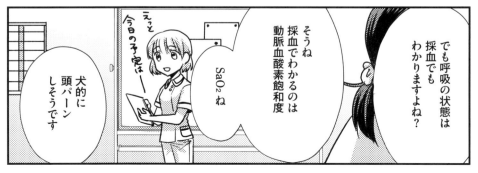

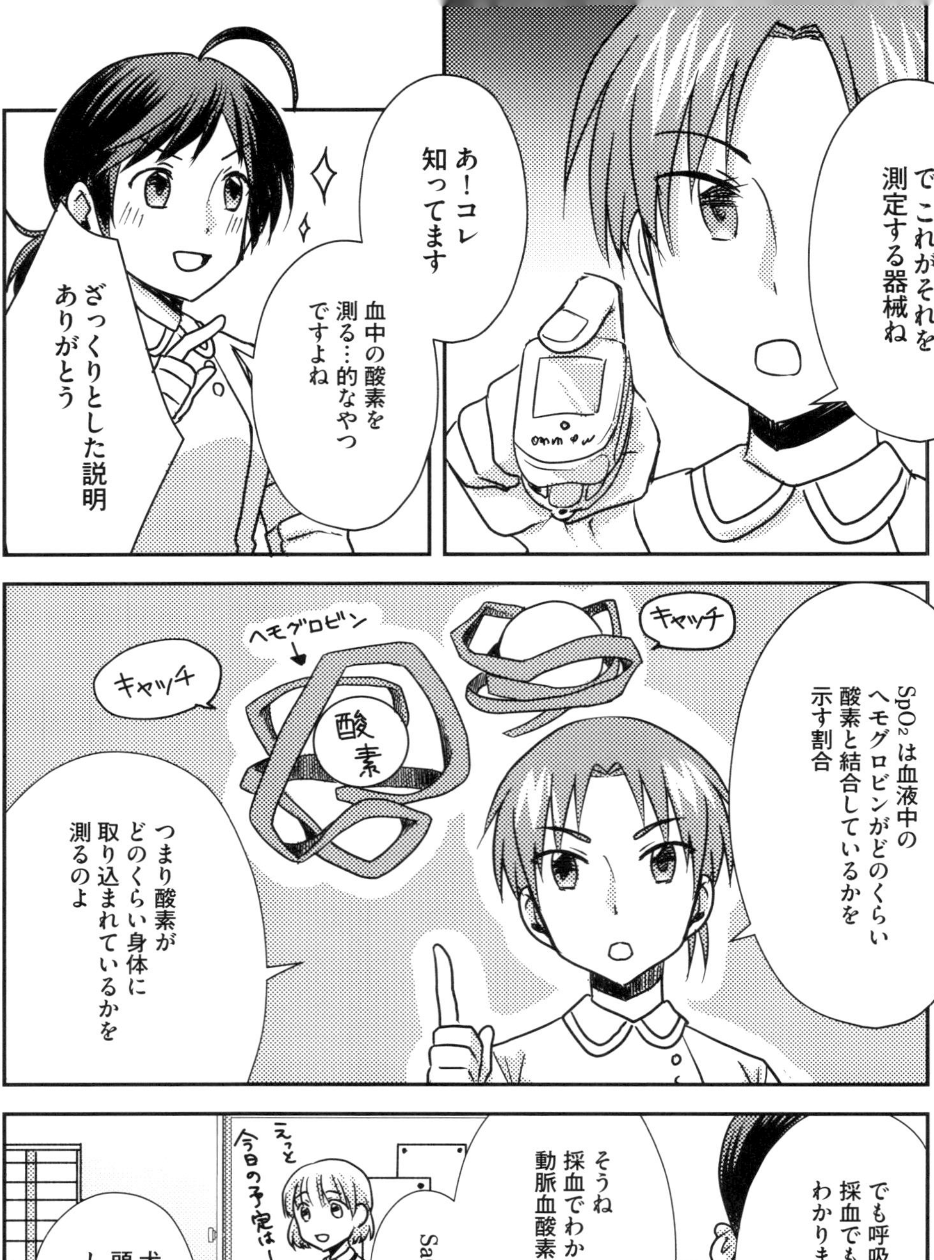
でこれがそれを測定する器械ね
あ！コレ知ってます
血中の酸素を測る…的なやつですよね
ざっくりとした説明ありがとう
SpO_2は血液中のヘモグロビンがどのくらい酸素と結合しているかを示す割合
キャッチ
ヘモグロビン
キャッチ
酸素
つまり酸素がどのくらい身体に取り込まれているかを測るのよ
でも呼吸の状態は採血でもわかりますよね？
そうね採血でわかるのは動脈血酸素飽和度
SaO_2ね
えっと今日の予定は――
犬的に頭パーンしそうです

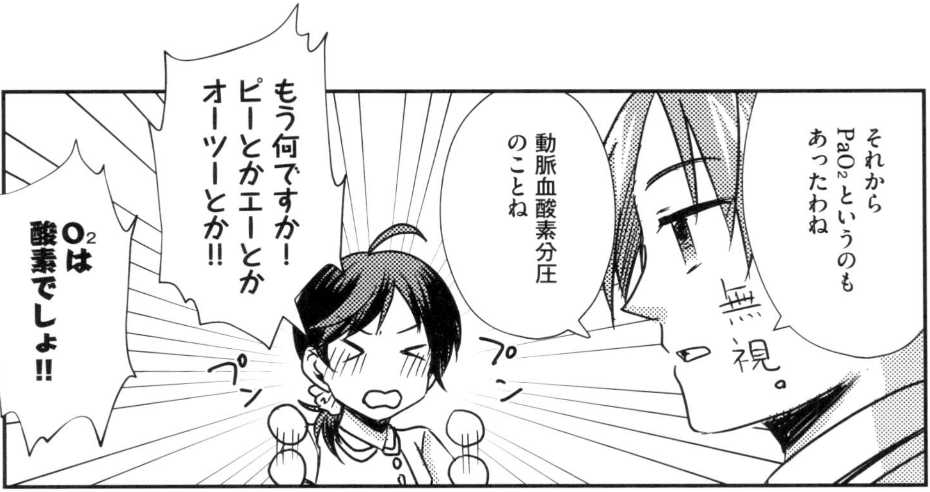
それから
PaO₂というのも
あったわね
無視。
動脈血酸素分圧
のことね
プン
プン
もう何ですか！
ピーとかエーとか
オーツーとか!!
O₂は
酸素でしょ!!

動脈血酸素飽和度（SaO_2）	経皮的動脈血酸素飽和度（SpO_2）	動脈血酸素分圧（PaO_2）
S：saturation（飽和度） a：artery（動脈） O_2：oxygen（酸素）	S：saturation（飽和度） p：pulse（脈拍） O_2：oxygen（酸素）	P：partial pressure（分圧） a：artery（動脈） O_2：oxygen（酸素）
動脈血ガス分析で測定	パルスオキシメーターで測定	動脈血ガス分析で測定
動脈血中にある酸素の割合	動脈血中にある酸素の割合（近似値）	動脈血中にある酸素の量

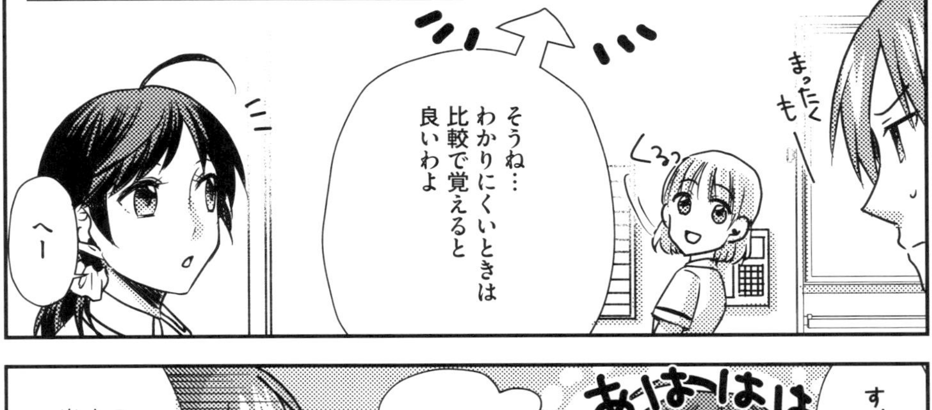
まったく
も
くるっ
そうね…
わかりにくいときは
比較で覚えると
良いわよ
へー

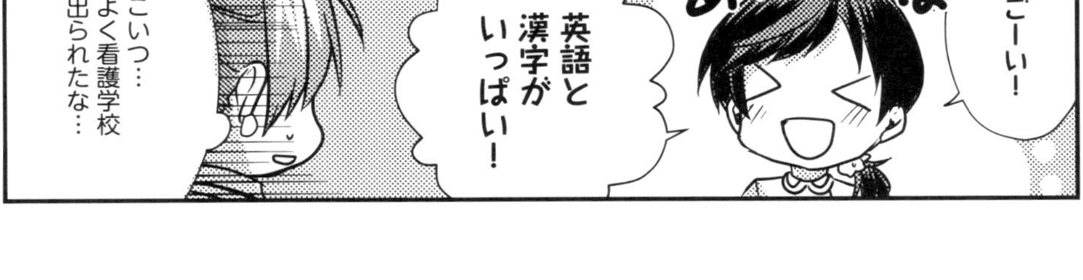
すごーい！
あーはーはは
英語と
漢字が
いっぱい！
こいつ…
よく看護学校
出られたな…

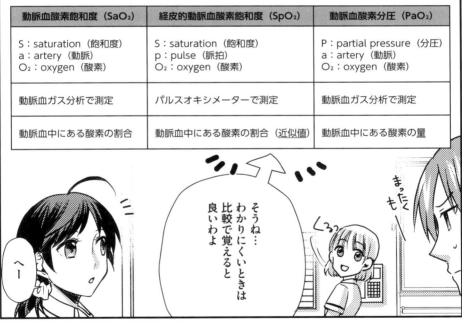

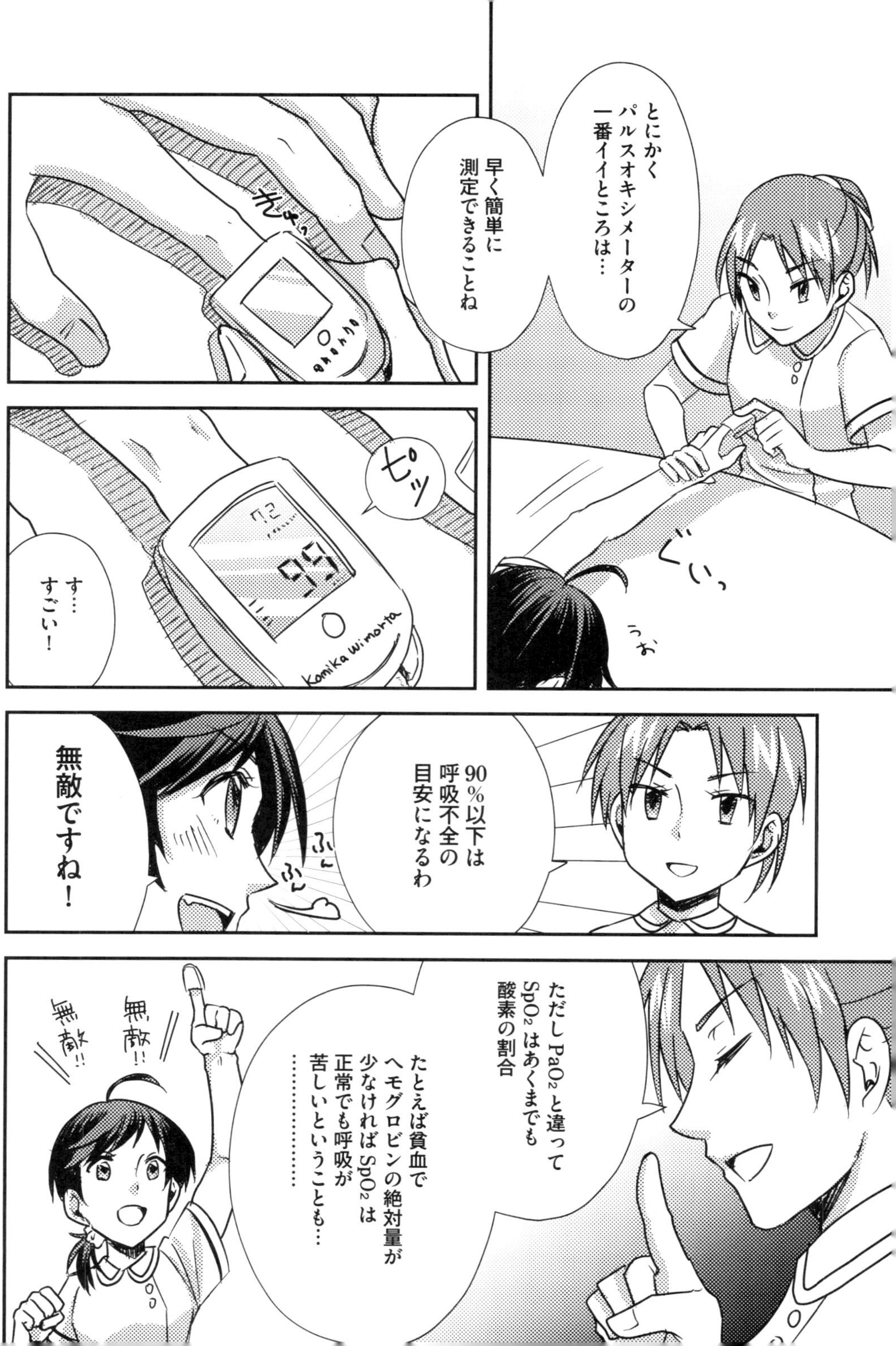
とにかく
パルスオキシメーターの
一番イイところは…
早く簡単に
測定できることね
ぎゅっ
ぐいっ
うお
ピッ
す…
すごい！
90％以下は
呼吸不全の
目安になるわ
ふん
ふん
無敵ですね！
ただしPaO_2と違って
SpO_2はあくまでも
酸素の割合
たとえば貧血で
ヘモグロビンの絶対量が
少なければSpO_2は
正常でも呼吸が
苦しいということも…
………
無敵!!
無敵!!

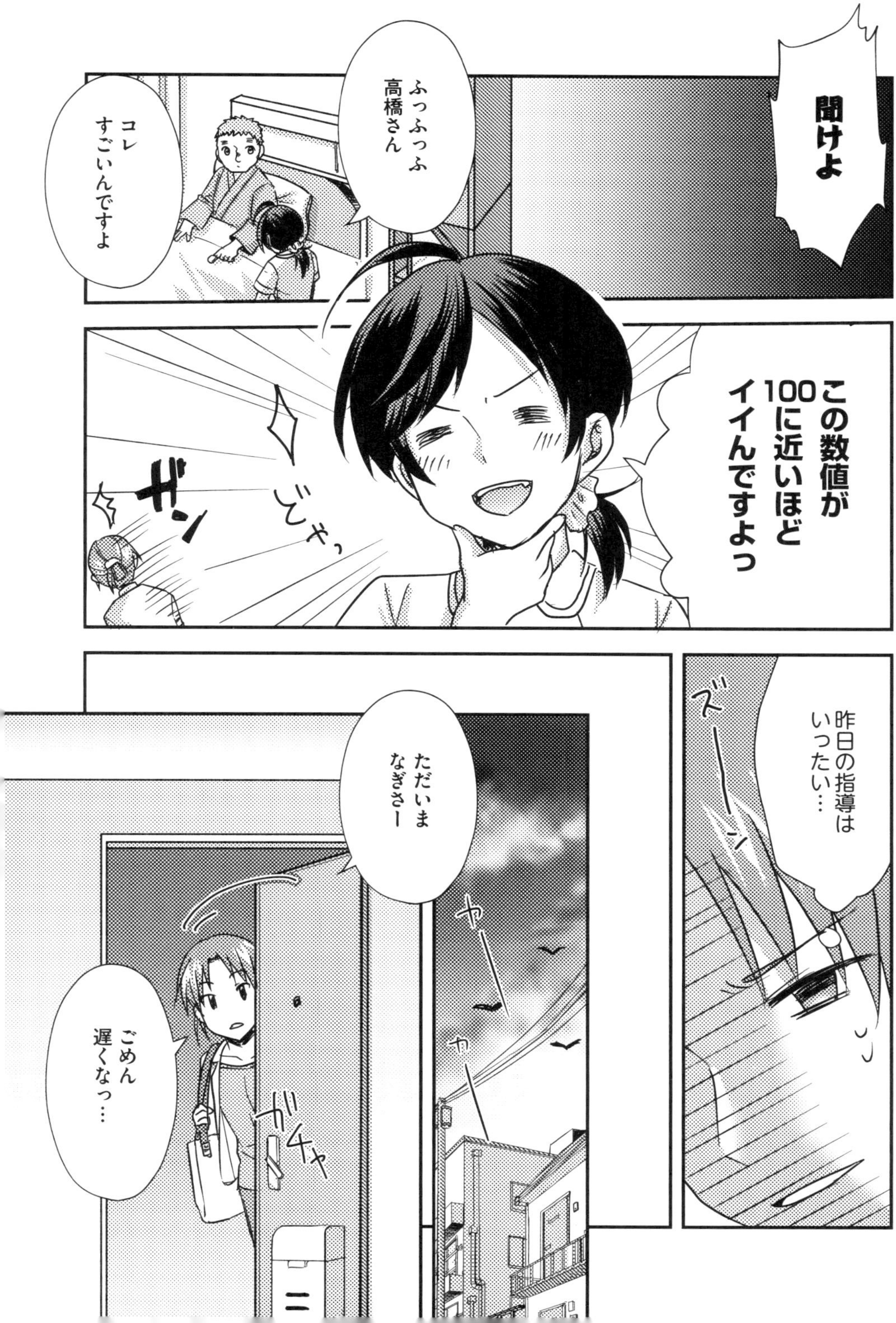
聞けよ
ふっふっふ 高橋さん
コレ すごいんですよ
この数値が100に近いほどイイんですよっ
どやっ
ザン
昨日の指導はいったい…
ただいま なぎさー
ごめん 遅くなっ…

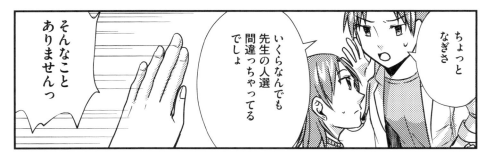

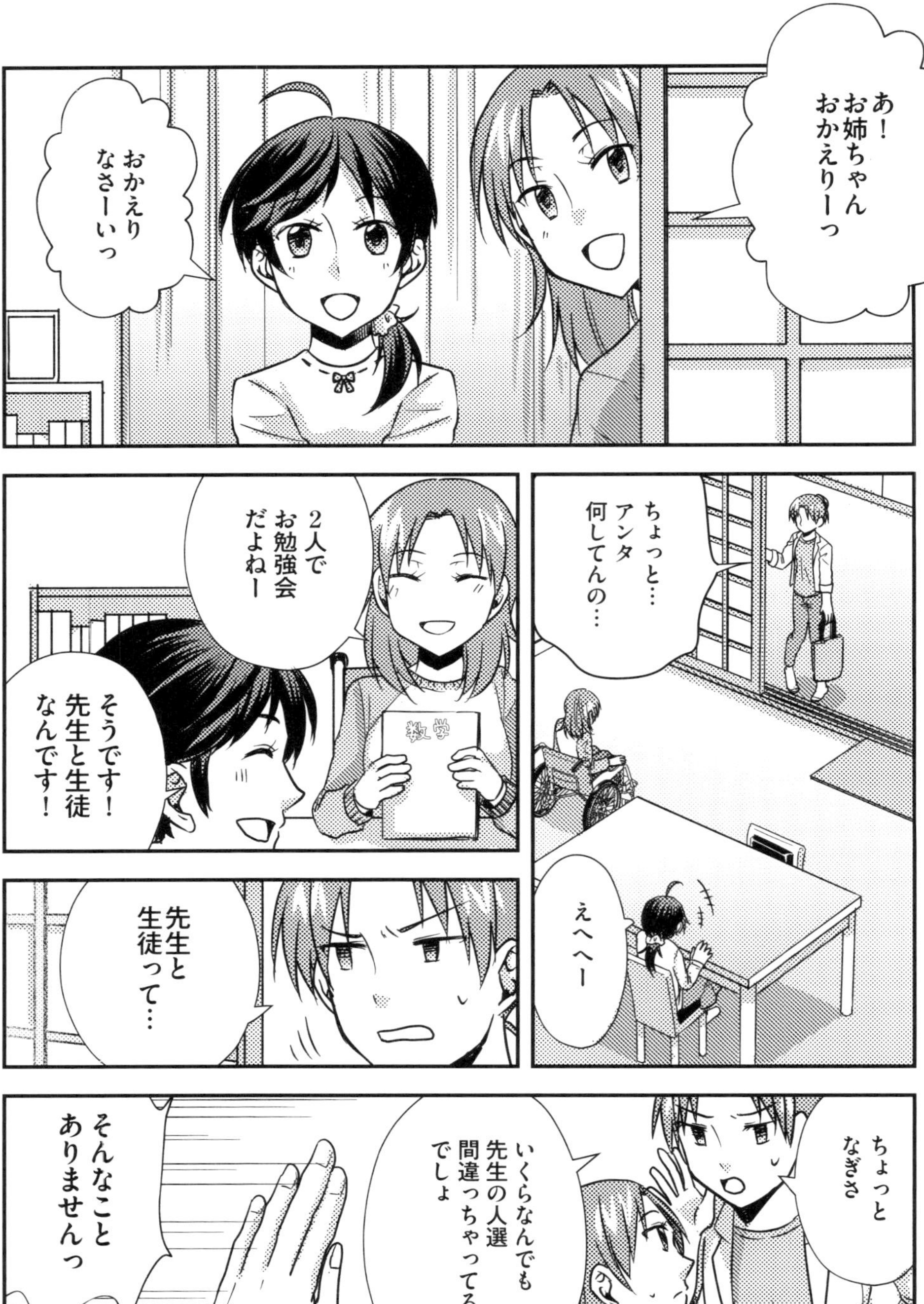
あ！お姉ちゃんおかえりーっ
おかえりなさーいっ
ちょっと…アンタ何してんの…
えへへー
2人でお勉強会だよねー
数学
そうです！先生と生徒なんです！
先生と生徒って…
ちょっとなぎささ
いくらなんでも先生の人選間違っちゃってるでしょ
そんなことありませんっ

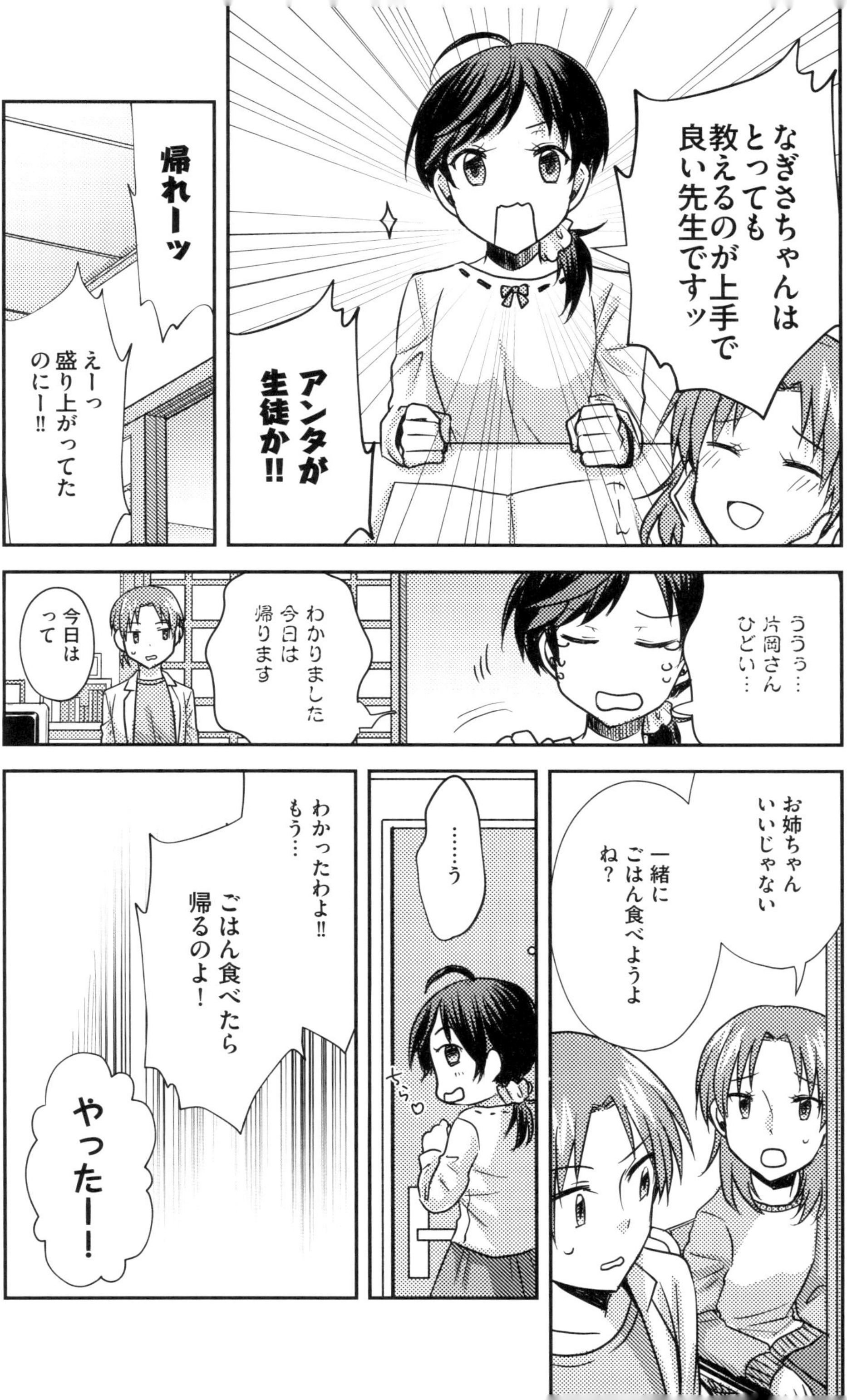
なぎさちゃんは
とっても
教えるのが上手で
良い先生ですッ
アンタが生徒か!!
帰れーッ
えーっ盛り上がってたのにー!!
ううう…片岡さんひどい…
わかりました今日は帰ります
今日はって
お姉ちゃんいいじゃない
一緒にごはん食べようよね?
……う
ちら
わかったわよ!! もう…
ごはん食べたら帰るのよ!
やったーー!

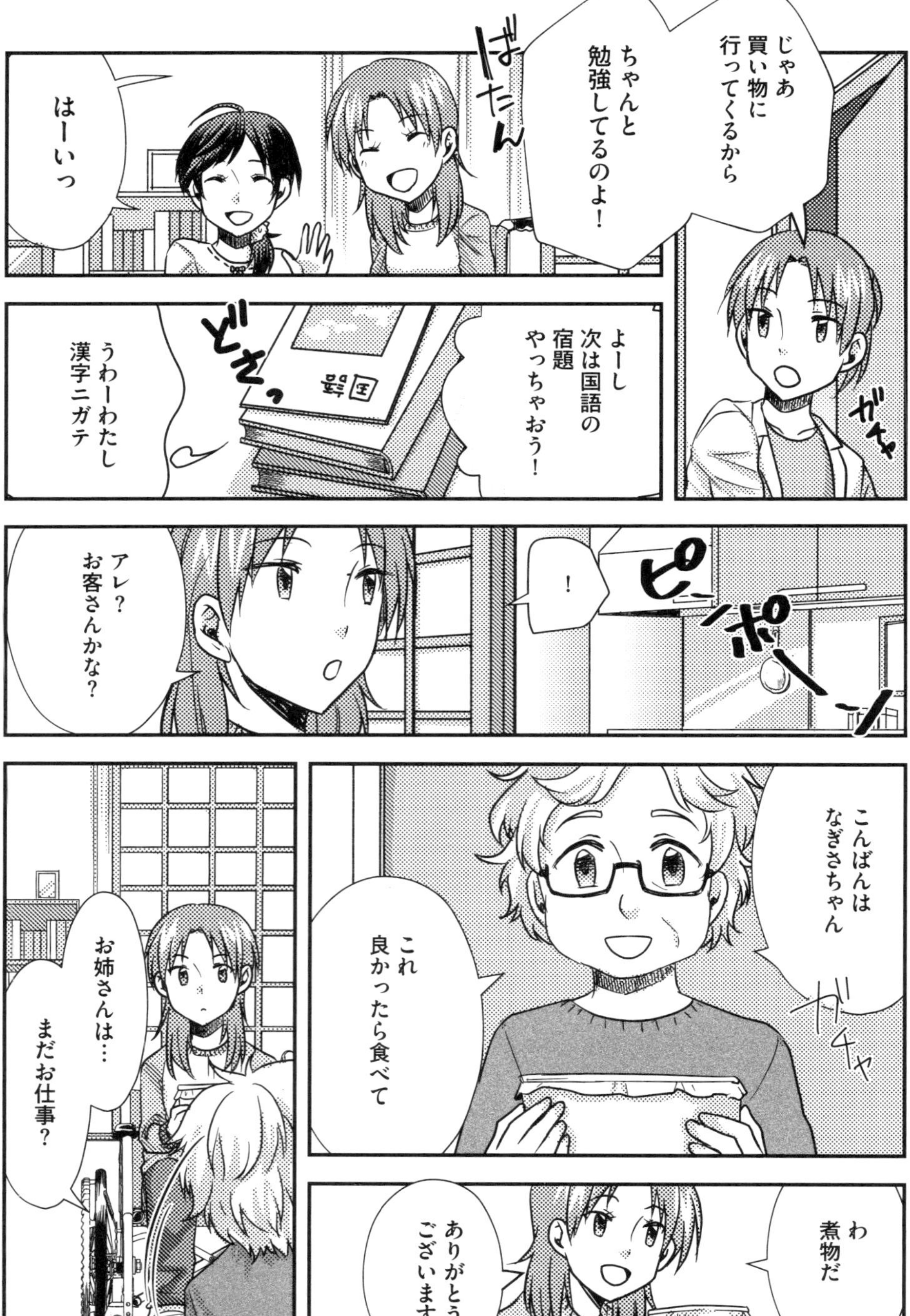

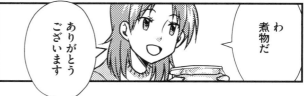

じゃあ買い物に行ってくるから
ちゃんと勉強してるのよ!
ガチャ
ばたん
はーいっ
よーし次は国語の宿題やっちゃおう!
どさっ
うわーわたし漢字ニガテ
ピンポーン
!
アレ?お客さんかな?
こんばんはなぎさちゃん
ガチャ
これ良かったら食べて
お姉さんは…まだお仕事?
わ煮物だ
ありがとうございます

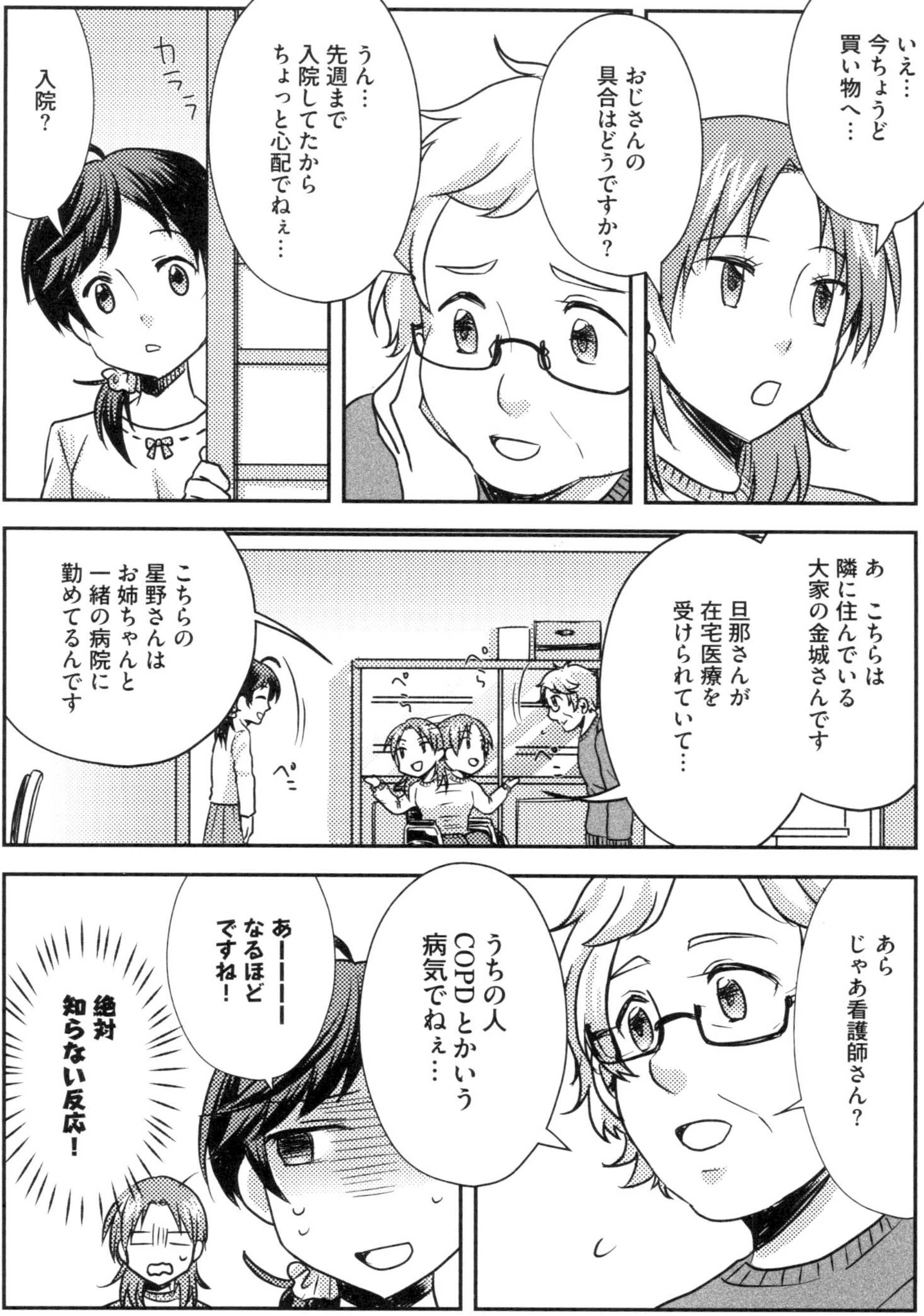
いえ…今ちょうど買い物へ…
おじさんの具合はどうですか?
うん…先週まで入院してたからちょっと心配でねぇ…
入院?
あ こちらは隣に住んでいる大家の金城さんです
旦那さんが在宅医療を受けられていて…
こちらの星野さんはお姉ちゃんと一緒の病院に勤めてるんです
あら じゃあ看護師さん?
うちの人COPDとかいう病気でねぇ…
あーーーー なるほどですね!
絶対知らない反応!

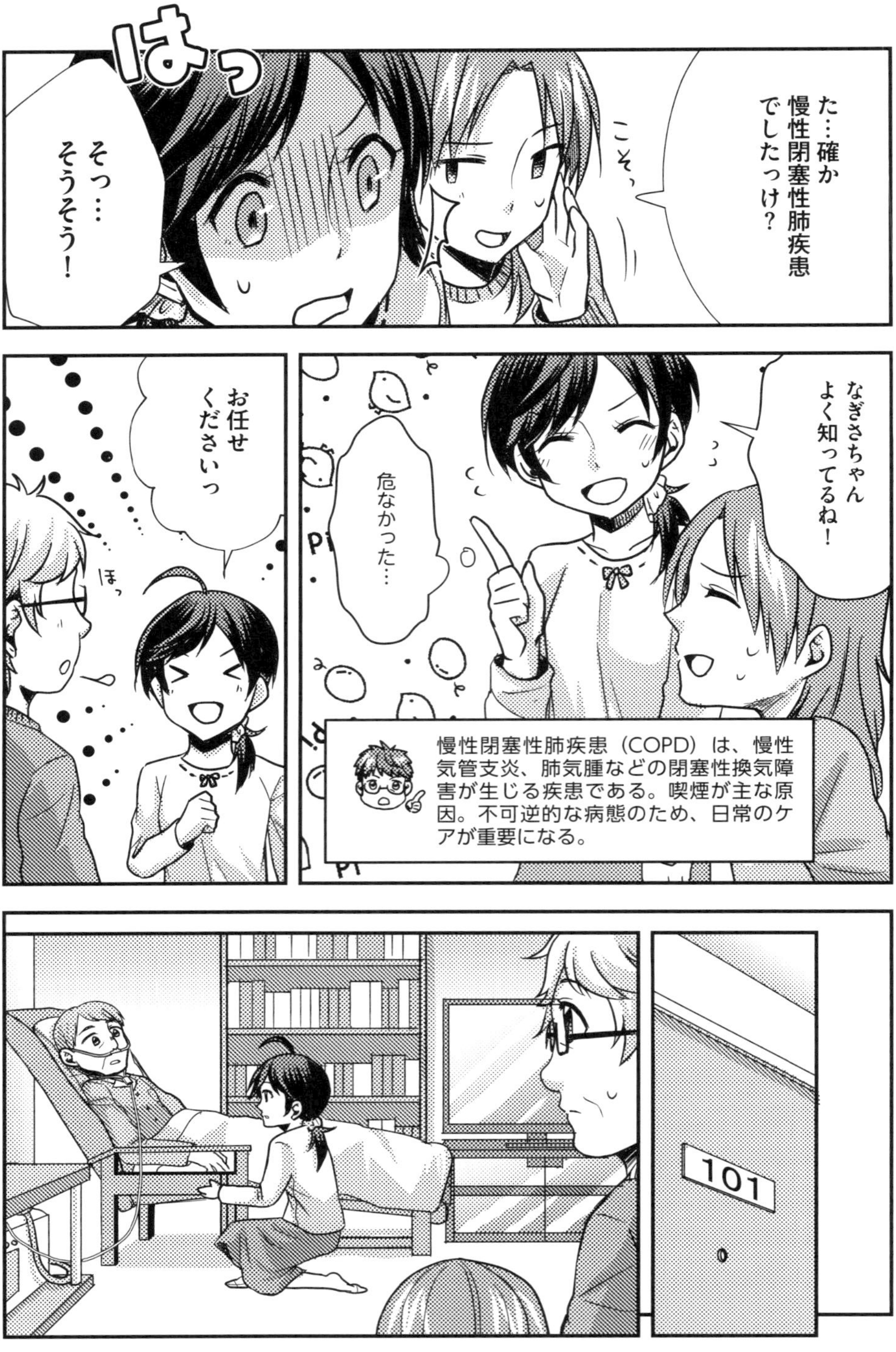
た…確か
慢性閉塞性肺疾患
でしたっけ?
こそっ
はっ
そっ…
そうそう!
なぎさちゃん
よく知ってるね!
危なかった…
慢性閉塞性肺疾患（COPD）は、慢性気管支炎、肺気腫などの閉塞性換気障害が生じる疾患である。喫煙が主な原因。不可逆的な病態のため、日常のケアが重要になる。
お任せ
くださいっ
ほっ
101

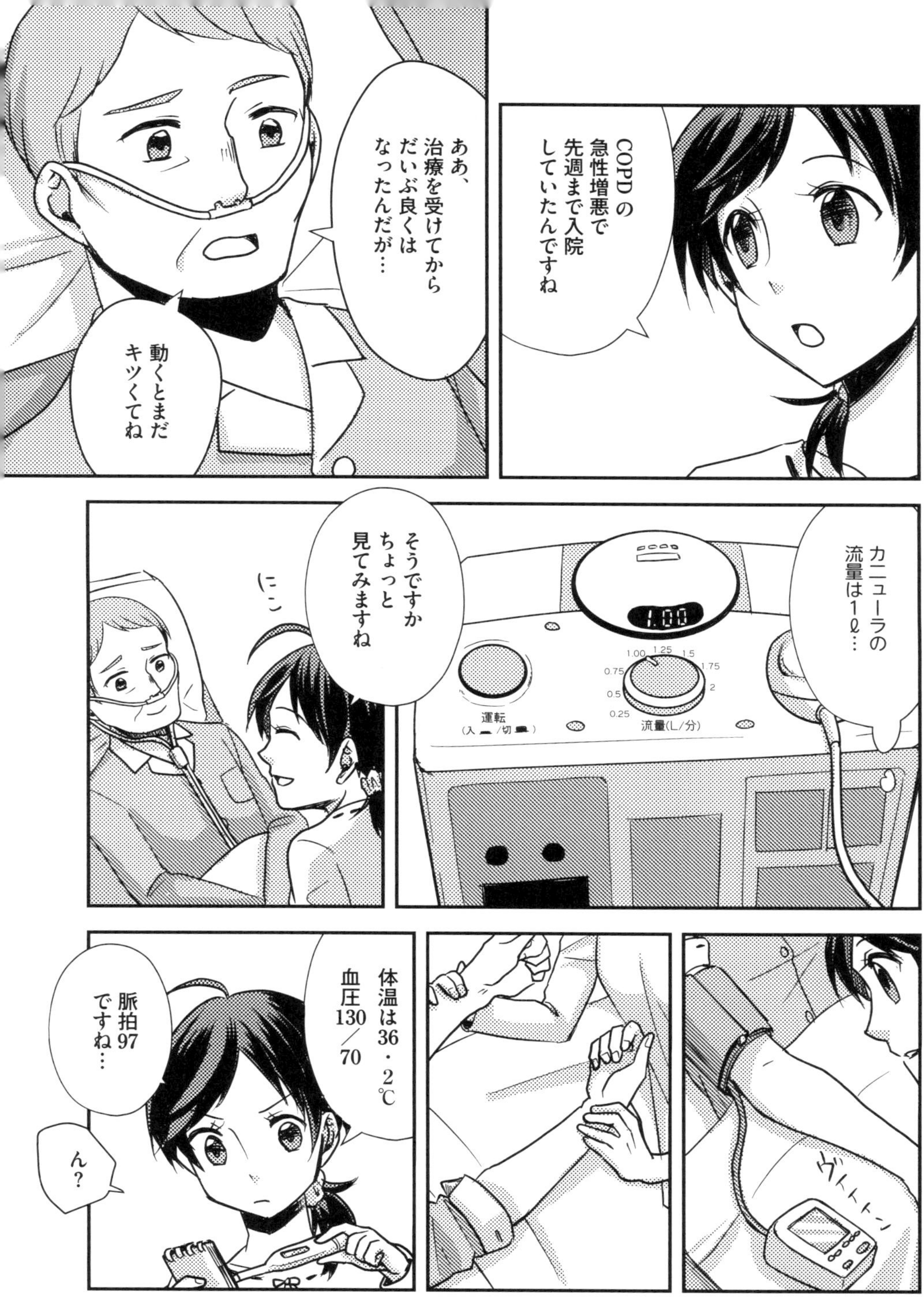
COPDの急性増悪で先週まで入院していたんですね
ああ、治療を受けてからだいぶ良くはなったんだが…
動くとまだキツくてね
カニューラの流量は1ℓ…
1.00
運転
流量(L/分)
そうですかちょっと見てみますね
にこ
体温は36・2℃ 血圧130／70
脈拍97ですね…
ん？

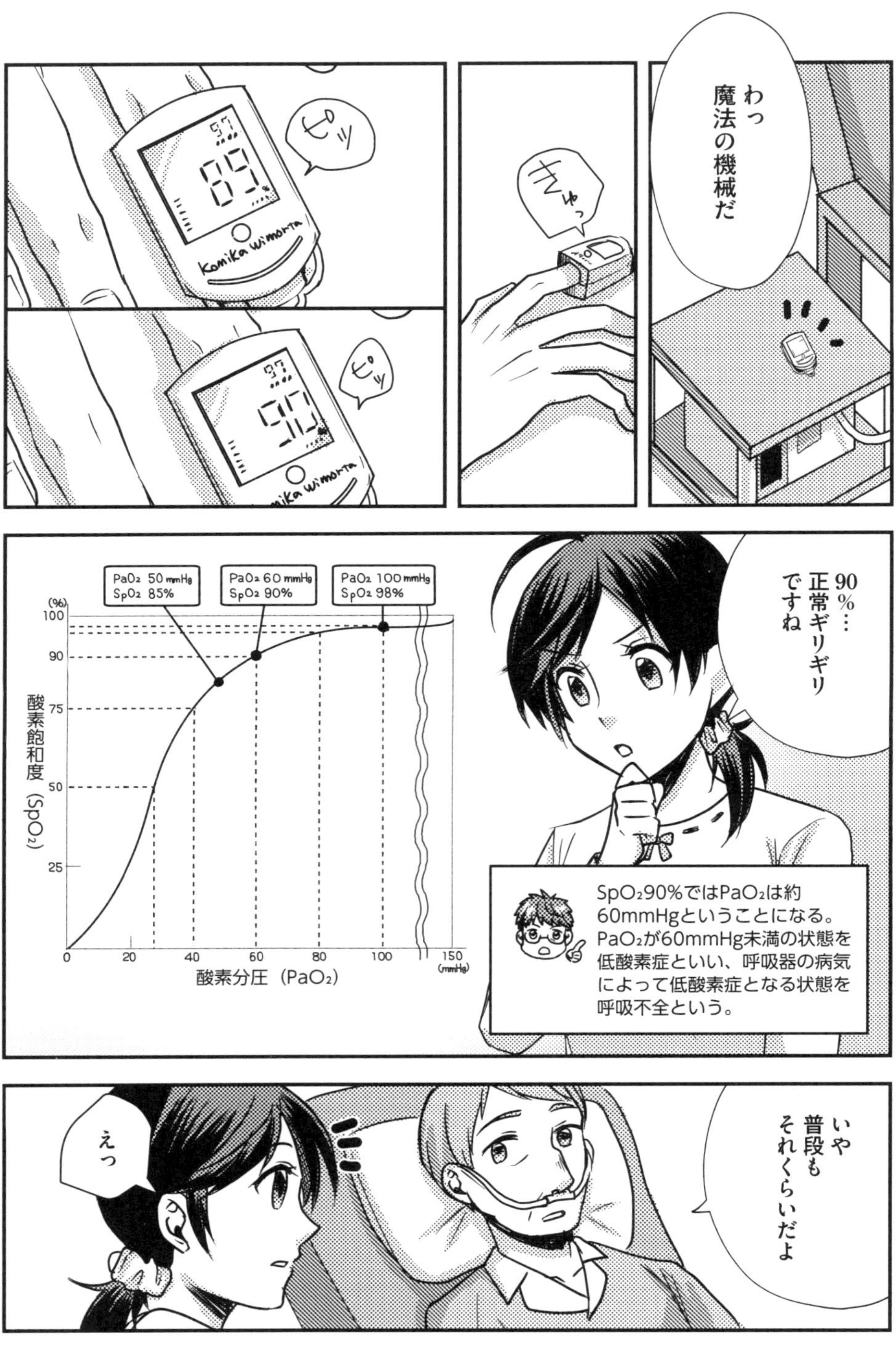

わっ
魔法の機械だ
きゅっ
ピッ
ピッ
90%…
正常ギリギリですね
PaO_2 50 mmHg
SpO_2 85%
PaO_2 60 mmHg
SpO_2 90%
PaO_2 100 mmHg
SpO_2 98%
(%)
100
90
75
50
25
酸素飽和度（SpO_2）
0
20
40
60
80
100
150
(mmHg)
酸素分圧（PaO_2）
SpO_2 90%ではPaO_2は約60mmHgということになる。PaO_2が60mmHg未満の状態を低酸素症といい、呼吸器の病気によって低酸素症となる状態を呼吸不全という。
いや
普段も
それくらいだよ
えっ

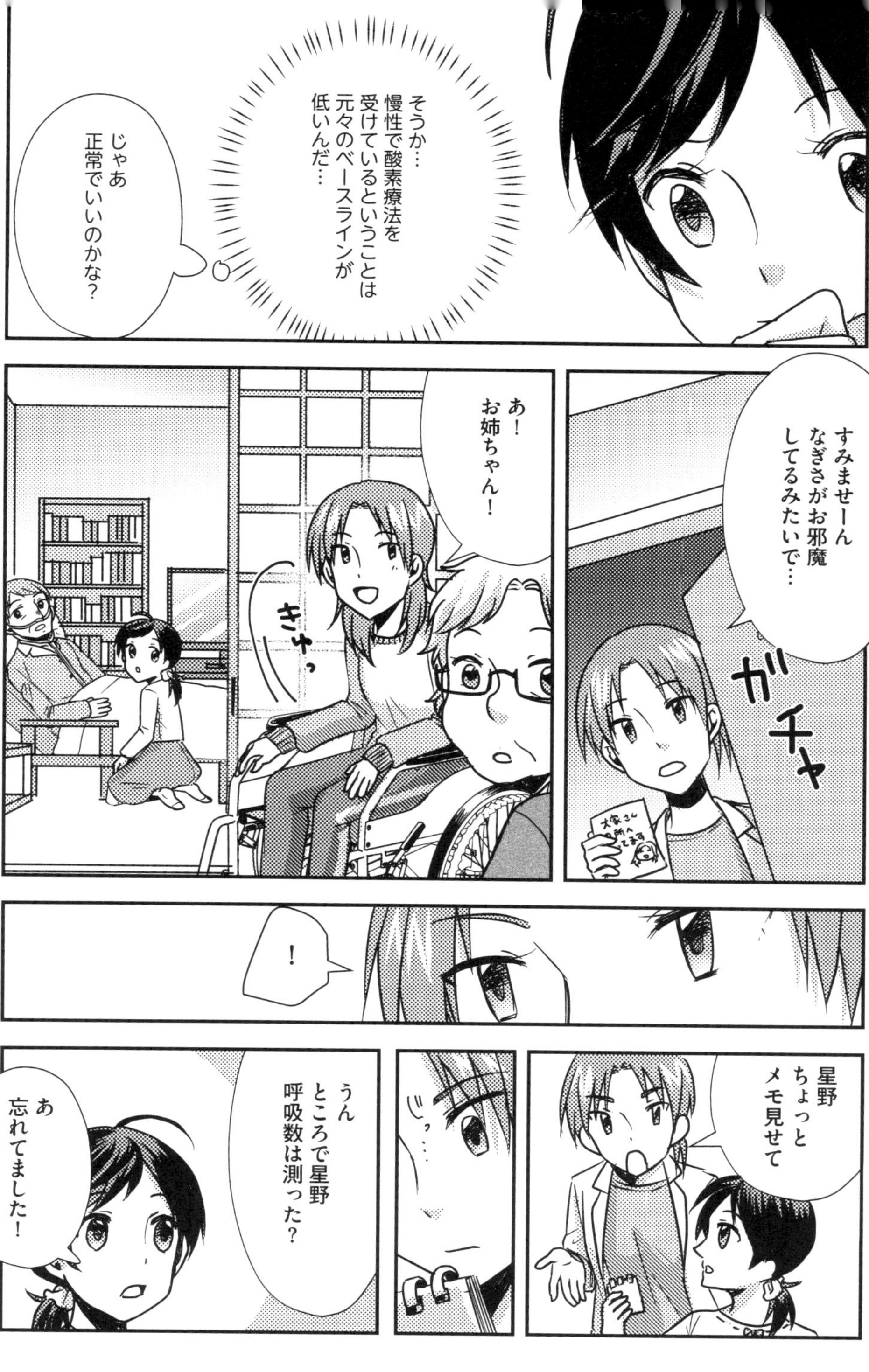

そうか…
慢性で酸素療法を
受けているということは
元々のベースラインが
低いんだ…
じゃあ
正常でいいのかな？
すみませーん
なぎさがお邪魔
してるみたいで…
ガチャ
あ！
お姉ちゃん！
きゃっ
！
星野
ちょっと
メモ見せて
じっ…
うん
ところで星野
呼吸数は測った？
あ
忘れてました！

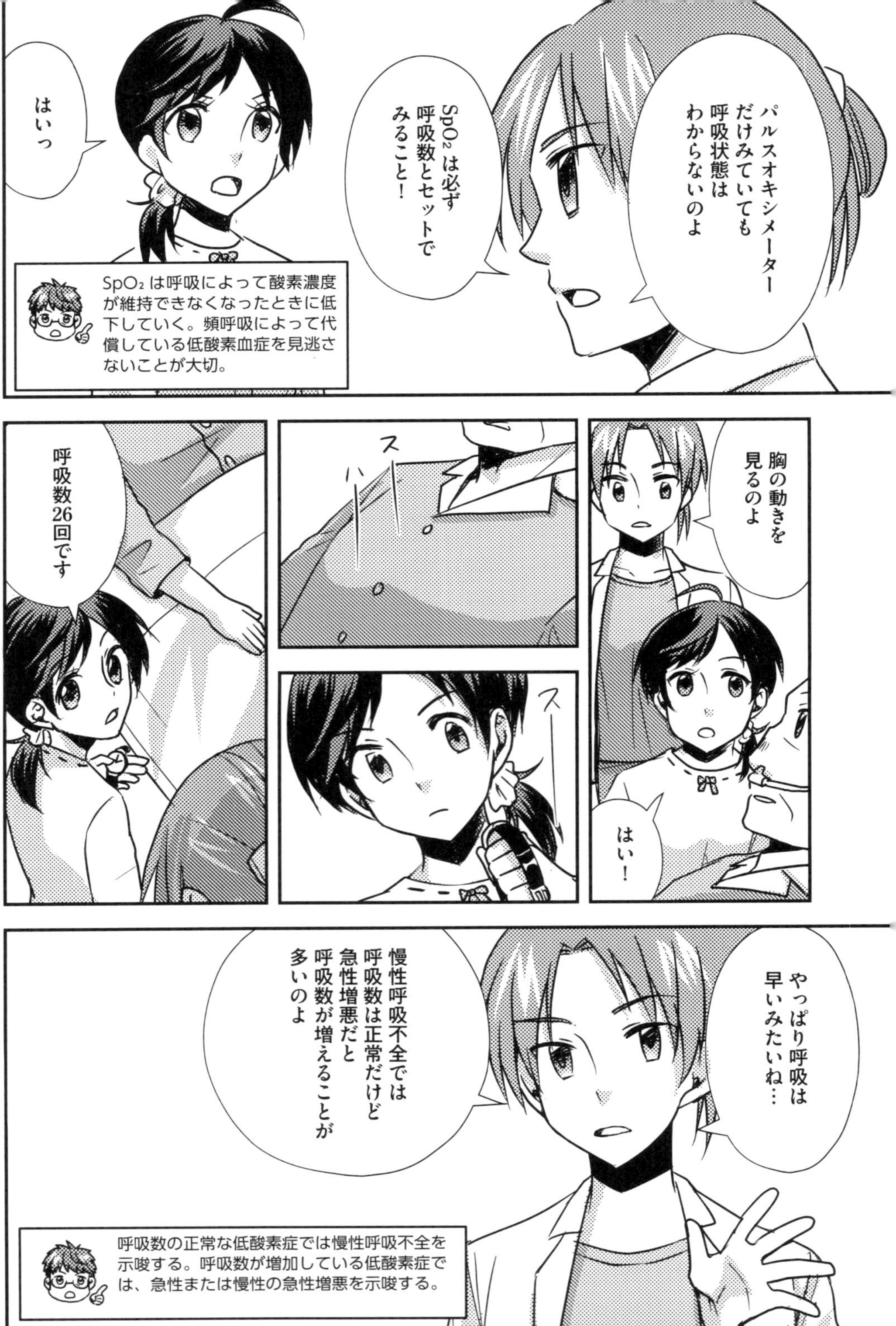
パルスオキシメーターだけみていても呼吸状態はわからないのよ
SpO_2は必ず呼吸数とセットでみること!
はいっ
SpO_2は呼吸によって酸素濃度が維持できなくなったときに低下していく。頻呼吸によって代償している低酸素血症を見逃さないことが大切。
胸の動きを見るのよ
はい!
スー
ハー
スー
呼吸数26回です
やっぱり呼吸は早いみたいね…
慢性呼吸不全では呼吸数は正常だけど急性増悪だと呼吸数が増えることが多いのよ
呼吸数の正常な低酸素症では慢性呼吸不全を示唆する。呼吸数が増加している低酸素症では、急性または慢性の急性増悪を示唆する。

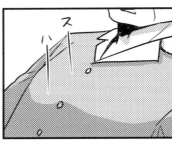

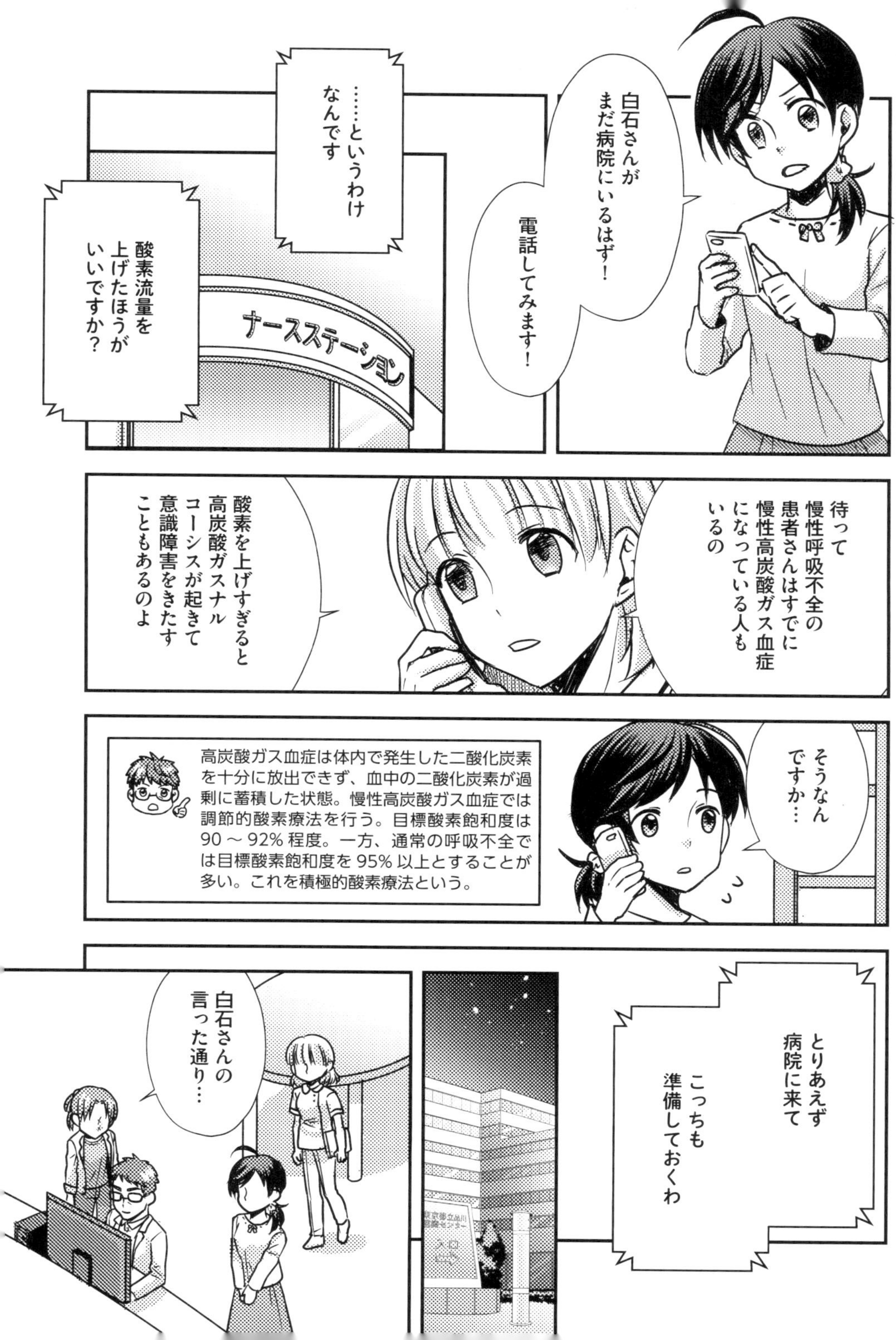
白石さんがまだ病院にいるはず！
電話してみます！
ナースステーション
……というわけなんです
酸素流量を上げたほうがいいですか？
待って慢性呼吸不全の患者さんはすでに慢性高炭酸ガス血症になっている人もいるの
酸素を上げすぎると高炭酸ガスナルコーシスが起きて意識障害をきたすこともあるのよ
そうなんですか…
高炭酸ガス血症は体内で発生した二酸化炭素を十分に放出できず、血中の二酸化炭素が過剰に蓄積した状態。慢性高炭酸ガス血症では調節的酸素療法を行う。目標酸素飽和度は90 ～ 92% 程度。一方、通常の呼吸不全では目標酸素飽和度を 95% 以上とすることが多い。これを積極的酸素療法という。
とりあえず病院に来てこっちも準備しておくわ
白石さんの言った通り…

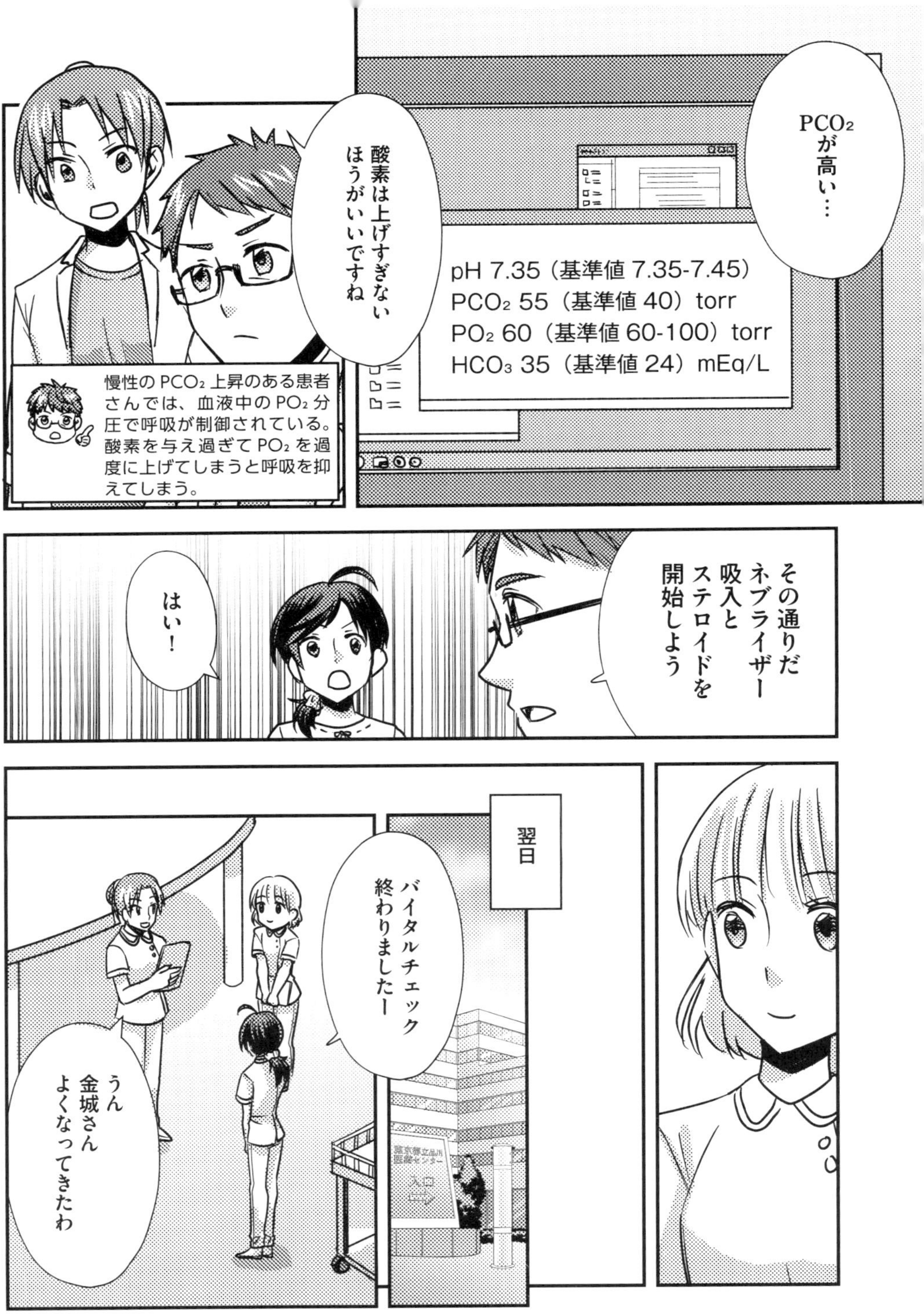
PCO_2が高い…
酸素は上げすぎないほうがいいですね
pH 7.35（基準値 7.35-7.45）
PCO_2 55（基準値 40）torr
PO_2 60（基準値 60-100）torr
HCO_3 35（基準値 24）mEq/L
慢性の PCO_2 上昇のある患者さんでは、血液中の PO_2 分圧で呼吸が制御されている。酸素を与え過ぎて PO_2 を過度に上げてしまうと呼吸を抑えてしまう。
その通りだ ネブライザー吸入とステロイドを開始しよう
はい！
翌日
入口
バイタルチェック終わりました―
うん 金城さん よくなってきたわ

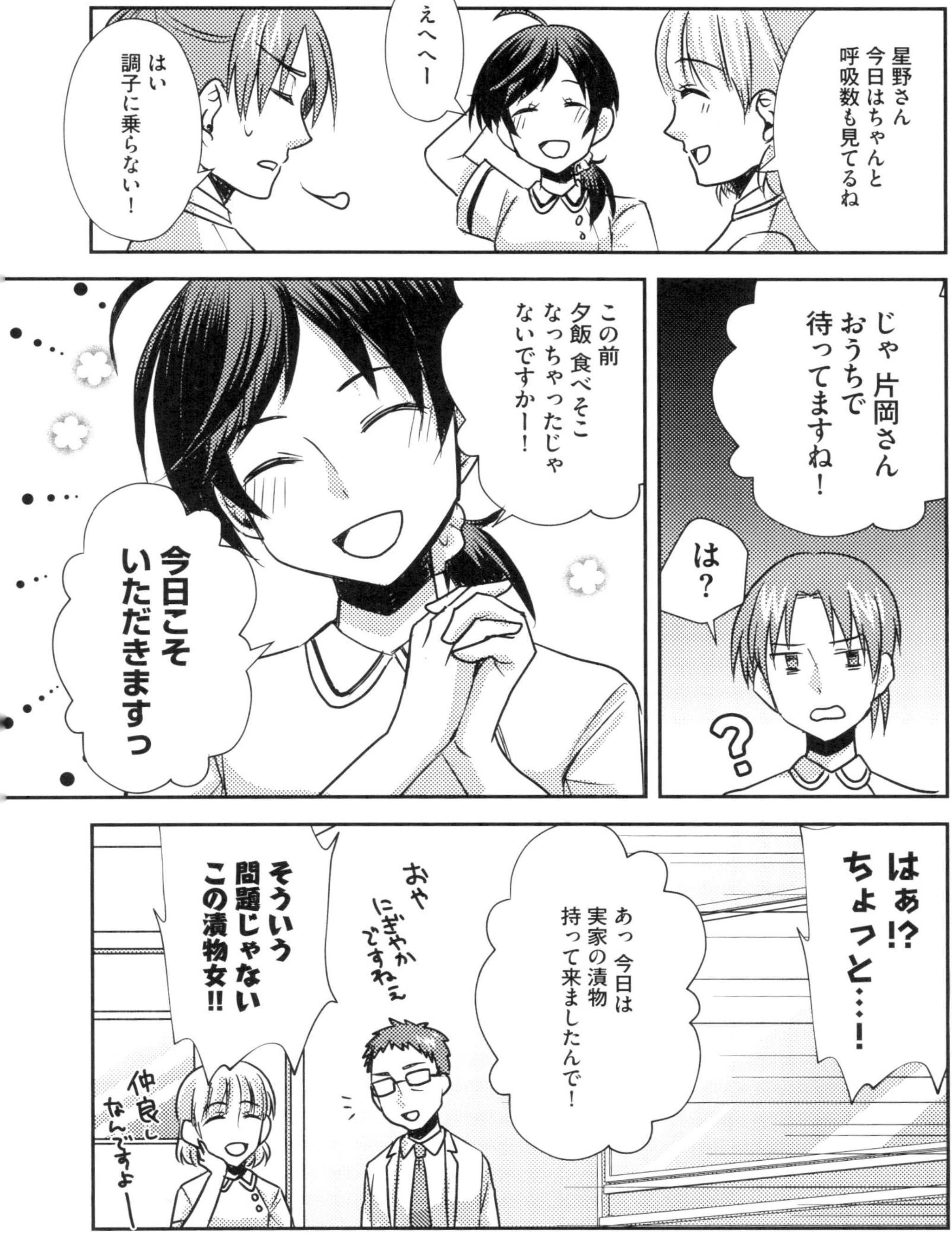
星野さん
今日はちゃんと
呼吸数も見てるね
えへへー
はい
調子に乗らない！
じゃ 片岡さん
おうちで
待ってますね！
は？
？
この前
夕飯食べそこ
なっちゃったじゃ
ないですかー！
今日こそ
いただきますっ
はぁ!?
ちょっと…！
あっ 今日は
実家の漬物
持って来ましたんで！
おや
にぎやか
ですねぇ
そういう
問題じゃない
この漬物女!!
仲良し
なんですよー

第８話

呼吸のリズムをみるとき

パターンを覚えて素早くアセスメント！

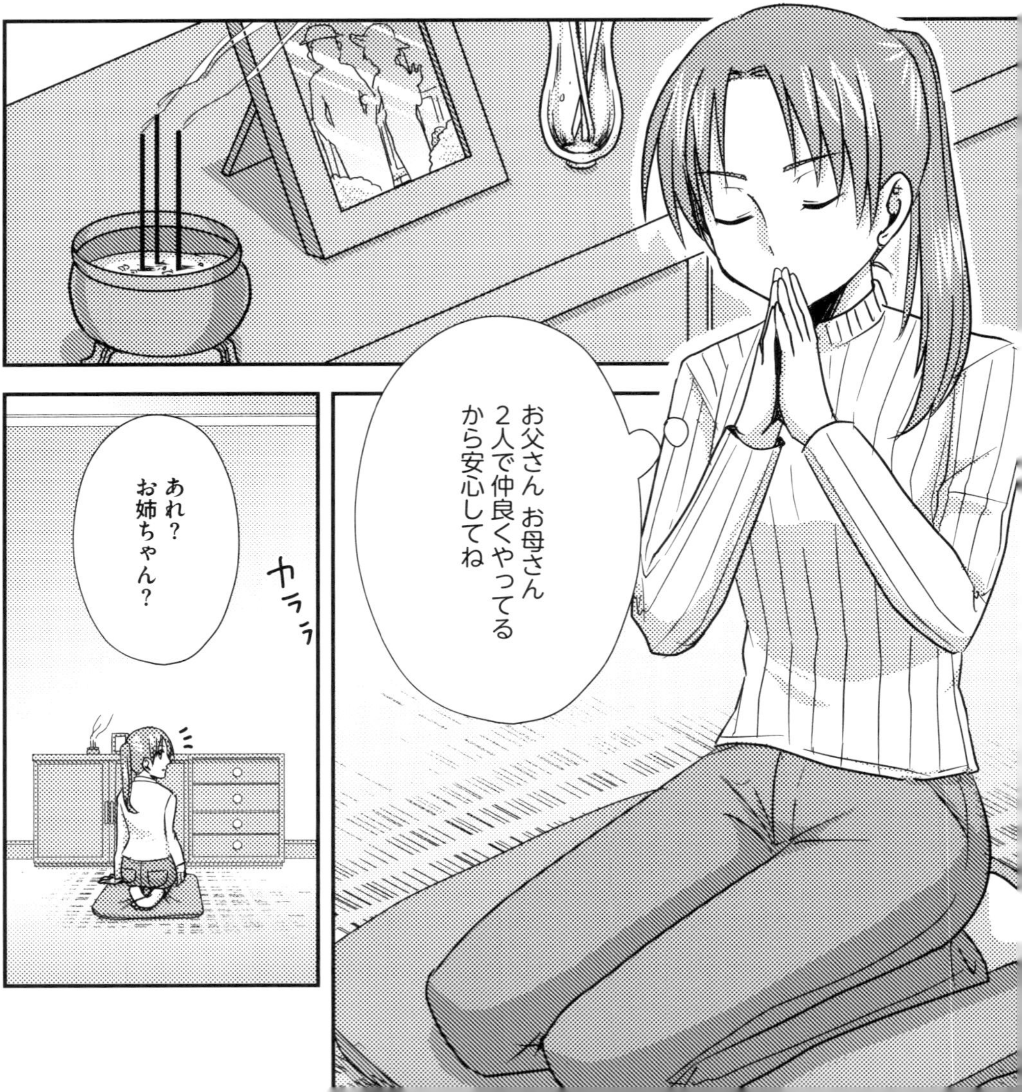
お父さん お母さん
2人で仲良くやってる
から安心してね
カララ
あれ？
お姉ちゃん？

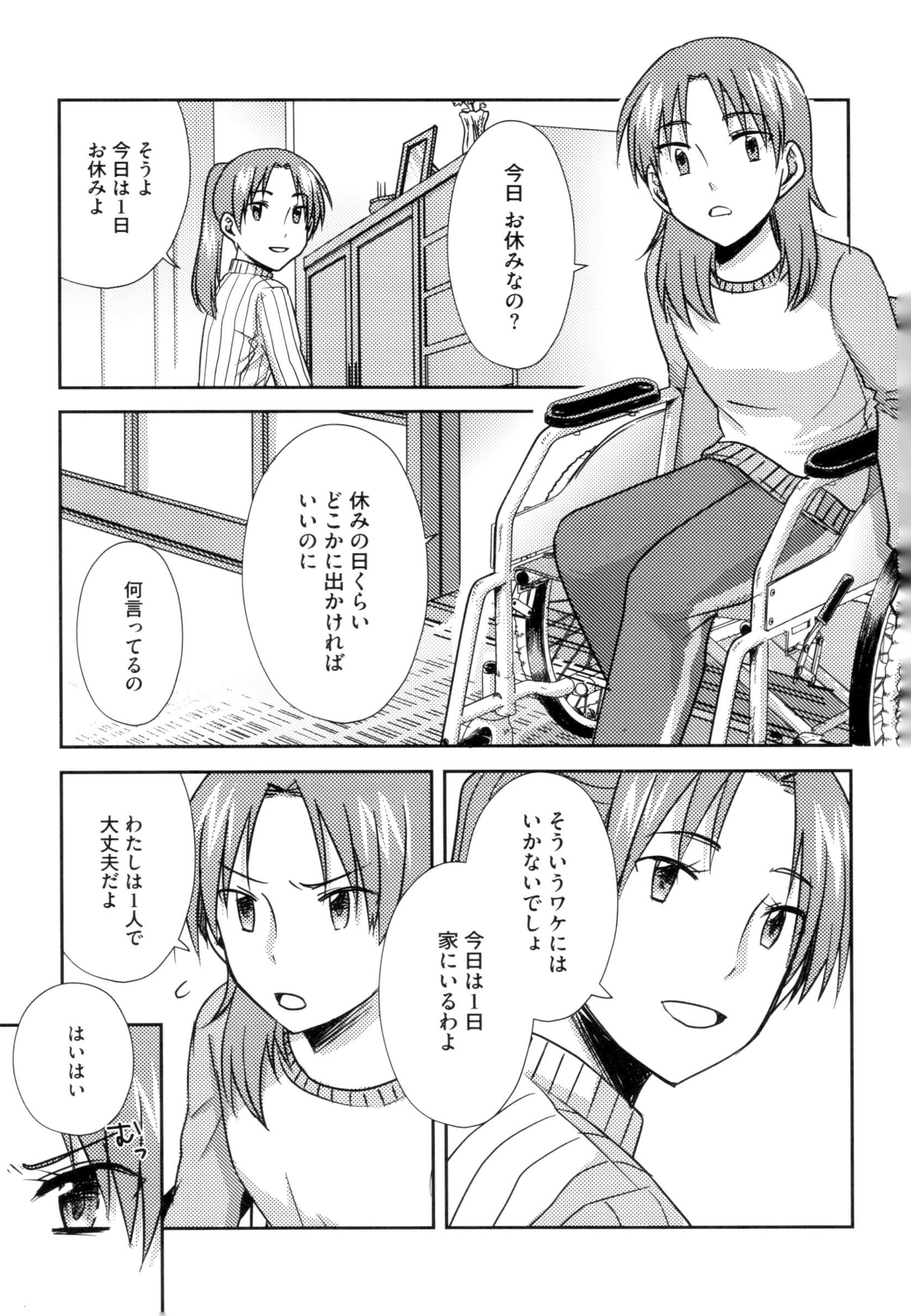
今日 お休みなの？
そうよ 今日は1日 お休みよ
休みの日くらい どこかに出かければ いいのに
何言ってるの
そういうワケには いかないでしょ
今日は1日 家にいるわよ
わたしは1人で 大丈夫だよ
はいはい
むっ

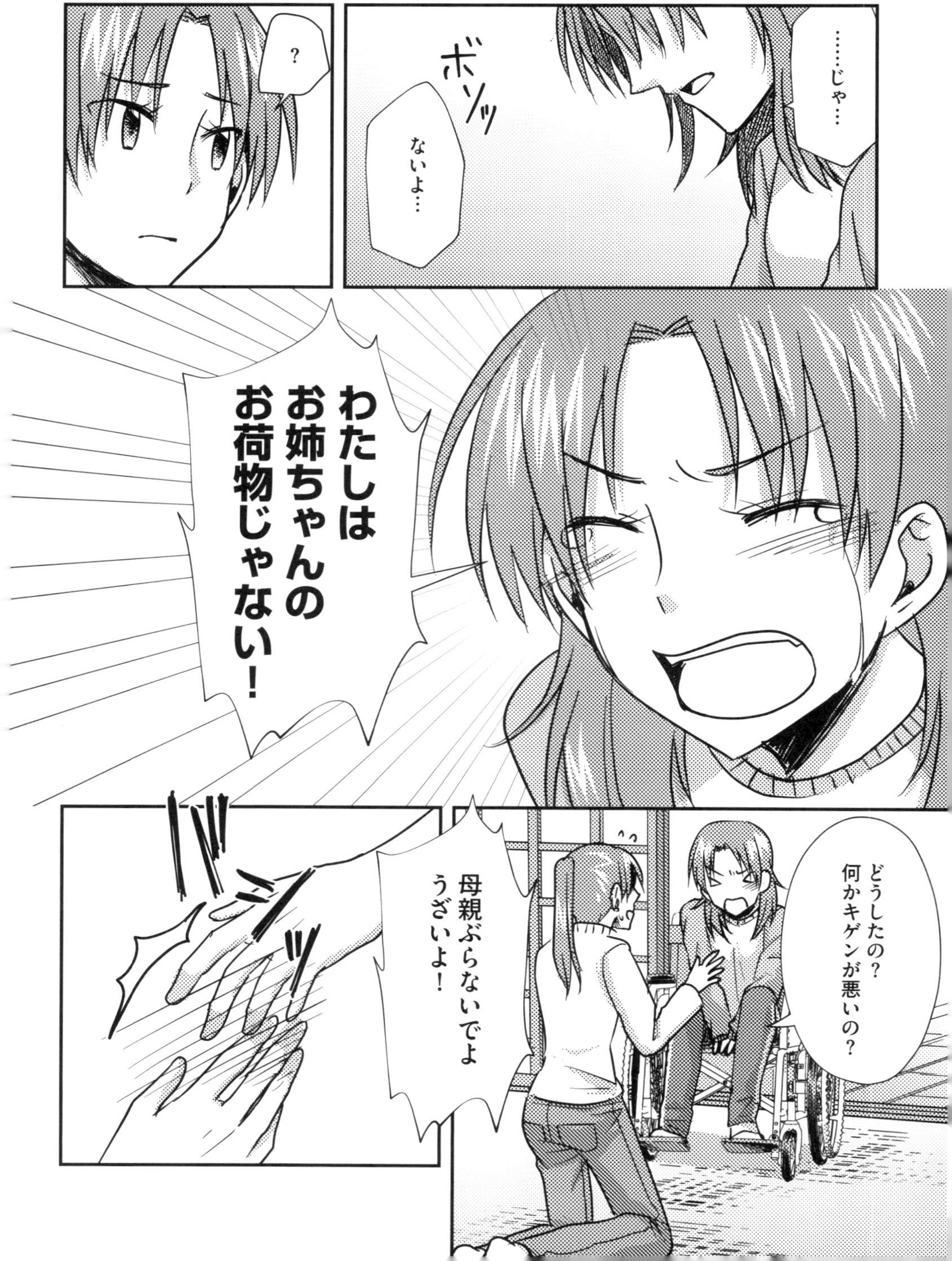
……じゃ……
ボソッ
ないよ…
?
わたしはお姉ちゃんのお荷物じゃない!
どうしたの？何かキゲンが悪いの？
母親ぶらないでようざいよ！

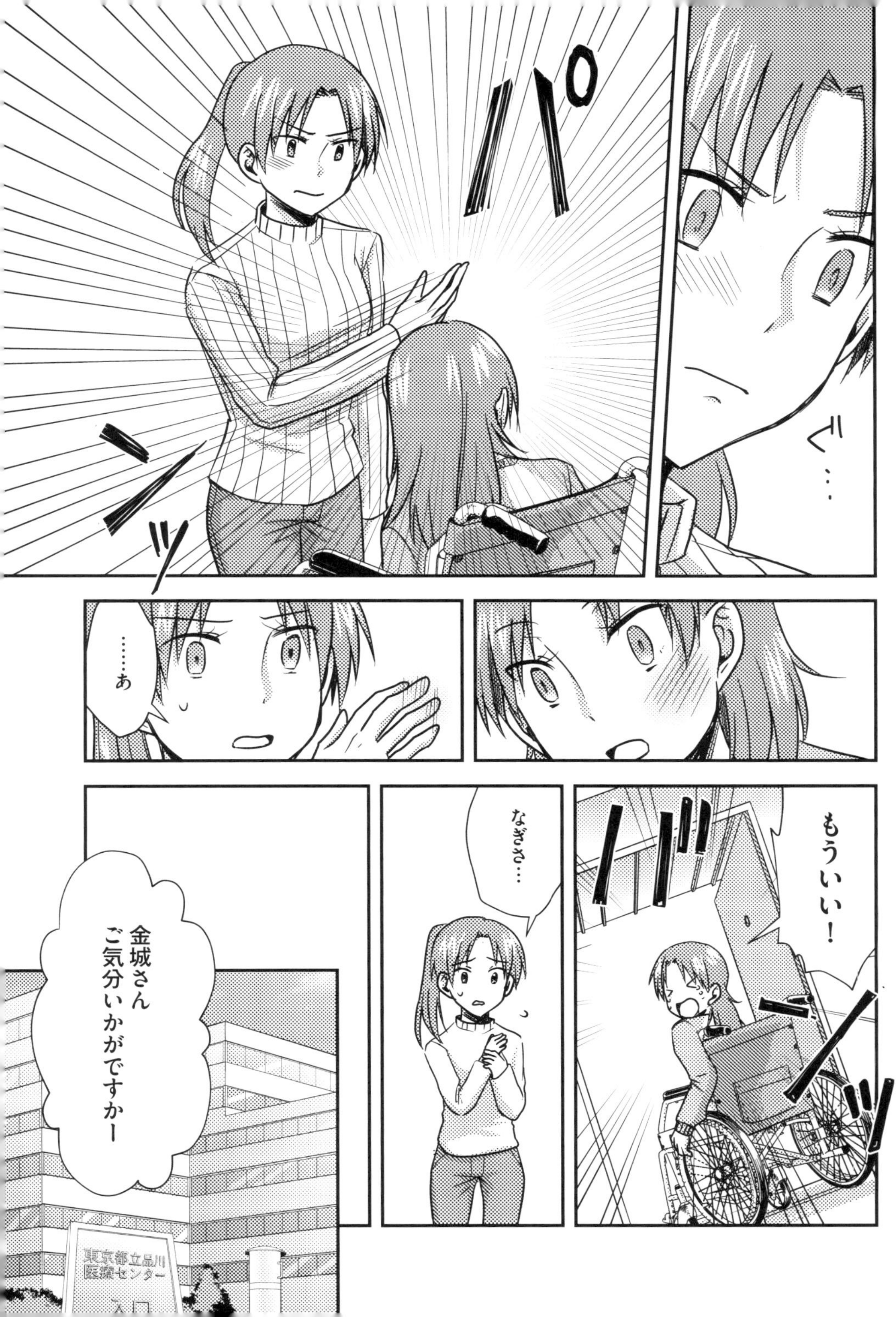

で…
パシッ
……あ
もういい！
なぎさ…
金城さん
ご気分いかがですかー
東京都立品川
医療センター

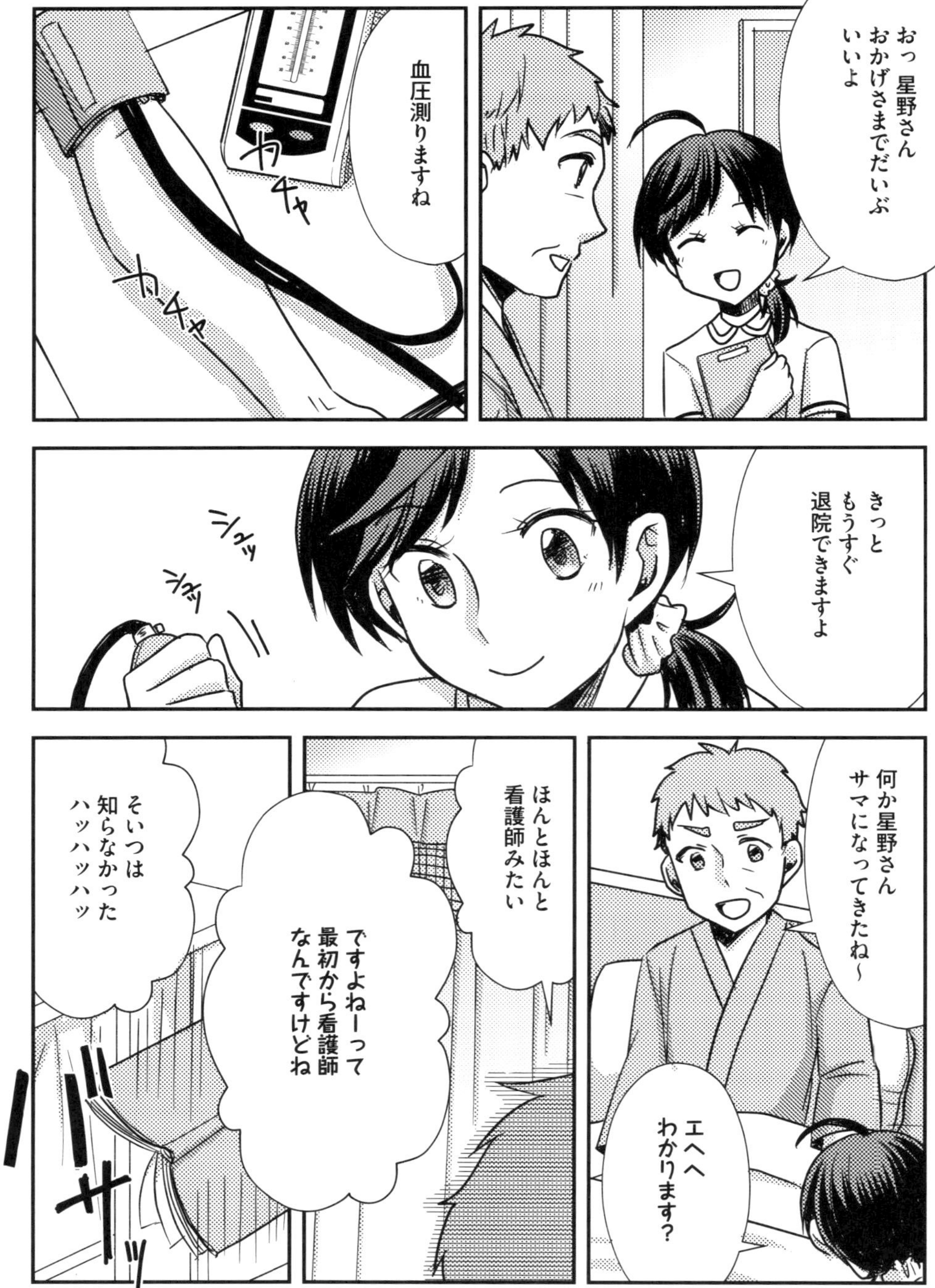
おっ 星野さん
おかげさまでだいぶ
いいよ
血圧測りますね
カチャ
きっと
もうすぐ
退院できますよ
シュッ
シュッ
何か星野さん
サマになってきたね～
エヘヘ
わかります？
ほんとほんと
看護師みたい
ですよねーって
最初から看護師
なんですけどね
そいつは
知らなかった
ハッハッハッ
バサッ

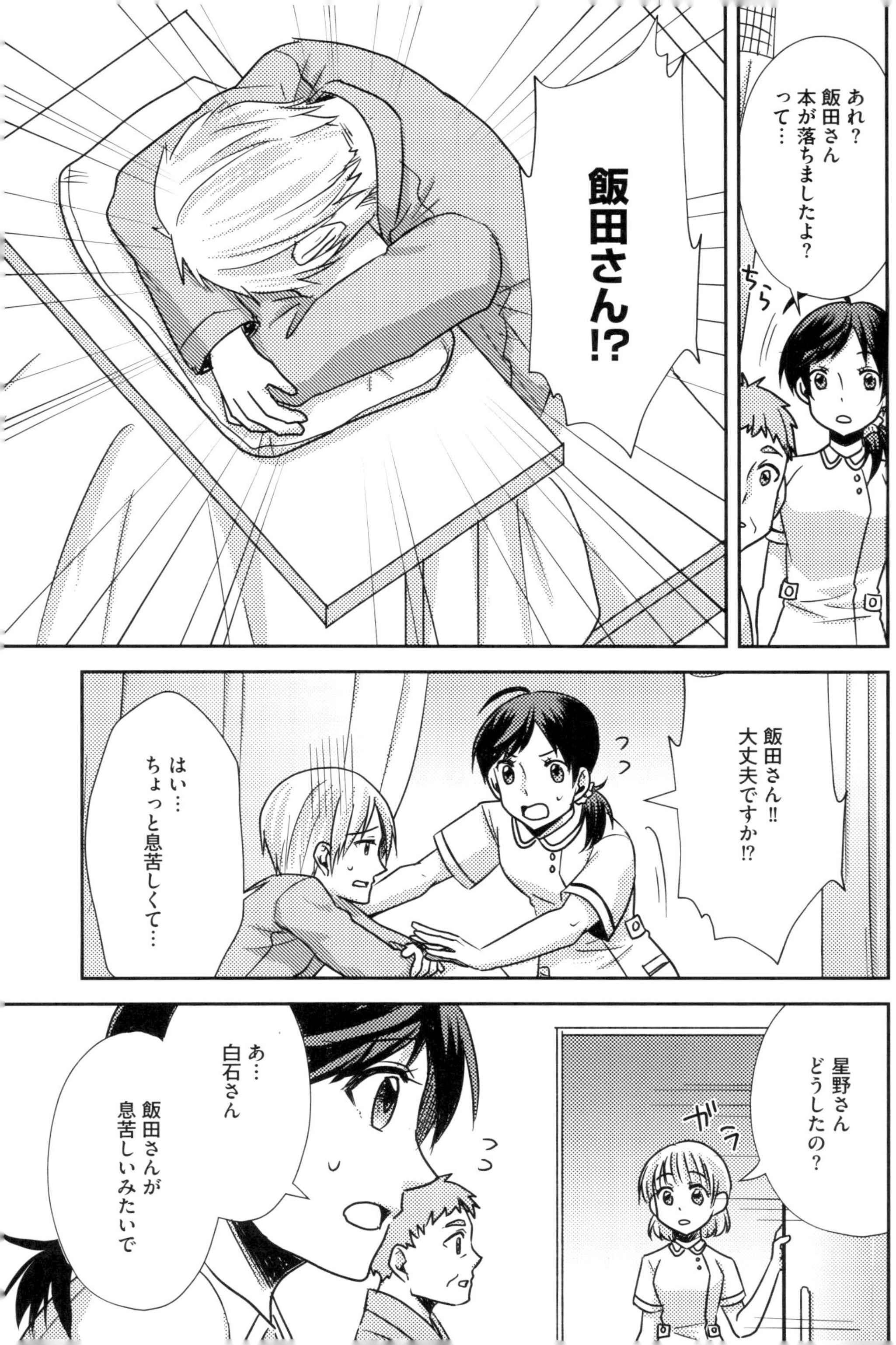
あれ？
飯田さん
本が落ちましたよ？
って…
ちら
飯田さん!?
飯田さん!!
大丈夫ですか!?
はい…
ちょっと息苦しくて…
ガラ
星野さん
どうしたの？
あ…
白石さん
飯田さんが
息苦しいみたいで

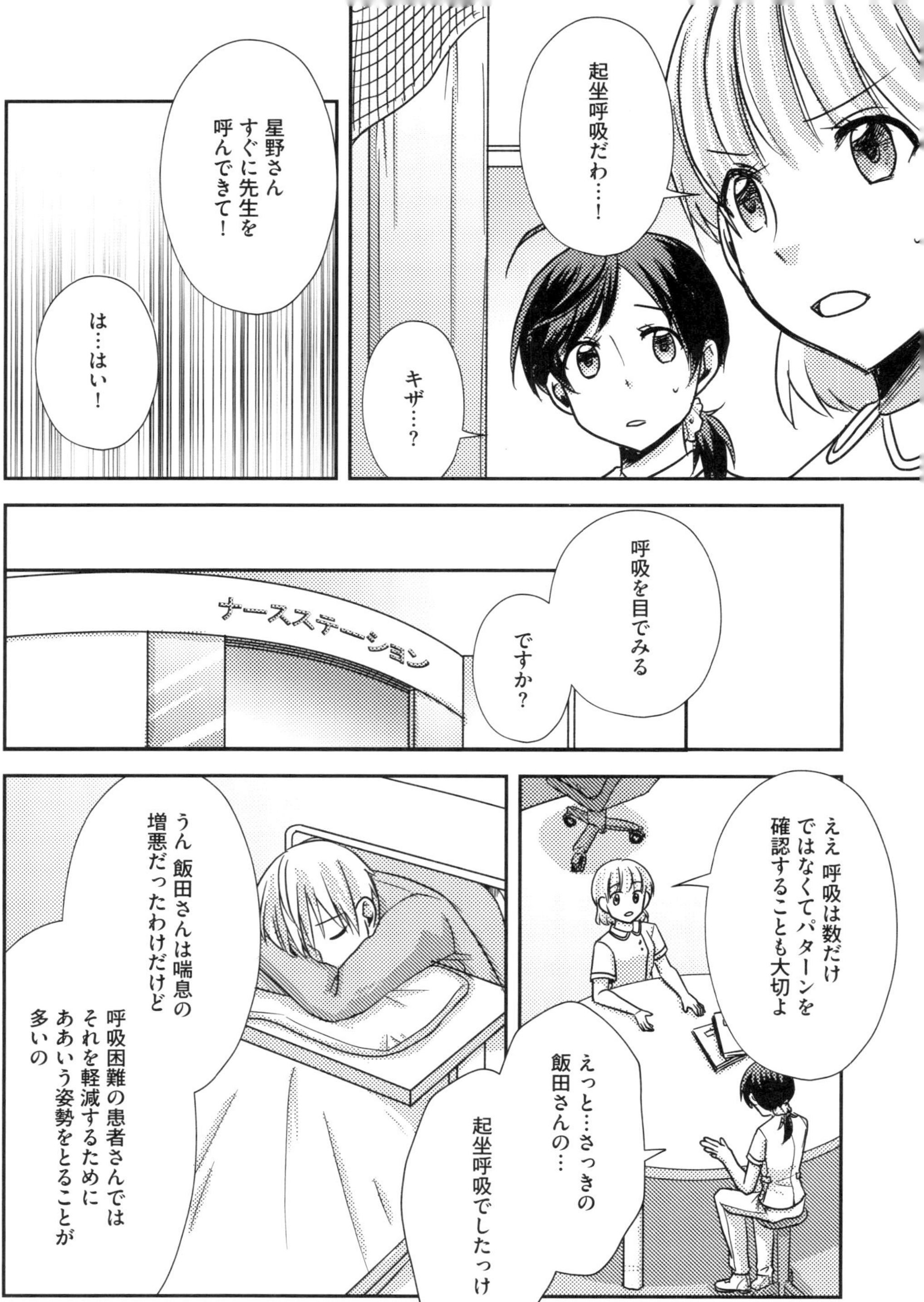

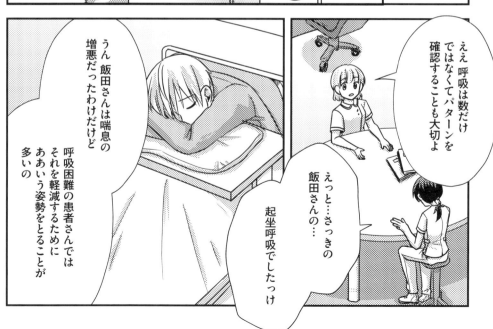

起坐呼吸だわ…！
キザ…？
星野さん すぐに先生を呼んできて！
は…はい！
ナースステーション
呼吸を目でみる
ですか？
ええ 呼吸は数だけではなくてパターンを確認することも大切よ
えっと…さっきの飯田さんの…
起坐呼吸でしたっけ
うん 飯田さんは喘息の増悪だったわけだけど
呼吸困難の患者さんではそれを軽減するためにああいう姿勢をとることが多いの

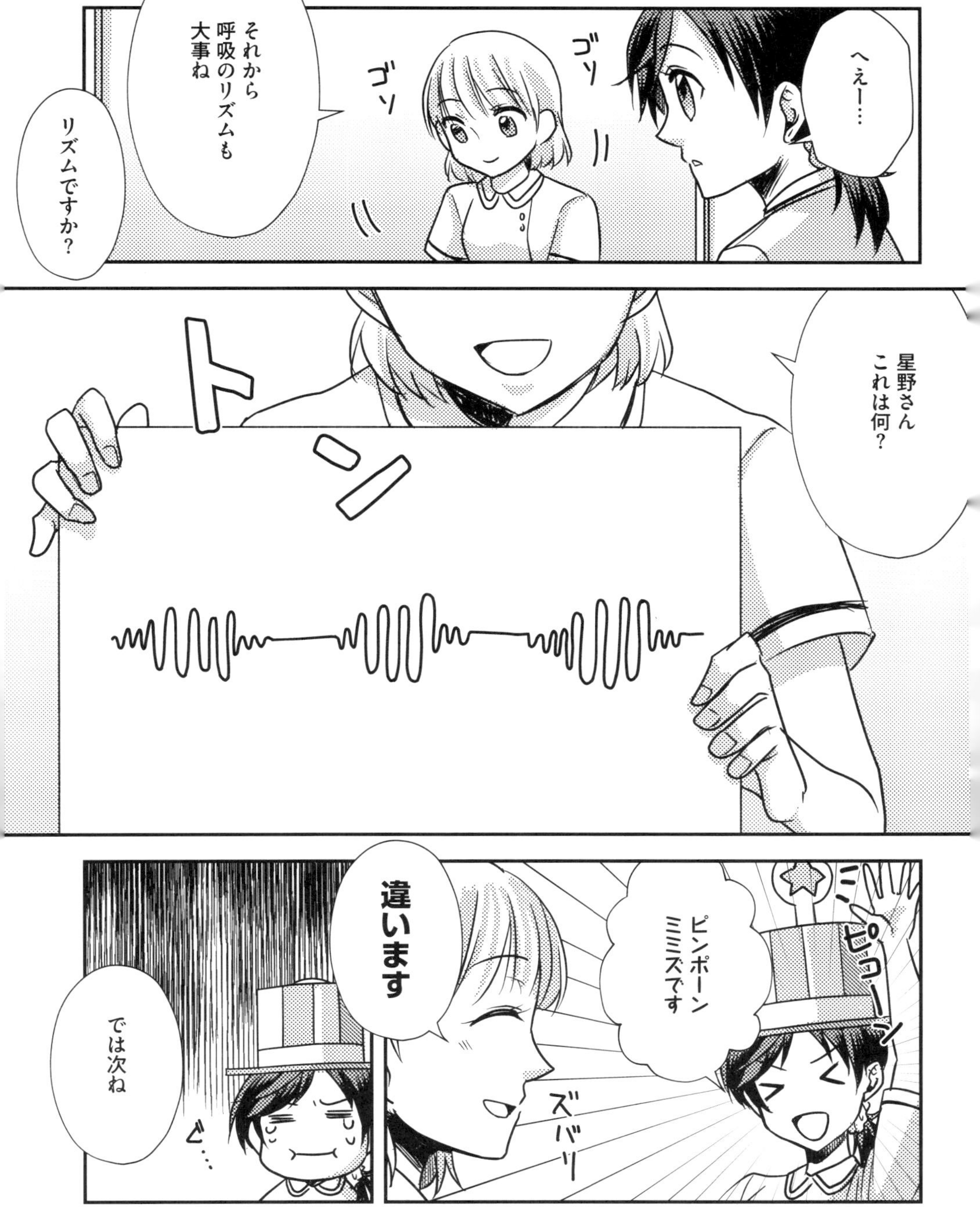
へぇー…
ゴソ
ゴソ
それから呼吸のリズムも大事ね
リズムですか？
星野さんこれは何？
トンッ
ピコーン
ピンポーンミミズです
ズバリ
違います
では次ね
ぐ…

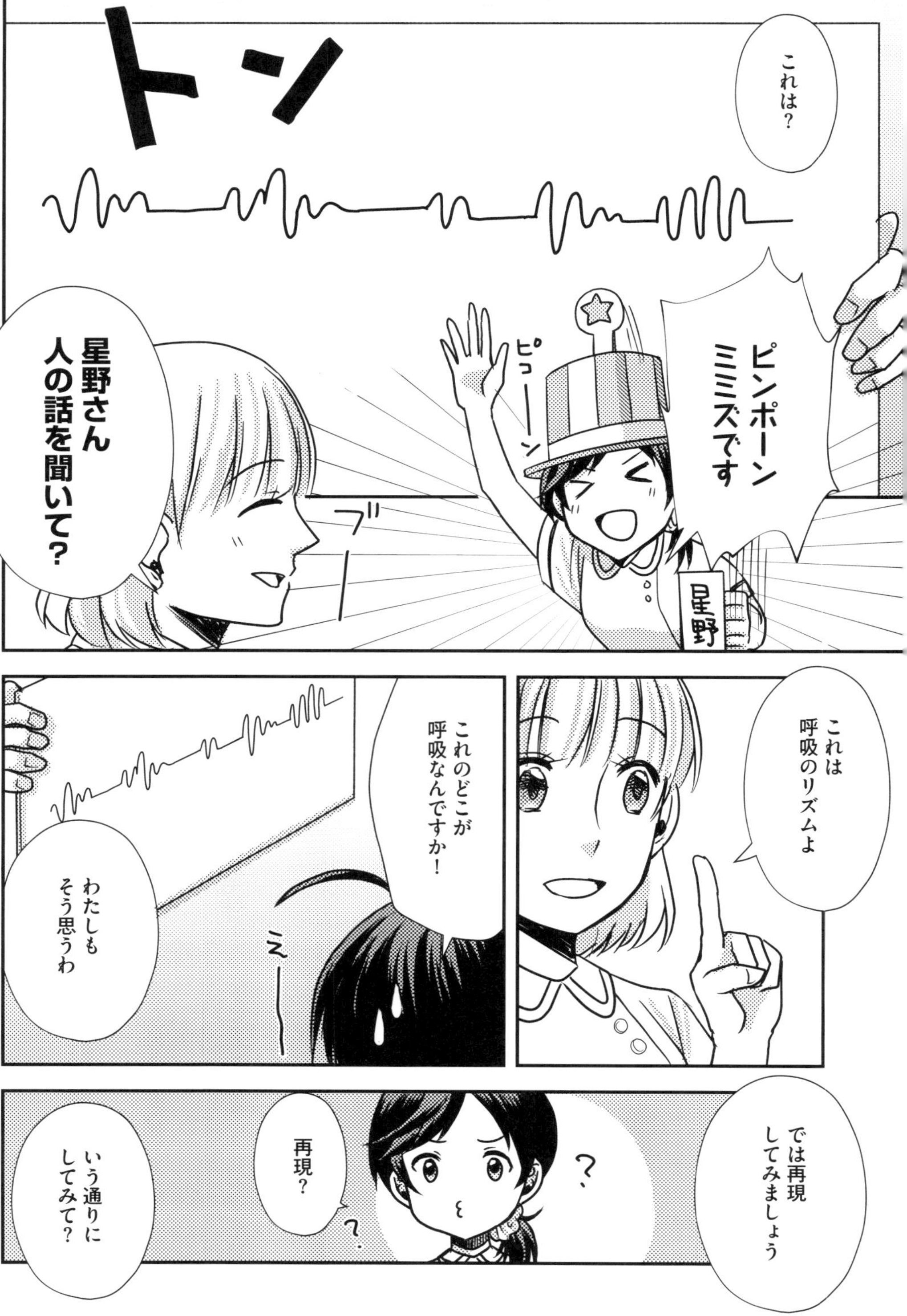
トン
これは？
ピンポーン
ミミズです
ピコーン
星野
ブー
星野さん
人の話を聞いて？
これは
呼吸のリズムよ
これのどこが
呼吸なんですか！
えーー
わたしも
そう思うわ
では再現
してみましょう
？
再現？
？
いう通りに
してみて？

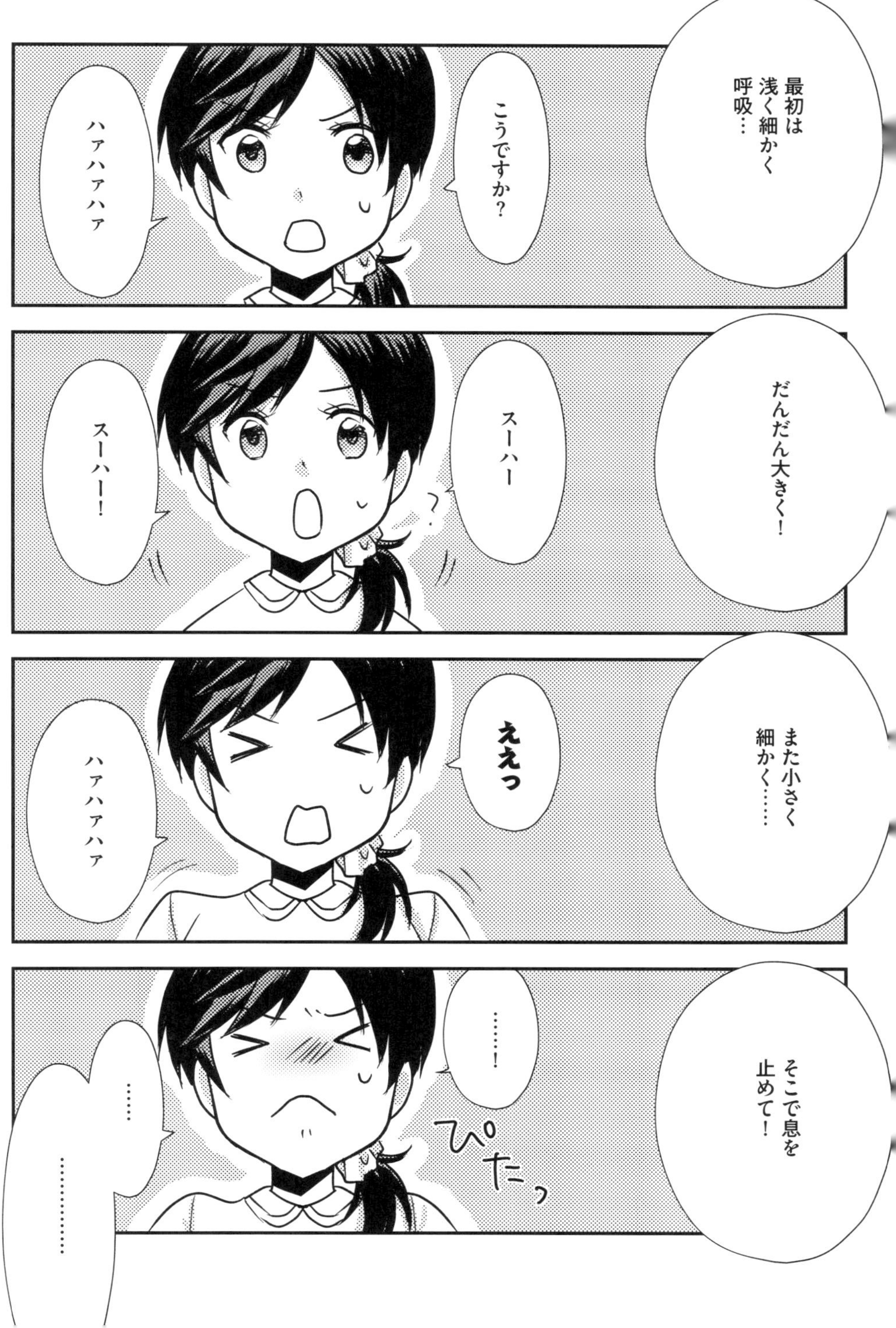
最初は浅く細かく呼吸…
こうですか？
ハァハァハァ
だんだん大きく！
スーハー
スーハー！
また小さく細かく……
ええっ
ハァハァハァ
そこで息を止めて！
……！
ぴたっ
……
…………

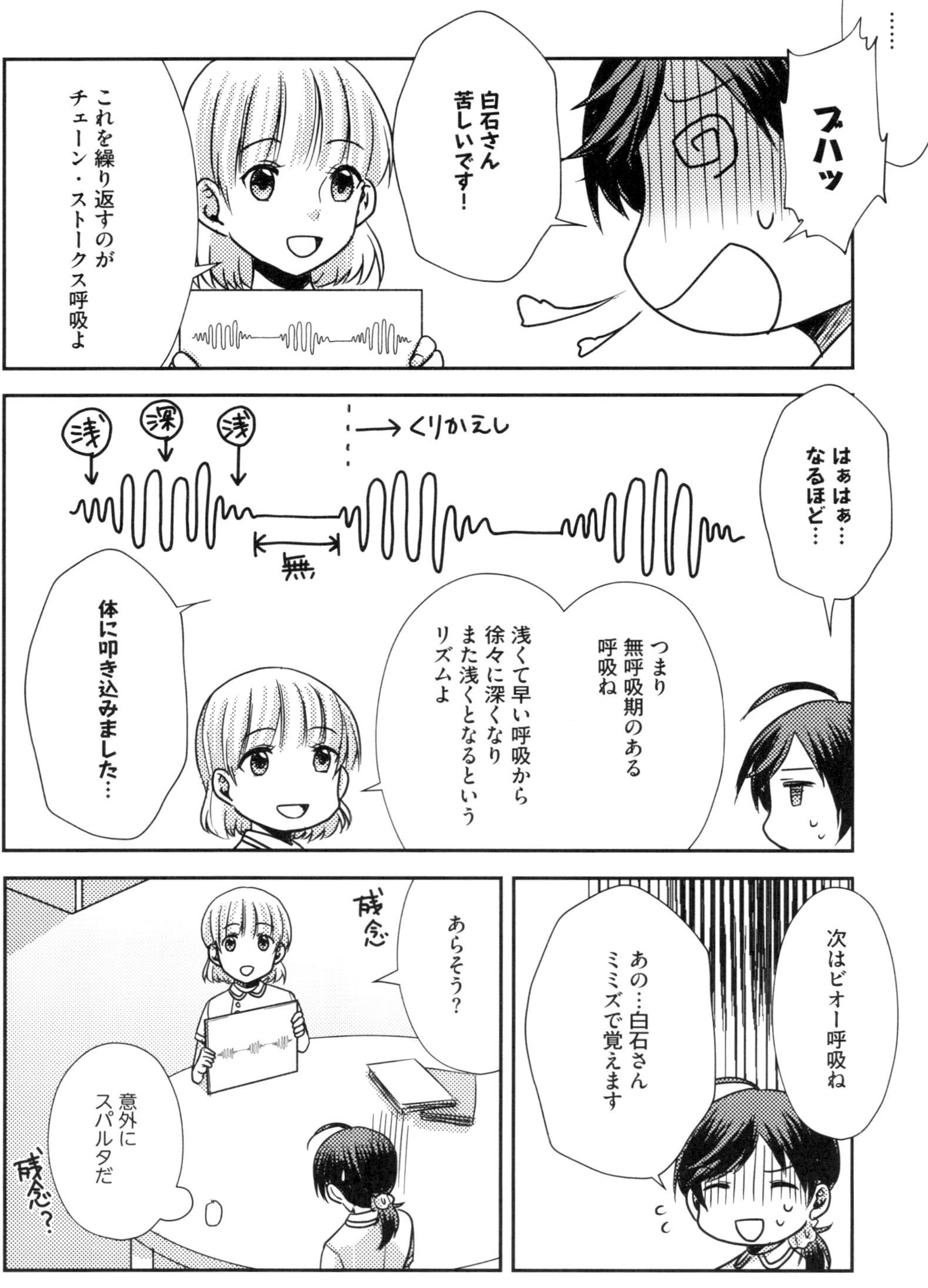
……
ブハッ
白石さん苦しいです!
これを繰り返すのがチェーン・ストークス呼吸よ
はぁはぁ…なるほど…
浅
深
浅
くりかえし
無
つまり無呼吸期のある呼吸ね
浅くて早い呼吸から徐々に深くなりまた浅くとなるというリズムよ
体に叩き込みました…
次はビオー呼吸ね
あの…白石さんミミズで覚えます
残念
あらそう?
意外にスパルタだ
残念?

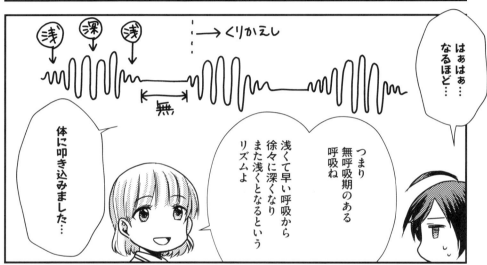

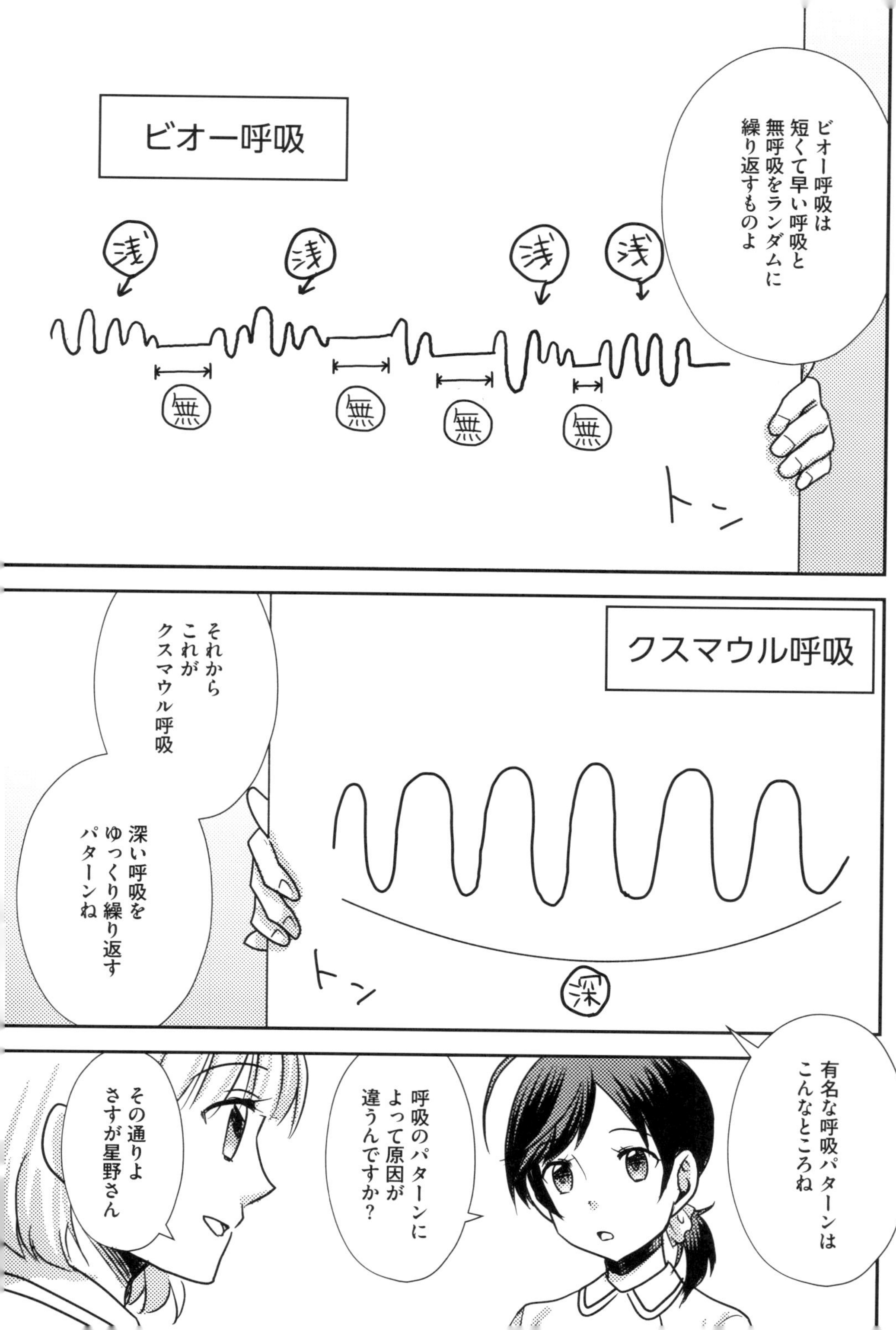
ビオー呼吸は短くて早い呼吸と無呼吸をランダムに繰り返すものよ
ビオー呼吸
浅
浅
浅
浅
無
無
無
無
トン
クスマウル呼吸
それからこれがクスマウル呼吸
深い呼吸をゆっくり繰り返すパターンね
深
トン
有名な呼吸パターンはこんなところね
呼吸のパターンによって原因が違うんですか?
その通りよさすが星野さん

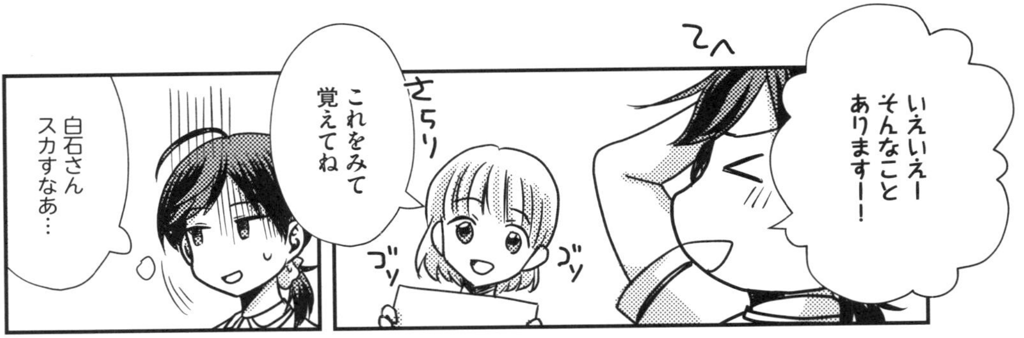
てへ
いえいえー
そんなこと
ありますー！！
さらり
これをみて
覚えてね
ゴッ
ゴッ
白石さん
スカすなあ…

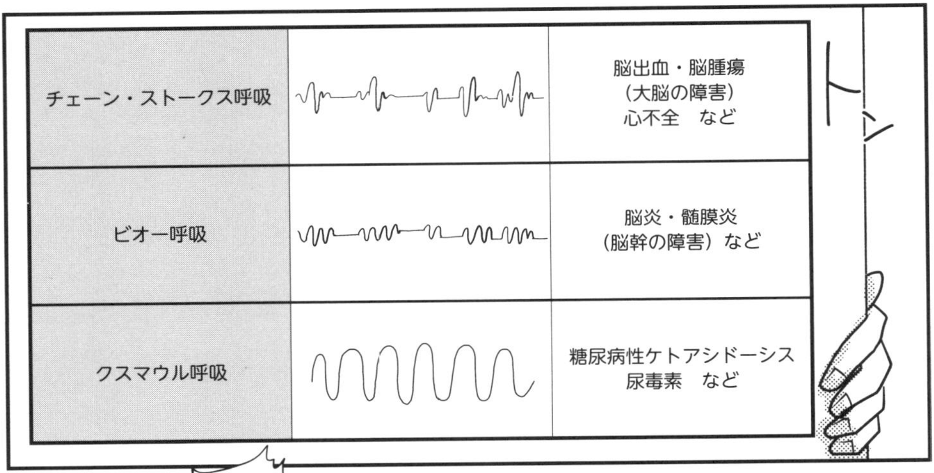

チェーン・ストークス呼吸		脳出血・脳腫瘍 （大脳の障害） 心不全　など
ビオー呼吸		脳炎・髄膜炎 （脳幹の障害）など
クスマウル呼吸		糖尿病性ケトアシドーシス 尿毒素　など

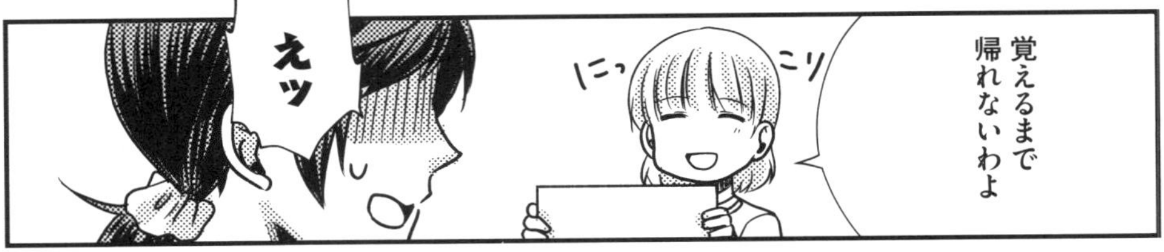
覚えるまで
帰れないわよ
にっこり
えッ

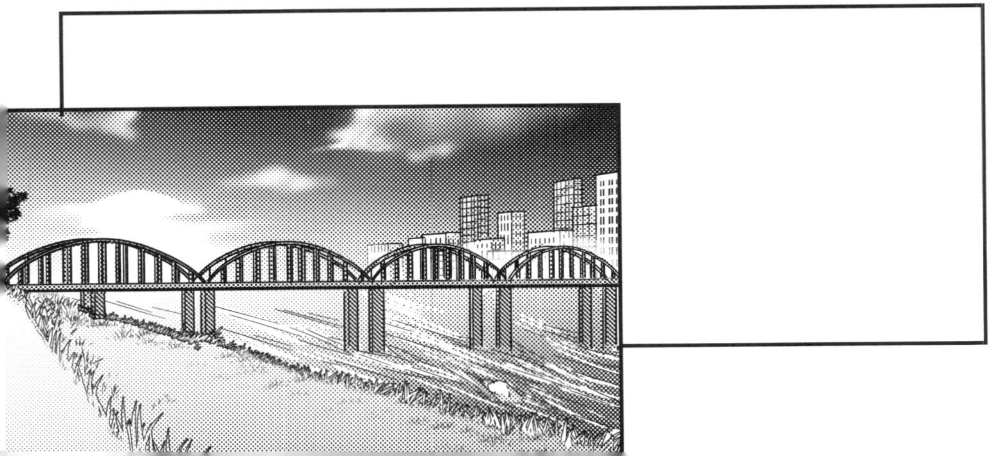

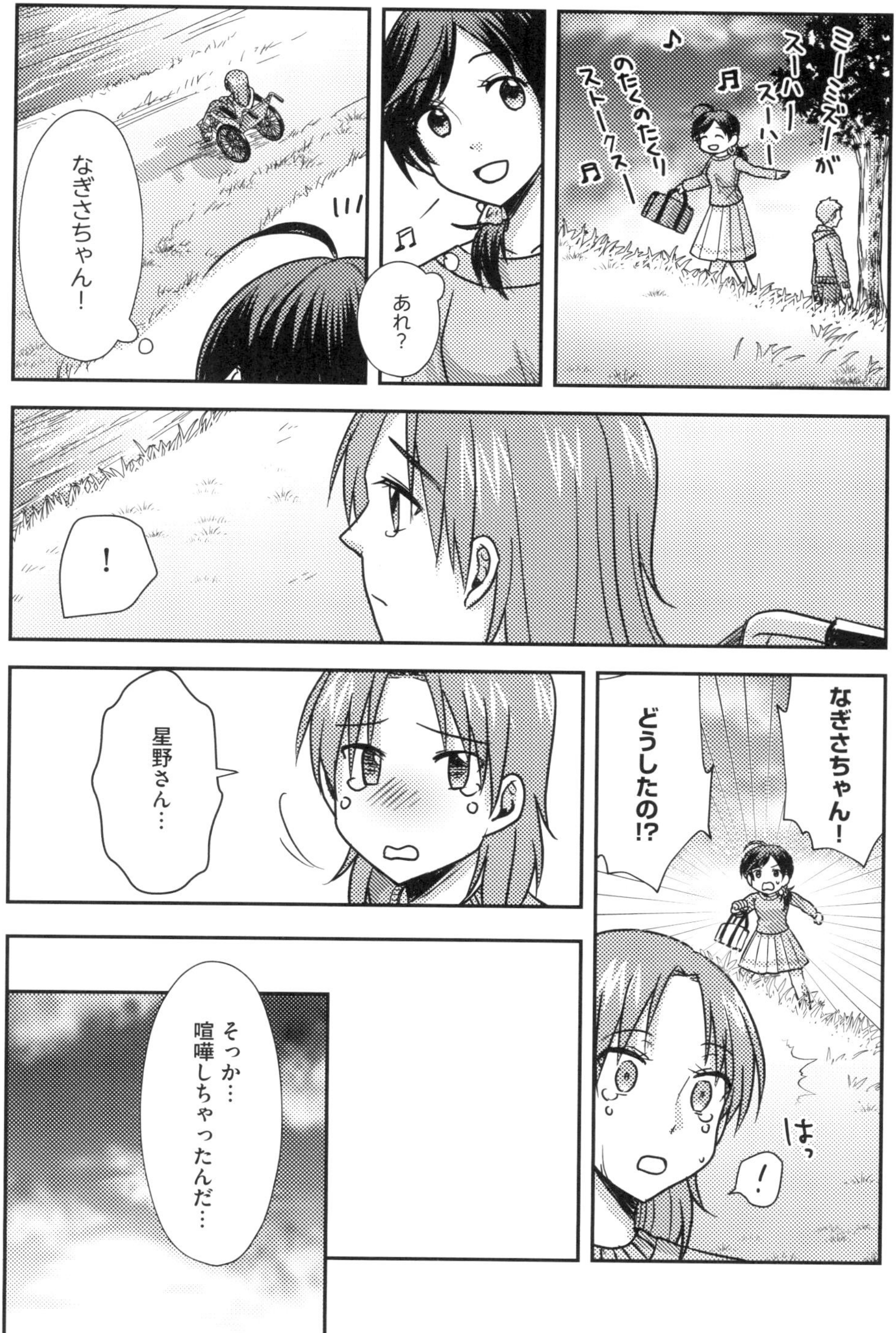
ミーミズーが
スーハースーハー
のたくのたくり
ストークスー
あれ?
なぎさちゃん!
!
なぎさちゃん!
どうしたの!?
はっ
!
星野さん…
そっか…
喧嘩しちゃったんだ…

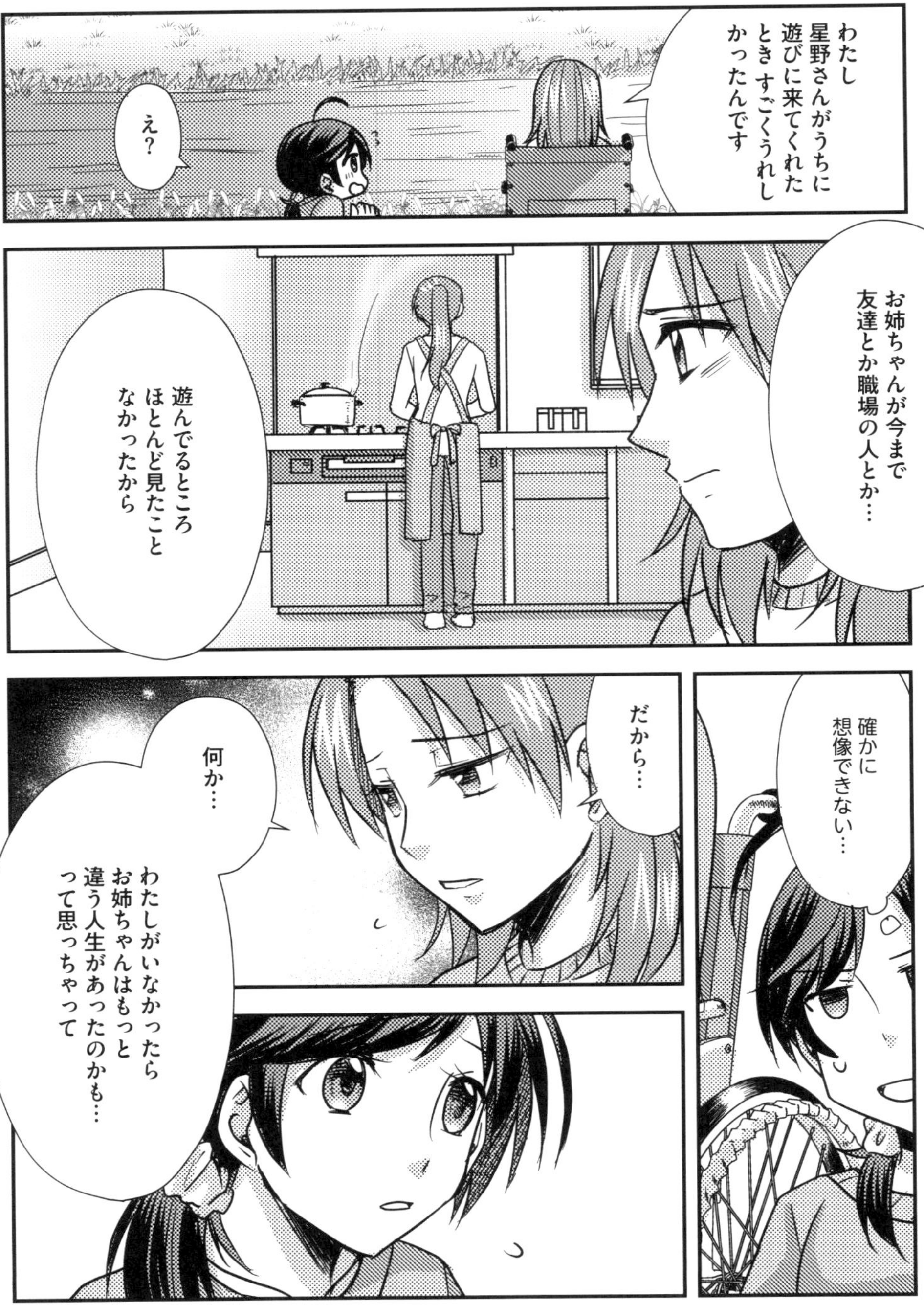
わたし星野さんがうちに遊びに来てくれたときすごくうれしかったんです
え？
お姉ちゃんが今まで友達とか職場の人とか…
遊んでるところほとんど見たことなかったから
確かに想像できない…
だから…
何か…
わたしがいなかったらお姉ちゃんはもっと違う人生があったのかも…って思っちゃって

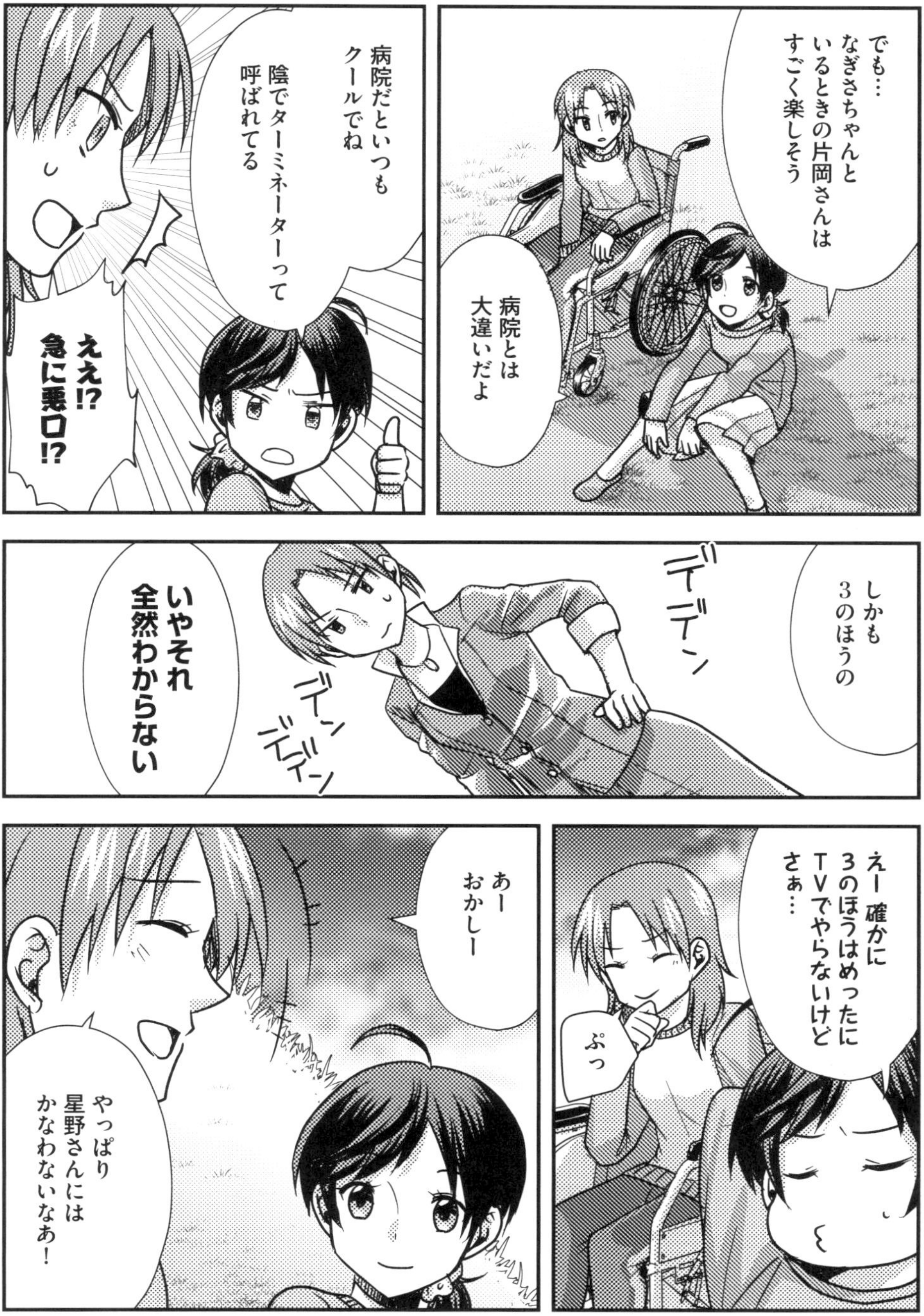
でも…
なぎさちゃんと
いるときの片岡さんは
すごく楽しそう
病院とは
大違いだよ
病院だといつも
クールでね
陰でターミネーターって
呼ばれてる
ええ!?
急に悪口!?
しかも
3のほうの
デデン
デーン
デデーン
いやそれ
全然わからない
えー 確かに
3のほうはめったに
TVでやらないけど
さぁ…
ぷっ
あー
おかしー
やっぱり
星野さんには
かなわないなあ!

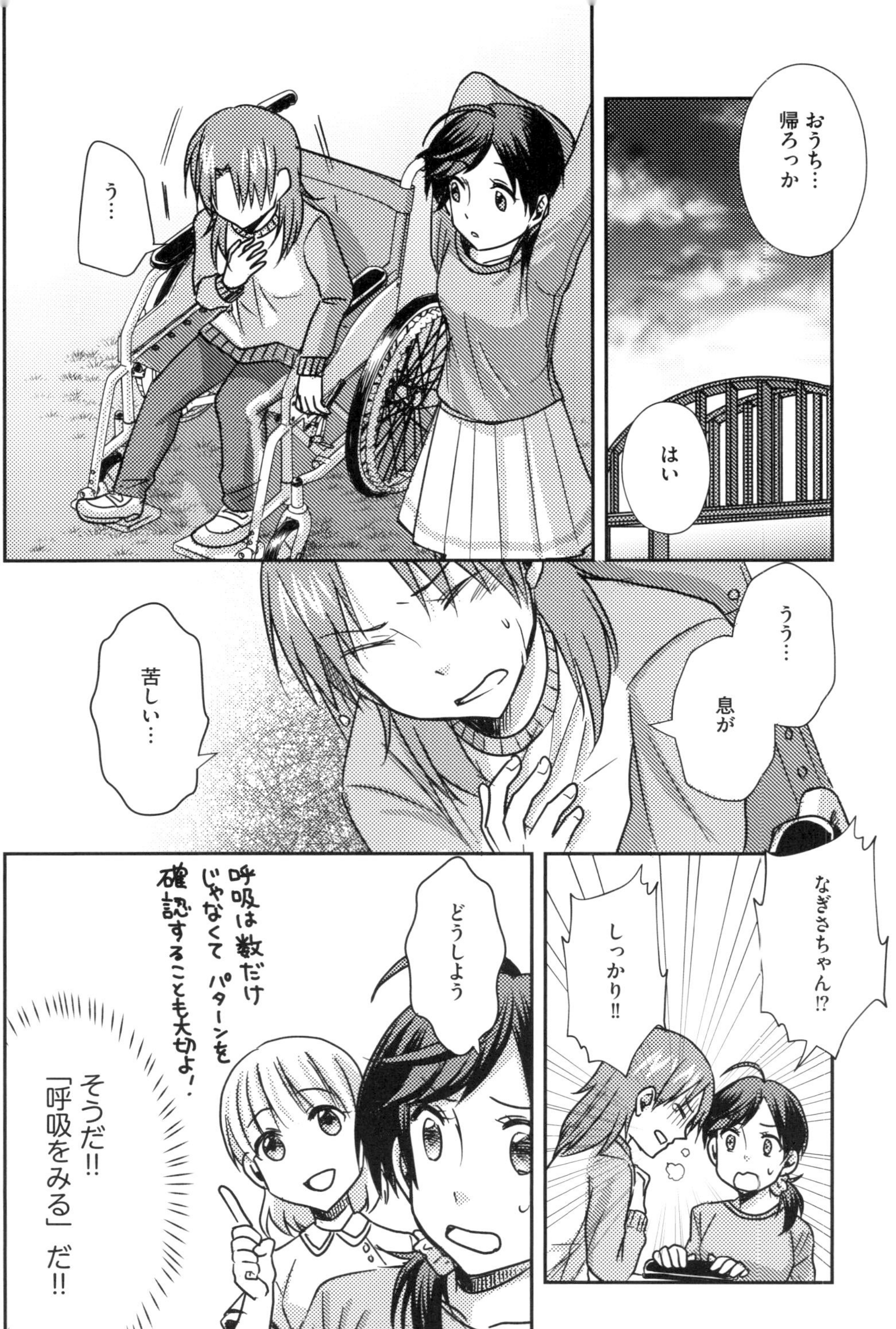
おうち…
帰ろっか
はい
う…
うう…
息が
苦しい…
なぎさちゃん!?
しっかり!!
どうしよう
呼吸は数だけじゃなくて パターンを確認することも大切よ!
そうだ!!
「呼吸をみる」だ!!

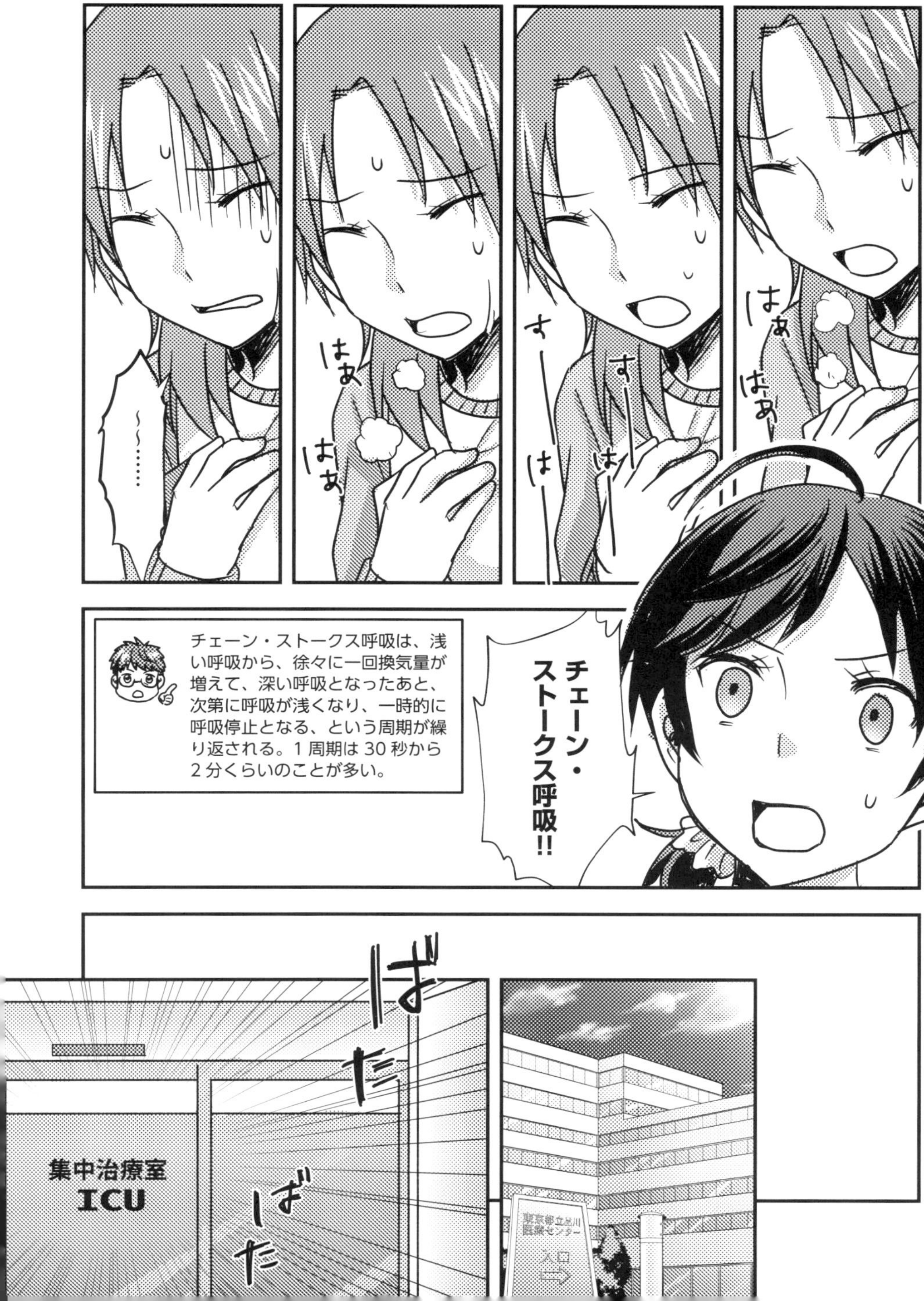

はぁ はぁ
すーはー
すーはー
はぁ
はぁ
~~……
チェーン・ストークス呼吸!!
チェーン・ストークス呼吸は、浅い呼吸から、徐々に一回換気量が増えて、深い呼吸となったあと、次第に呼吸が浅くなり、一時的に呼吸停止となる、という周期が繰り返される。1 周期は 30 秒から 2 分くらいのことが多い。
ばた
ばた
集中治療室
ICU

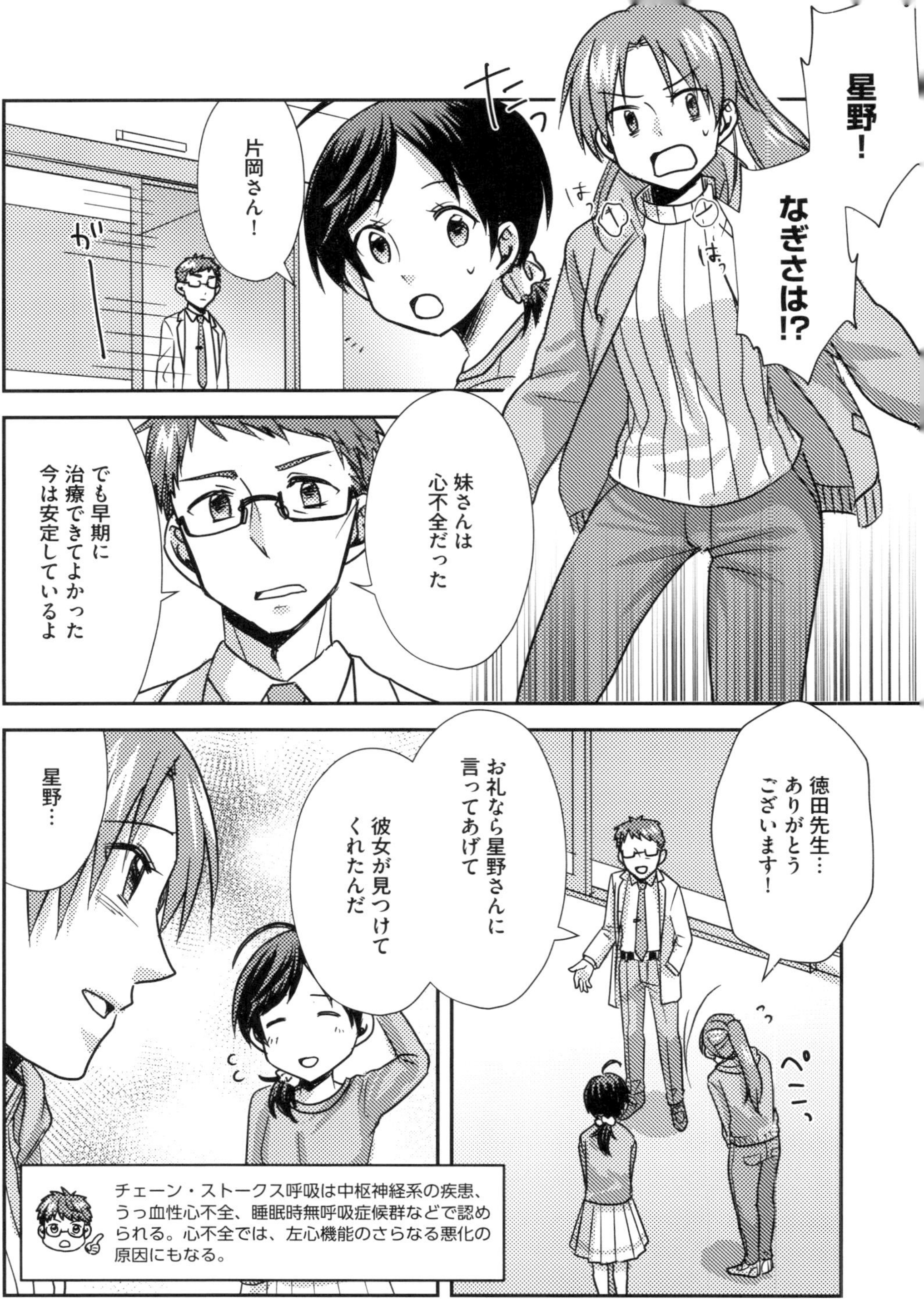
星野！
なぎさは!?
はっ
はっ
片岡さん！
ガーー
妹さんは心不全だった
でも早期に治療できてよかった今は安定しているよ
徳田先生…ありがとうございます！
ぺこー
お礼なら星野さんに言ってあげて
彼女が見つけてくれたんだ
星野…
チェーン・ストークス呼吸は中枢神経系の疾患、うっ血性心不全、睡眠時無呼吸症候群などで認められる。心不全では、左心機能のさらなる悪化の原因にもなる。

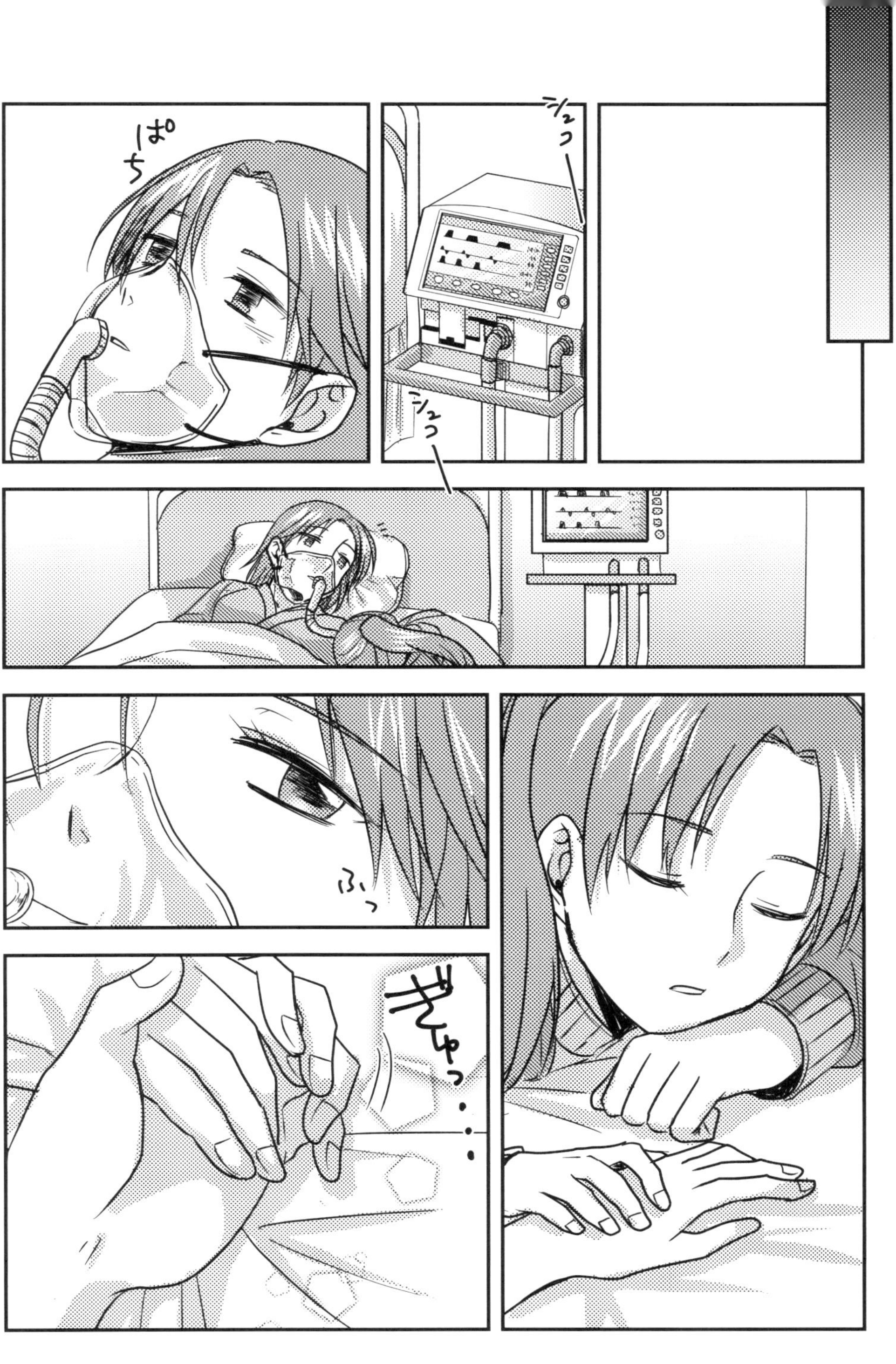
シュコッ
シュコッ
ぱち
ふっ
ぎゅっ…

第9話

呼吸音を聴診するとき

位置とタイミングが聴き分けのカギ

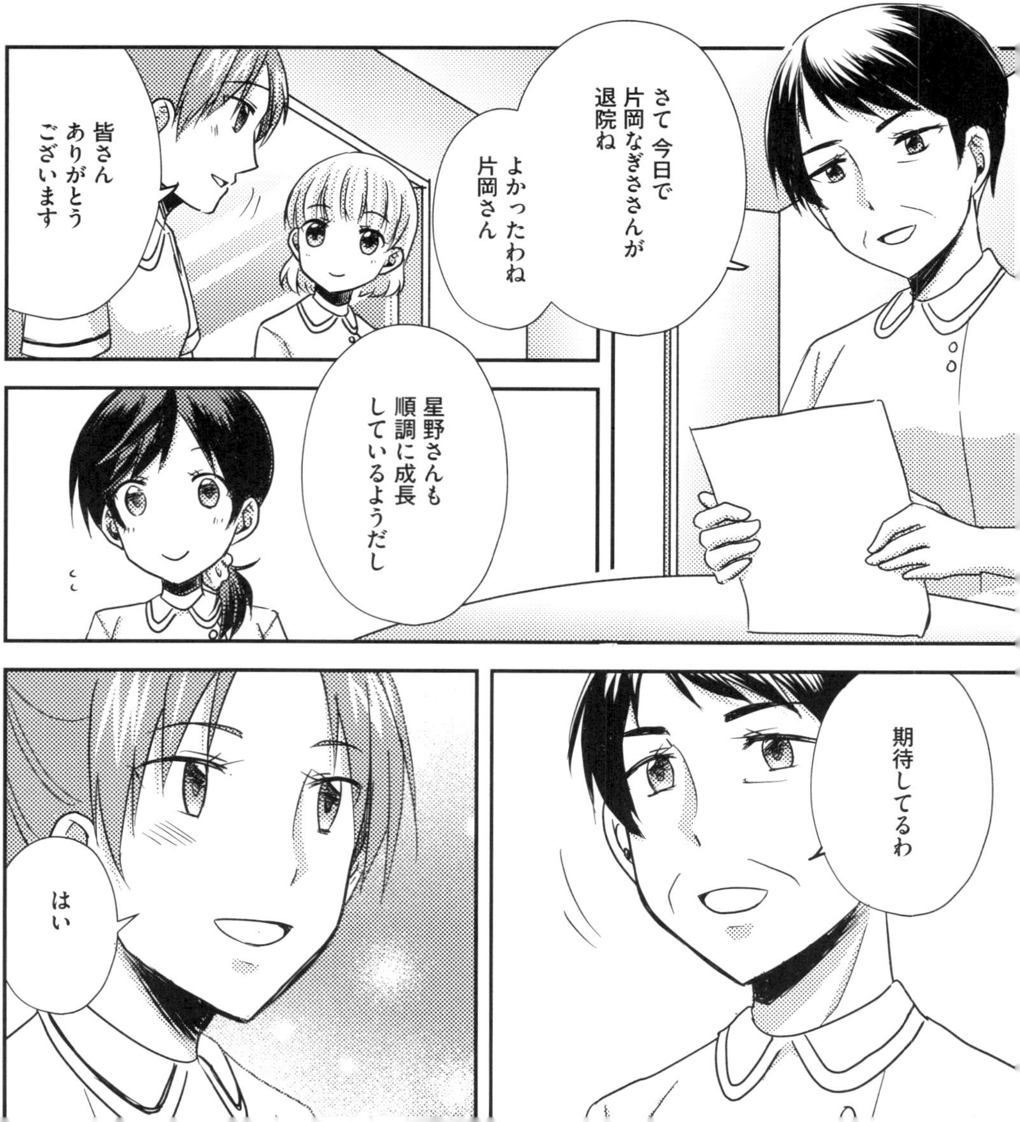

さて 今日で 片岡なぎささんが 退院ね
よかったわね 片岡さん
皆さん ありがとう ございます
星野さんも 順調に成長 しているようだし
期待してるわ
はい

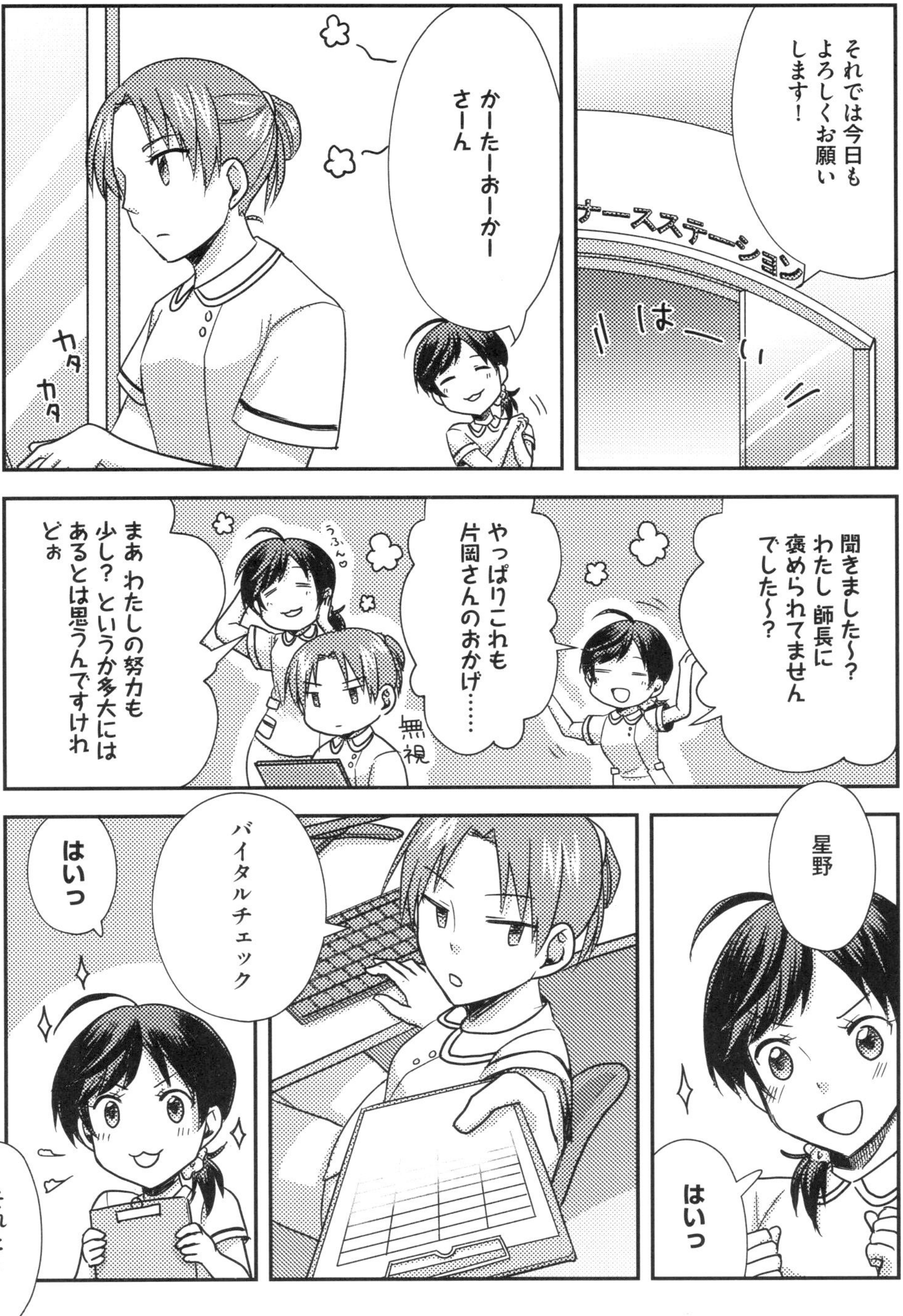
それでは今日もよろしくお願いします！
ナースステーション
はーい
かーたーおーかーさーん
カタカタ
聞きました～？わたし 師長に褒められてませんでした～？
やっぱりこれも片岡さんのおかげ……
うふん♡
無視
まあ わたしの努力も少し？ というか多大にはあるとは思うんですけれどぉ
星野
はいっ
バイタルチェック
はいっ
それと…

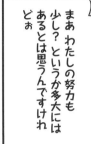

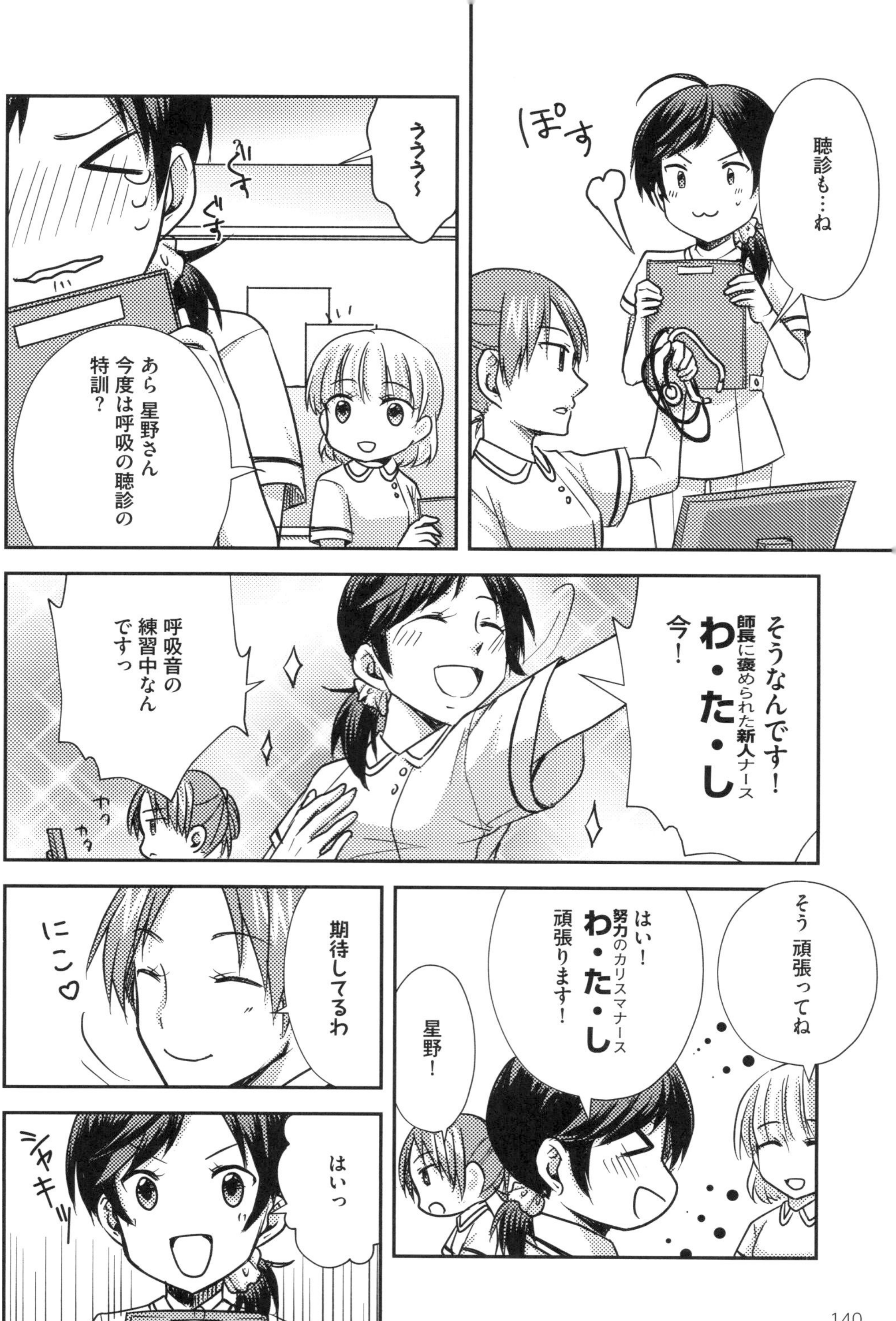
ぽす
聴診も…ね
ううう～
ぐすぐす
あら 星野さん 今度は呼吸の聴診の特訓？
そうなんです！ わ・た・し《師長に褒められた新人ナース》今！
呼吸音の練習中なんですっ
カッ カタ
そう 頑張ってね
はい！ わ・た・し《努力のカリスマナース》頑張ります！
星野！
期待してるわ
にこ♡
はいっ
シャキーッ

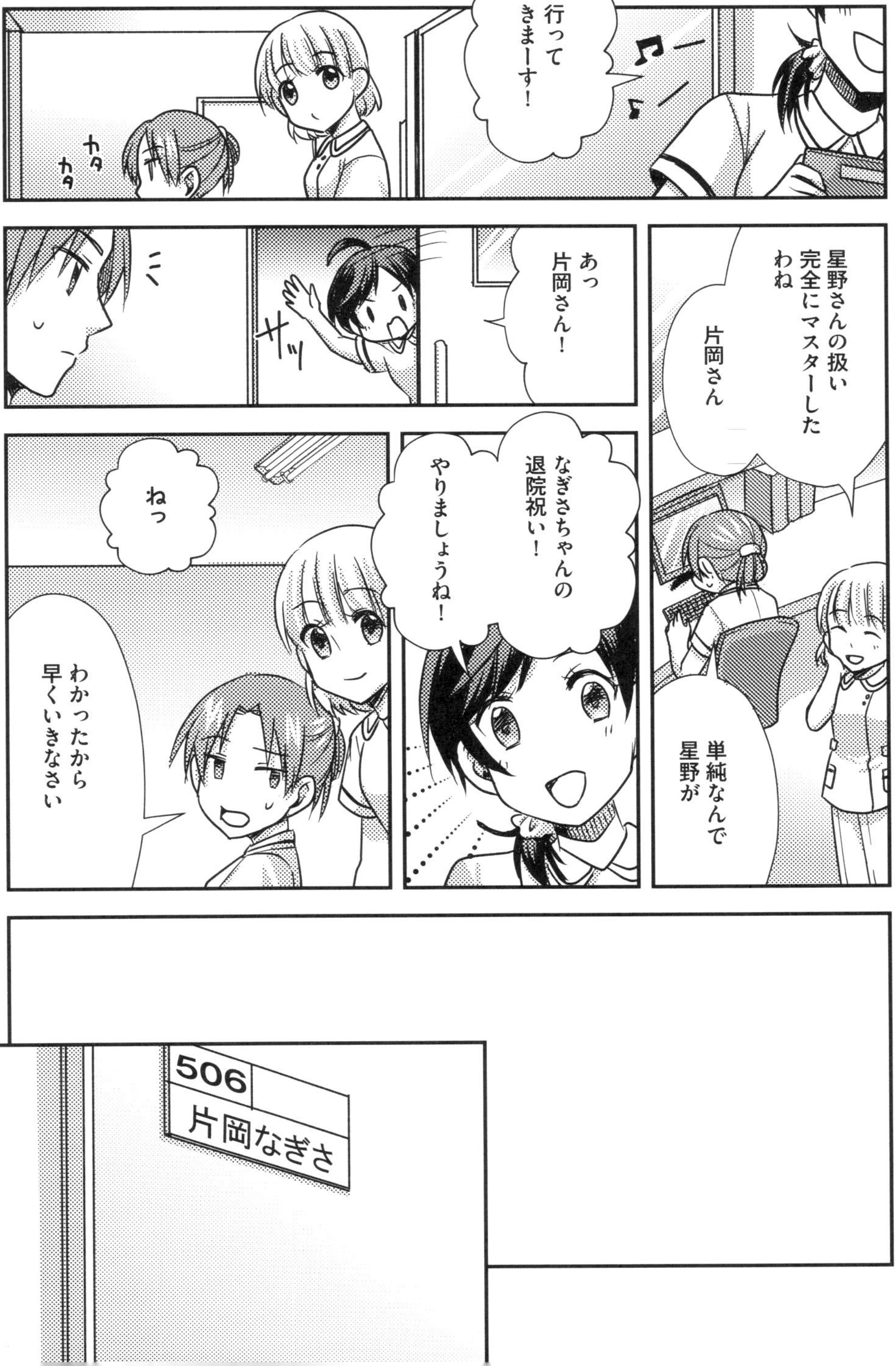
行ってきまーす！
カタ
カタ
星野さんの扱い完全にマスターしたわね
片岡さん
単純なんで星野が
あっ片岡さん！
サッ
なぎさちゃんの退院祝い！
やりましょうね！
ねっ
わかったから早くいきなさい
506
片岡なぎさ

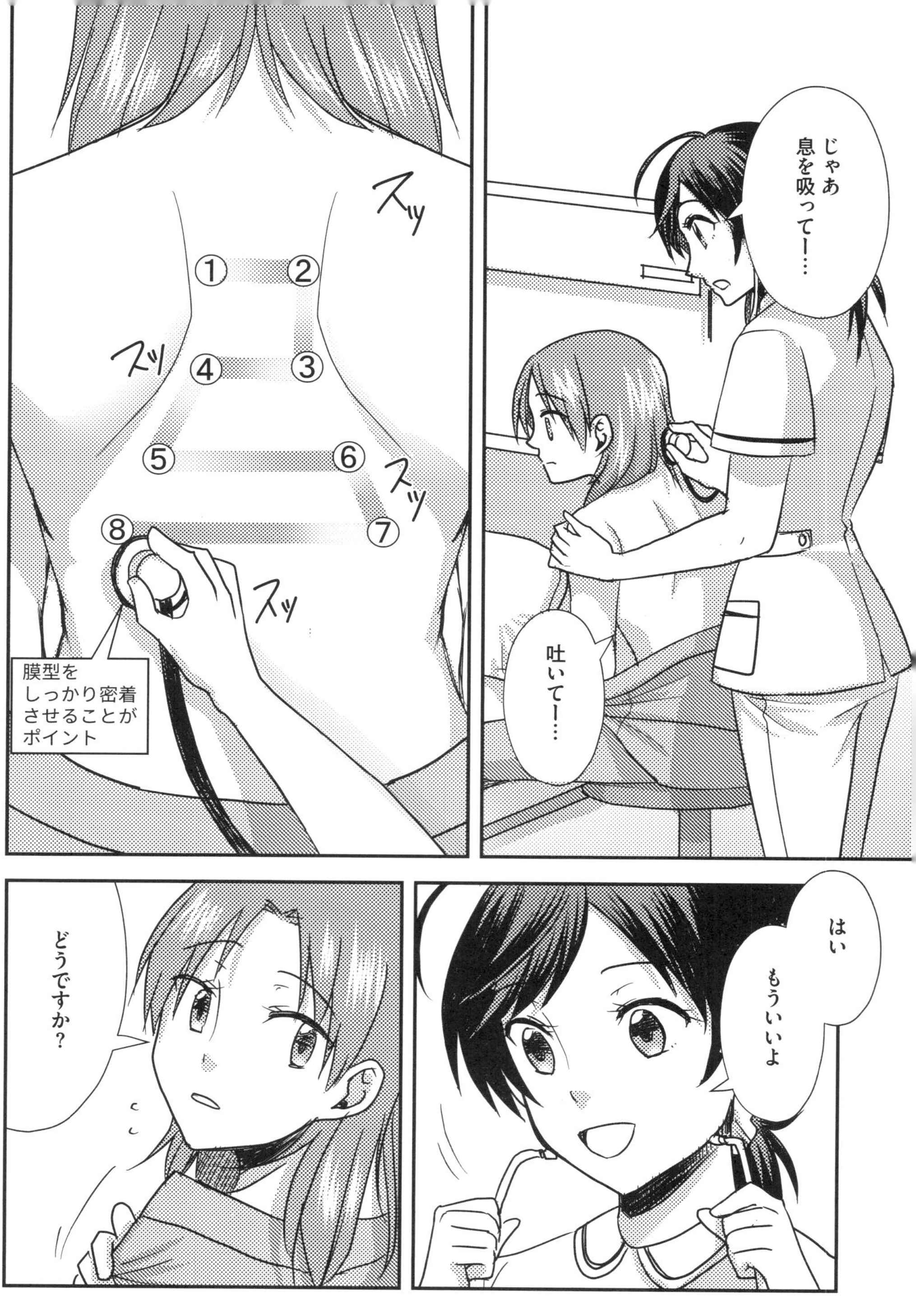
じゃあ
息を吸ってー…
吐いてー…
スッ
スッ
スッ
スッ
①
②
③
④
⑤
⑥
⑦
⑧
膜型を
しっかり密着
させることが
ポイント
はい
もういいよ
どうですか？

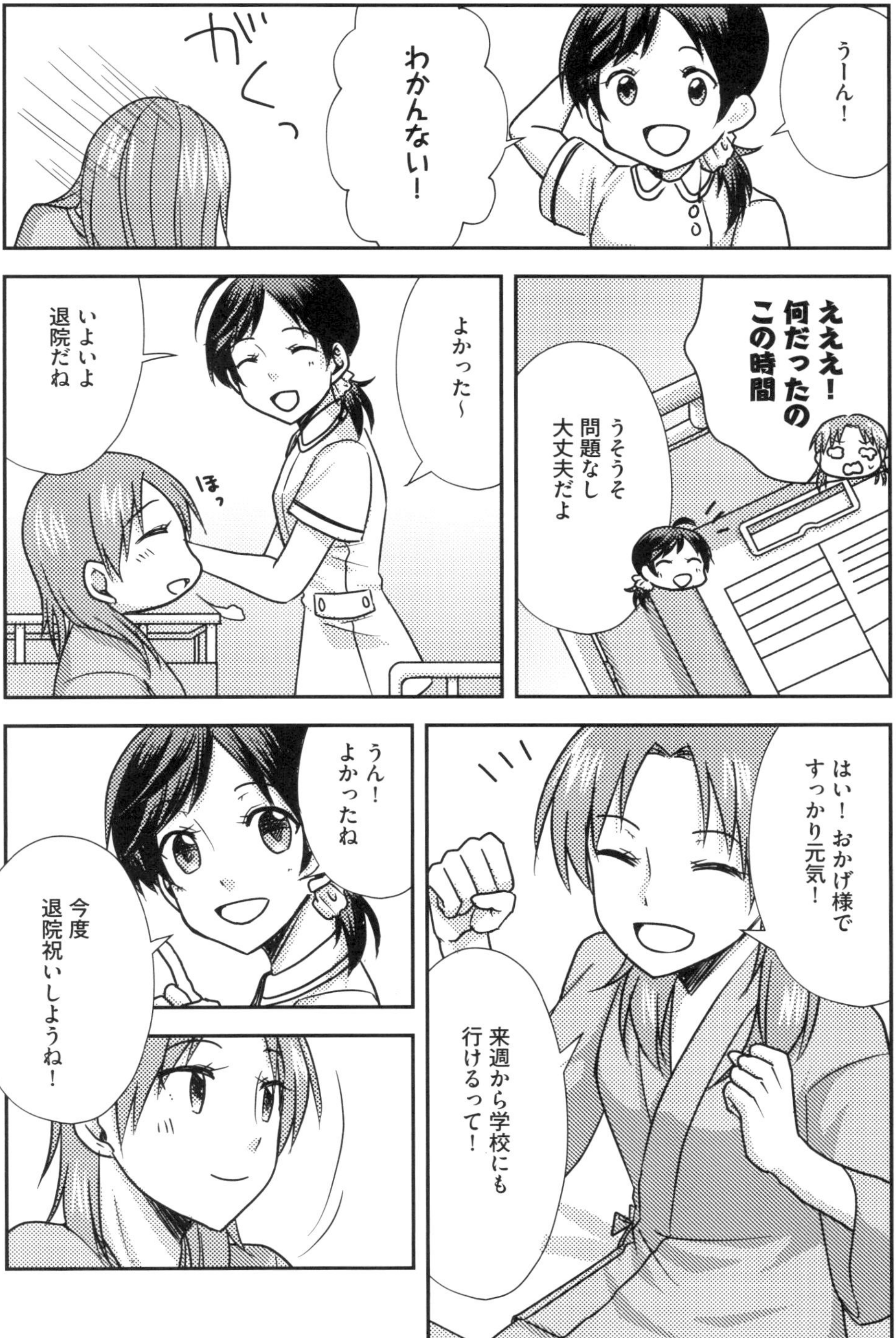
うーん！
わかんない！
がくっ
えええ！何だったのこの時間
うそうそ問題なし大丈夫だよ
よかった〜
ほっ
いよいよ退院だね
はい！おかげ様ですっかり元気！
来週から学校にも行けるって！
うん！よかったね
今度退院祝いしようね！

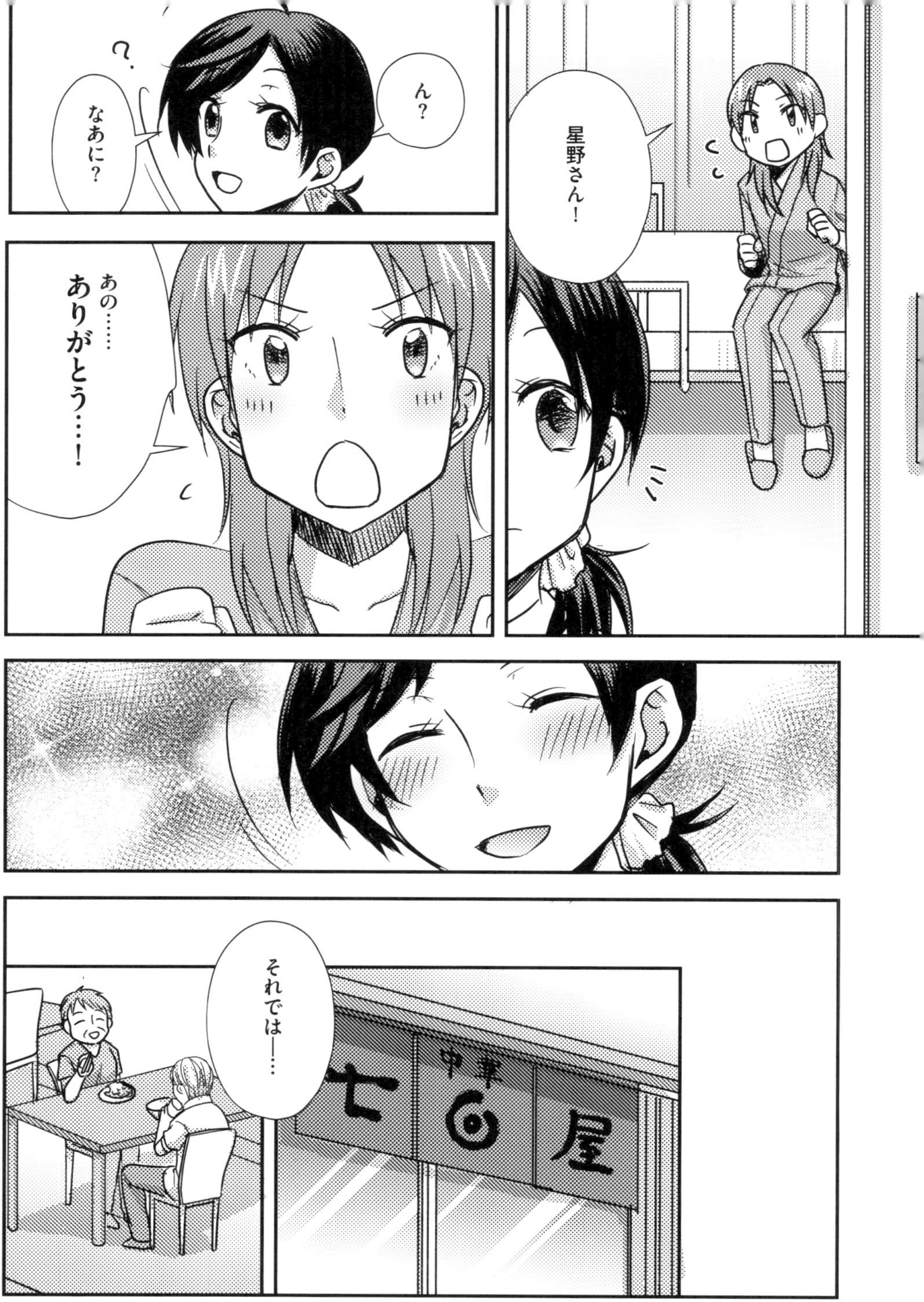
星野さん！
ん？
なあに？
あの……
ありがとう…！
それでは――…
中華

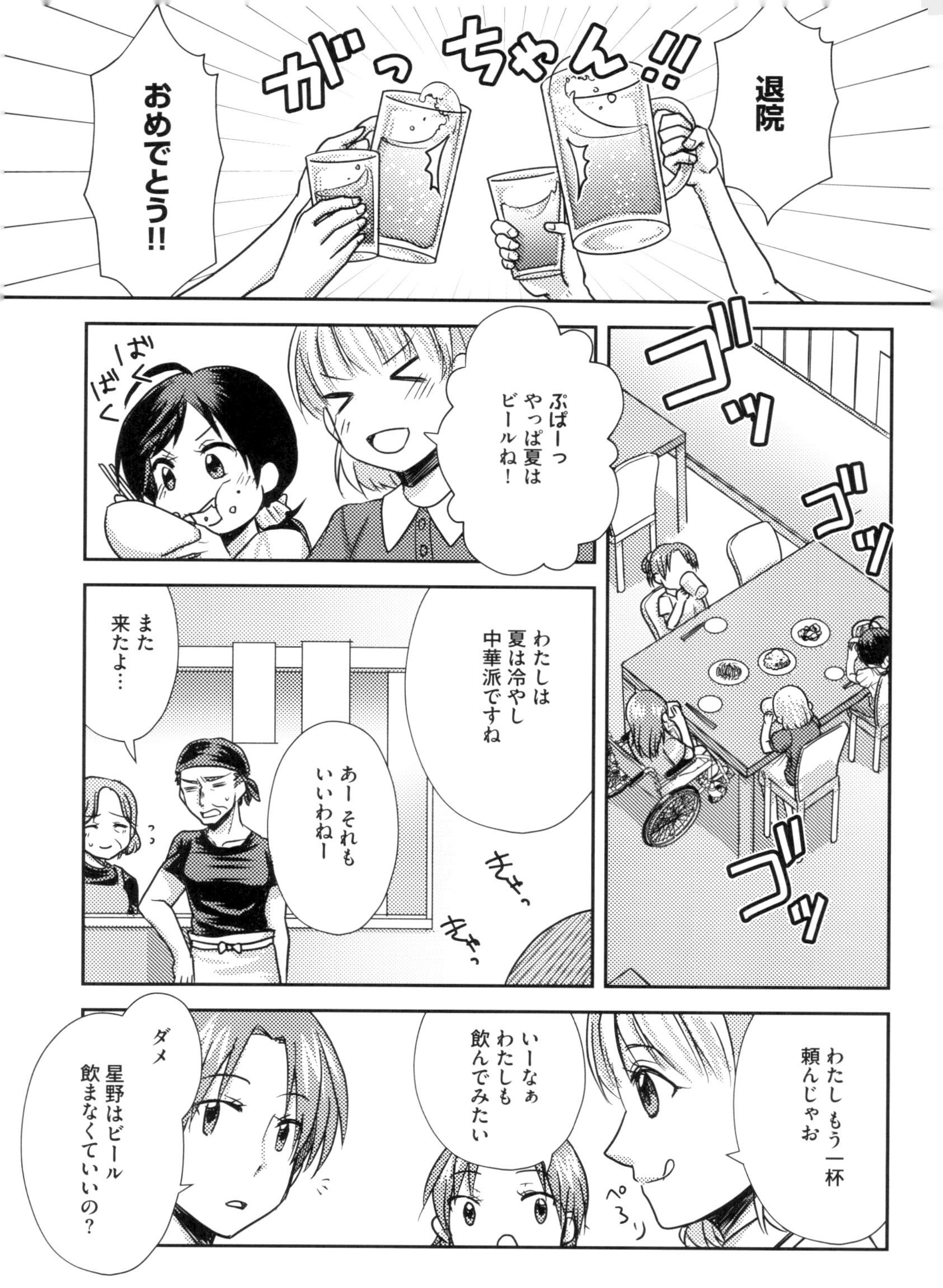
退院
がっちゃん!!
おめでとう!!
ゴッ
ゴッ
ゴッ
ぷはーっ やっぱ夏はビールね!
ばく ばく
わたしは夏は冷やし中華派ですね
あーそれもいいわねー
きゃっ
きゃっ
また来たよ…
わたしもう一杯頼んじゃお
ぺろり
いーなぁ わたしも飲んでみたい
ダメ
星野はビール飲まなくていいの?

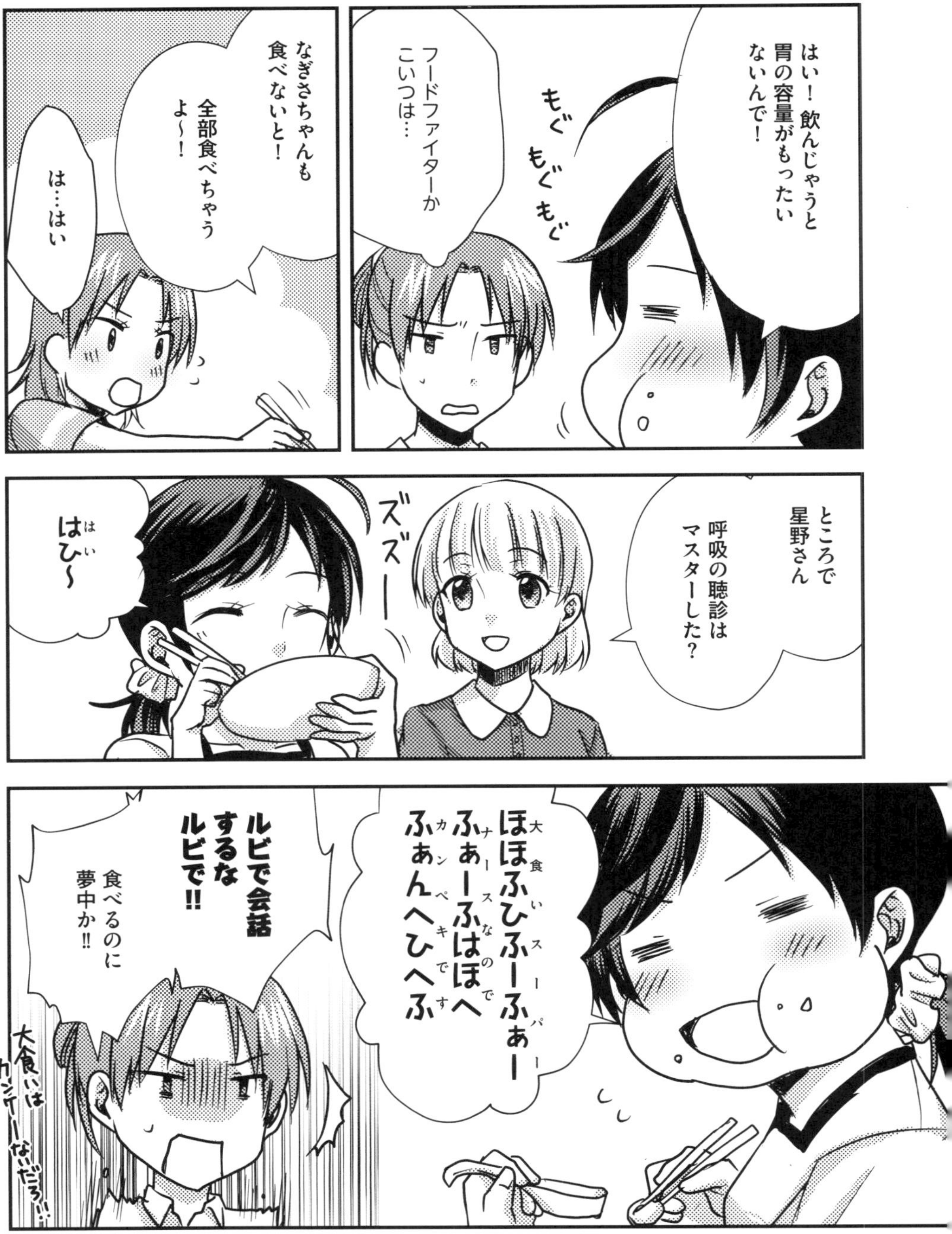
はい！飲んじゃうと胃の容量がもったいないんで！
もぐ もぐもぐ もぐ
フードファイターかこいつは…
なぎさちゃんも食べないと！
全部食べちゃうよ～！
は…はい
ところで星野さん呼吸の聴診はマスターした？
ズズー
は《は》ひ《い》～
ほほふひふーふぁー《大食いスーパー》ふぁーふはほへ《ナースなので》ふぁんへひへふ《カンペキです》
ルビで会話するなルビで!!
食べるのに夢中か!!
大食いはカンケーないだろ!!

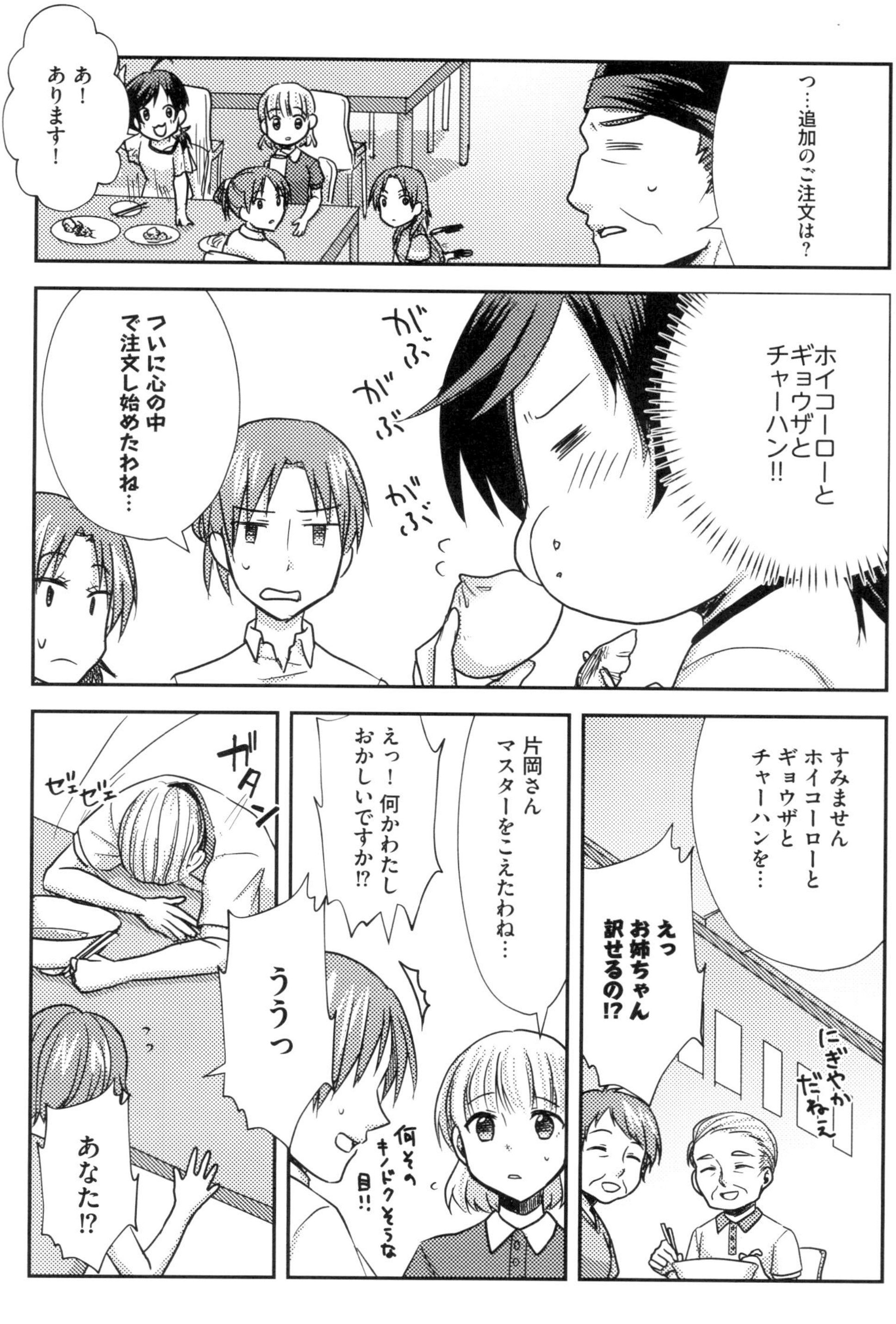
っ…追加のご注文は？
あ！
あります！
ホイコーローと
ギョウザと
チャーハン!!
がぶ
がぶ
がぶ
ついに心の中で注文し始めたわね…
すみません
ホイコーローと
ギョウザと
チャーハンを…
えっ
お姉ちゃん
訳せるの!?
にぎやかだねぇ
片岡さん
マスターをこえたわね…
えっ！何かわたし
おかしいですか!?
ううっ
何そのキノドクそうな目!!
ガタン
ゼェゼェ
あなた!?

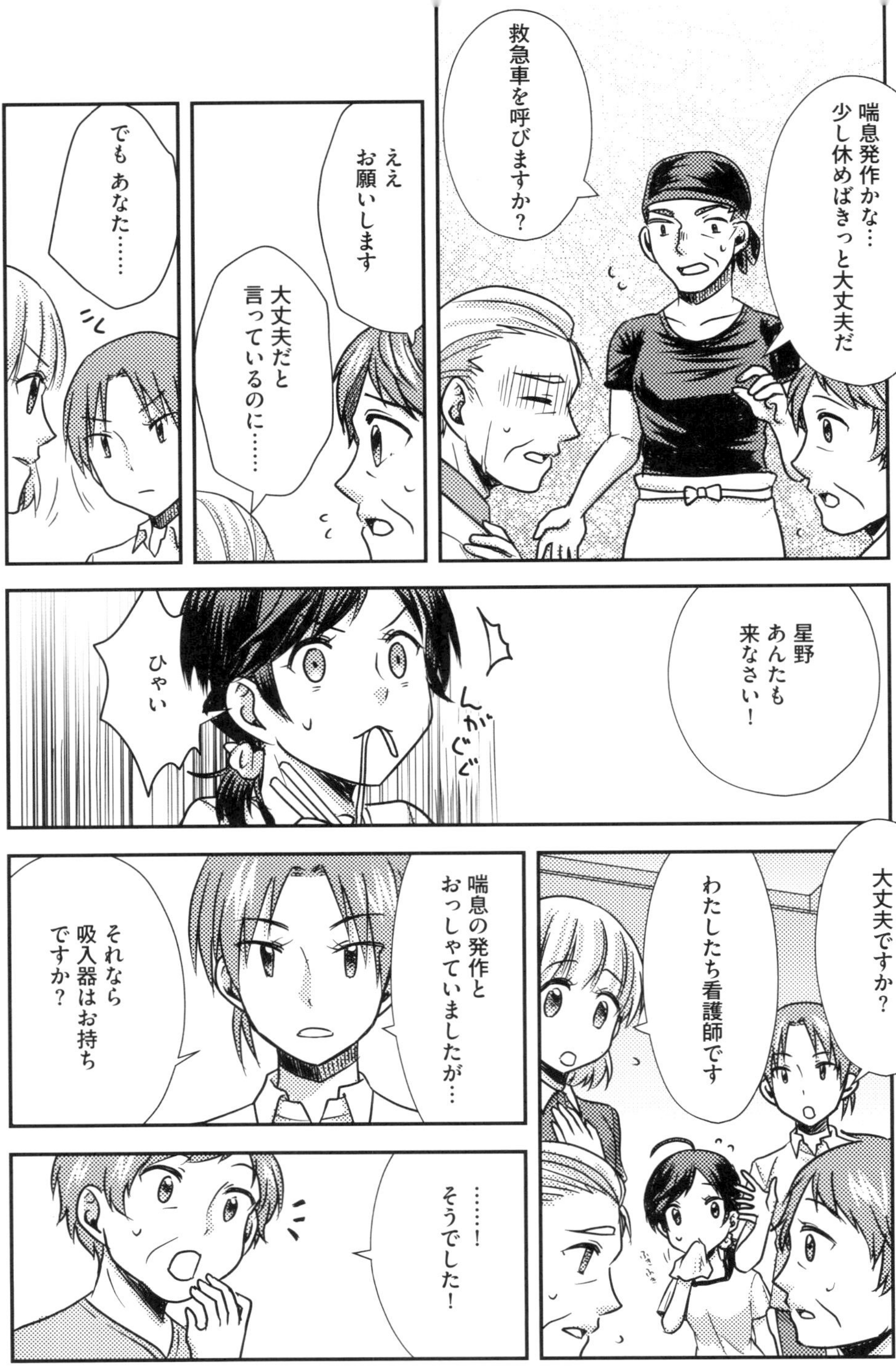
喘息発作かな…
少し休めばきっと大丈夫だ
救急車を呼びますか？
ええ
お願いします
大丈夫だと
言っているのに……
でも あなた……
星野
あんたも
来なさい！
んがぐぐ
ひゃい
大丈夫ですか？
わたしたち看護師です
喘息の発作と
おっしゃていましたが…
それなら
吸入器はお持ち
ですか？
……！
そうでした！

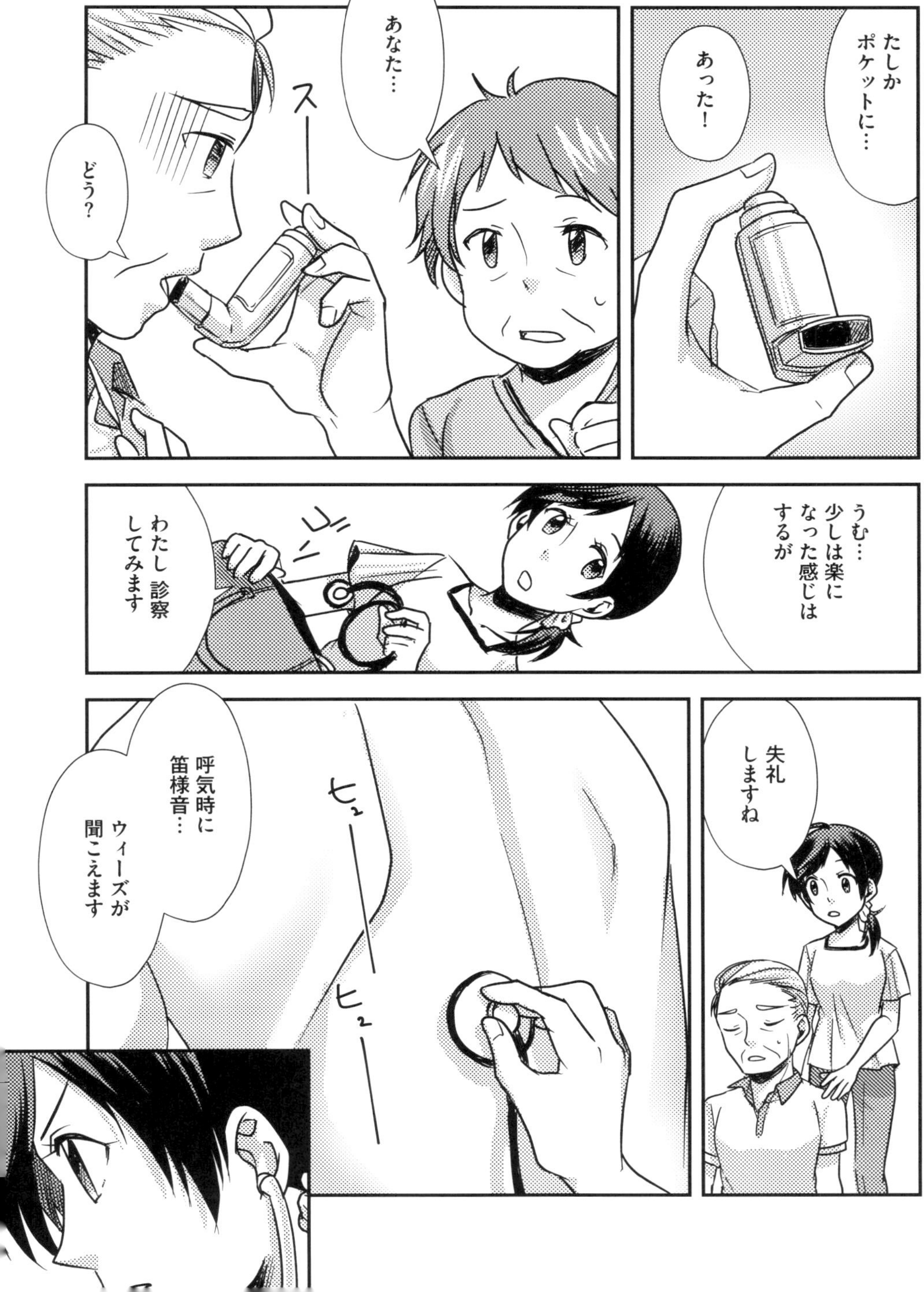
たしか
ポケットに…
あった!
あなた…
スー
どう?
うむ…
少しは楽に
なった感じは
するが
わたし 診察
してみます
失礼
しますね
呼気時に
笛様音…
ウィーズが
聞こえます
ヒュー
ヒュー

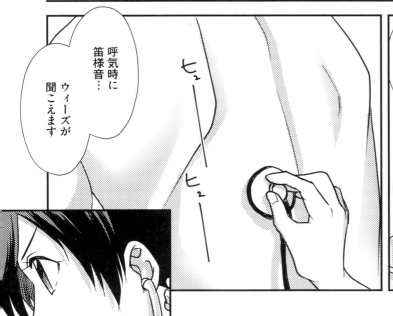

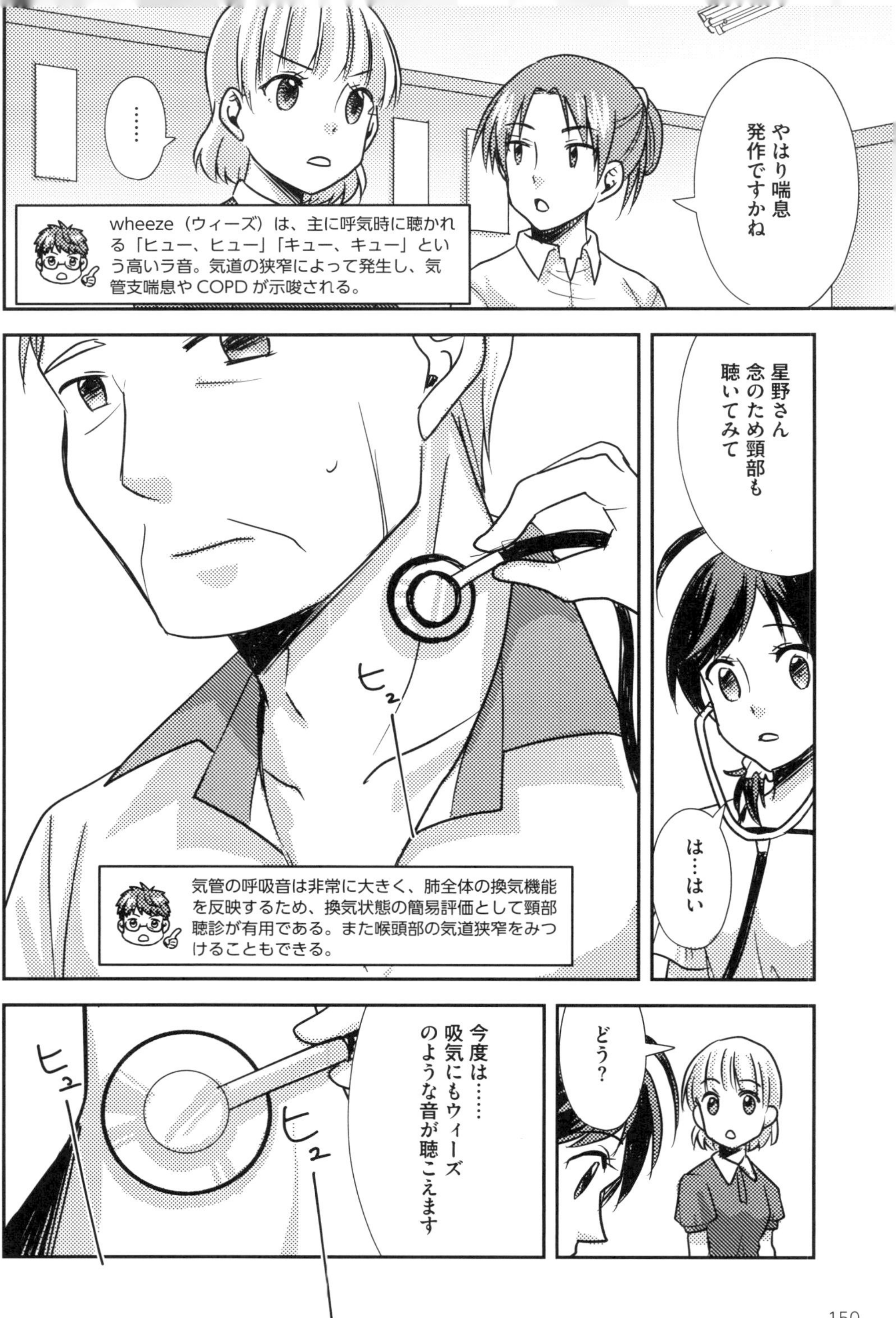
やはり喘息発作ですかね
……
wheeze（ウィーズ）は、主に呼気時に聴かれる「ヒュー、ヒュー」「キュー、キュー」という高いラ音。気道の狭窄によって発生し、気管支喘息やCOPDが示唆される。
星野さん念のため頸部も聴いてみて
は…はい
ヒュ
気管の呼吸音は非常に大きく、肺全体の換気機能を反映するため、換気状態の簡易評価として頸部聴診が有用である。また喉頭部の気道狭窄をみつけることもできる。
どう？
今度は……吸気にもウィーズのような音が聴こえます
ヒュ
ヒュ

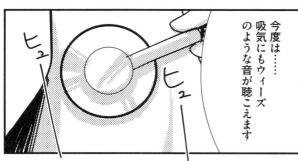

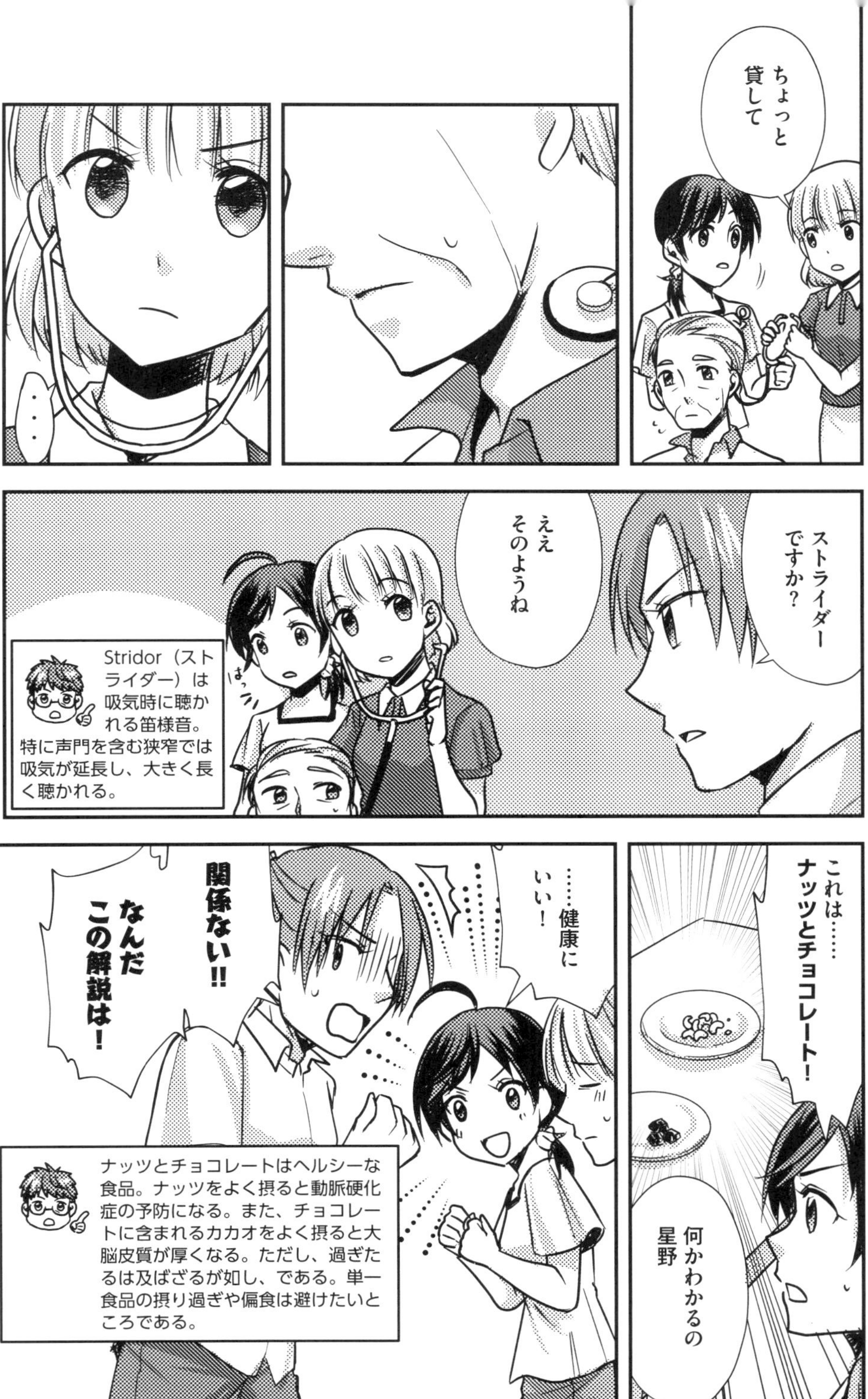
ちょっと貸して
…
ストライダーですか?
ええ そのようね
Stridor（ストライダー）は吸気時に聴かれる笛様音。特に声門を含む狭窄では吸気が延長し、大きく長く聴かれる。
はっ
これは……
ナッツとチョコレート!
何かわかるの 星野
……健康に いい!
関係ない!!
なんだ この解説は!
ナッツとチョコレートはヘルシーな食品。ナッツをよく摂ると動脈硬化症の予防になる。また、チョコレートに含まれるカカオをよく摂ると大脳皮質が厚くなる。ただし、過ぎたるは及ばざるが如し、である。単一食品の摂り過ぎや偏食は避けたいところである。

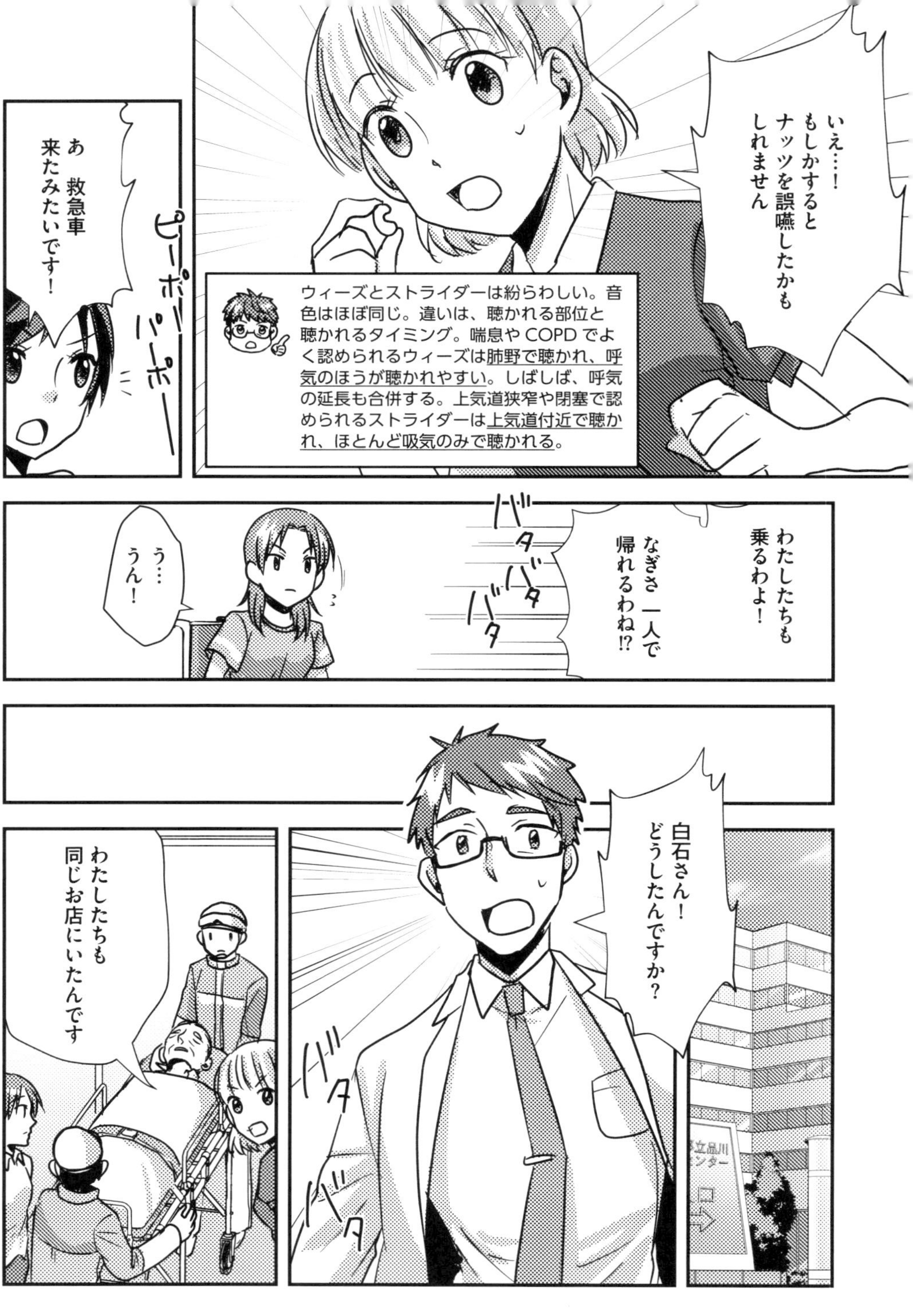
いえ…！
もしかすると
ナッツを誤嚥したかも
しれません
ウィーズとストライダーは紛らわしい。音色はほぼ同じ。違いは、聴かれる部位と聴かれるタイミング。喘息や COPD でよく認められるウィーズは肺野で聴かれ、呼気のほうが聴かれやすい。しばしば、呼気の延長も合併する。上気道狭窄や閉塞で認められるストライダーは上気道付近で聴かれ、ほとんど吸気のみで聴かれる。
ピーポー
パーポー
あ 救急車
来たみたいです！
わたしたちも
乗るわよ！
なぎさ 一人で
帰れるわね!?
バタバタ
バタ
う…
うん！
白石さん！
どうしたんですか？
バタ
バタ
わたしたちも
同じお店にいたんです

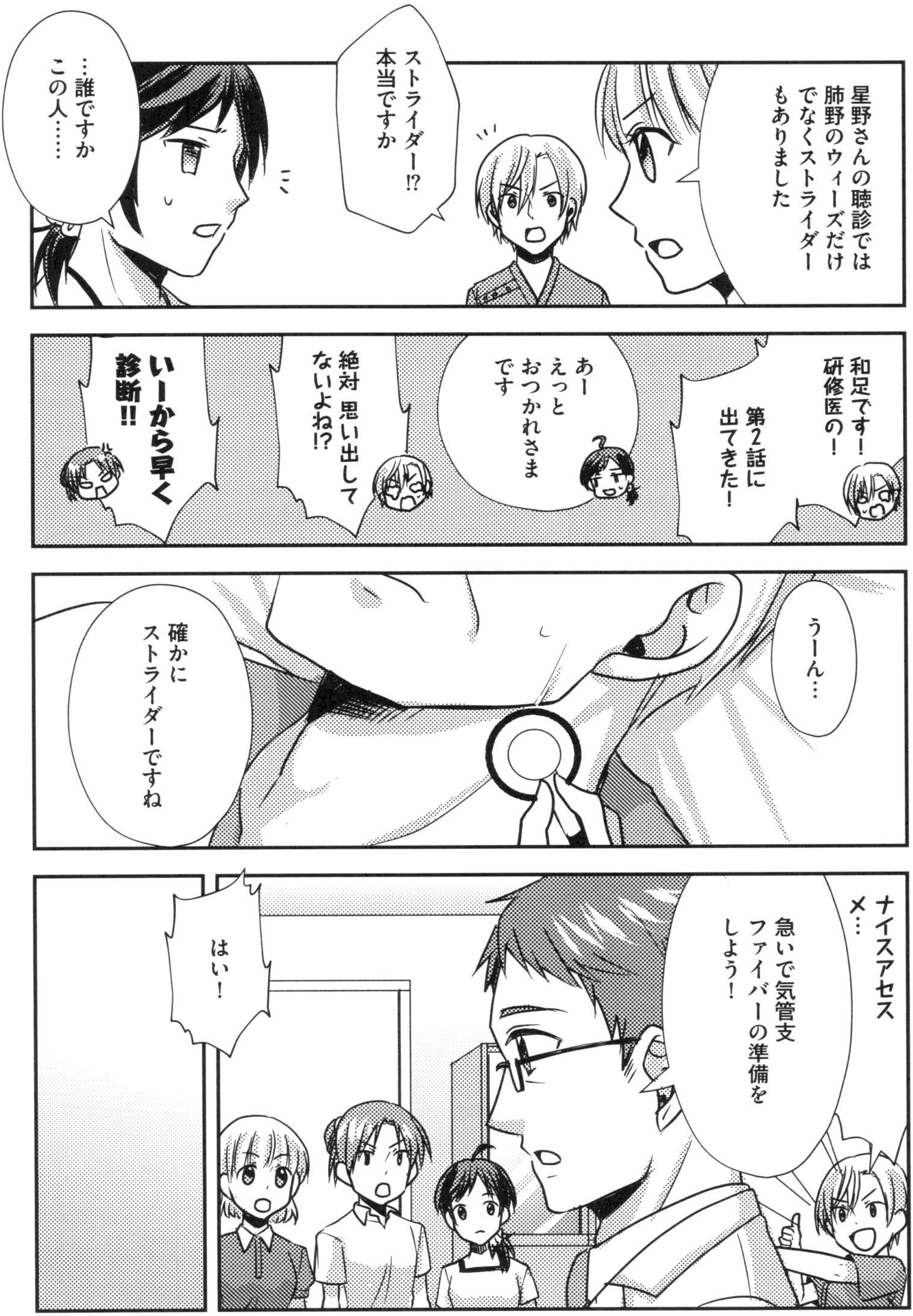
星野さんの聴診では肺野のウィーズだけでなくストライダーもありました
ストライダー!?本当ですか
…誰ですかこの人……
和足です！研修医の！
第2話に出てきた！
あーえっとおつかれさまです
絶対 思い出してないよね!?
いーから早く診断!!
うーん…
確かにストライダーですね
ナイスアセスメ…
急いで気管支ファイバーの準備をしよう！
はい！

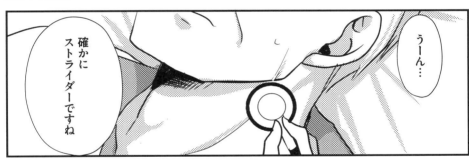

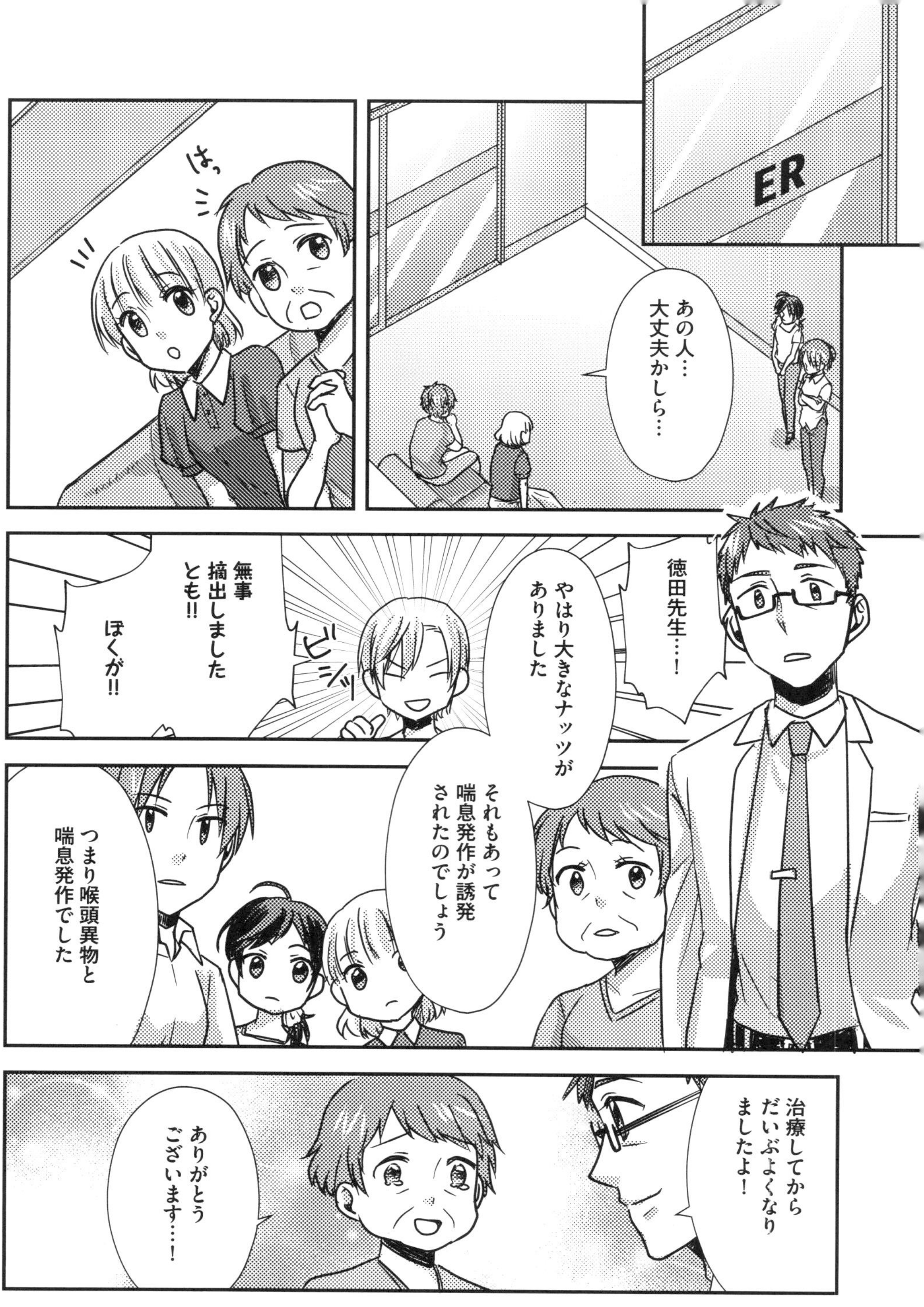
ER
あの人…
大丈夫かしら…
はっ
徳田先生…!
やはり大きなナッツがありました
ビシッ
無事摘出しましたとも!!
ぼくが!!
それもあって喘息発作が誘発されたのでしょう
つまり喉頭異物と喘息発作でした
治療してからだいぶよくなりましたよ!
ありがとうございます…!

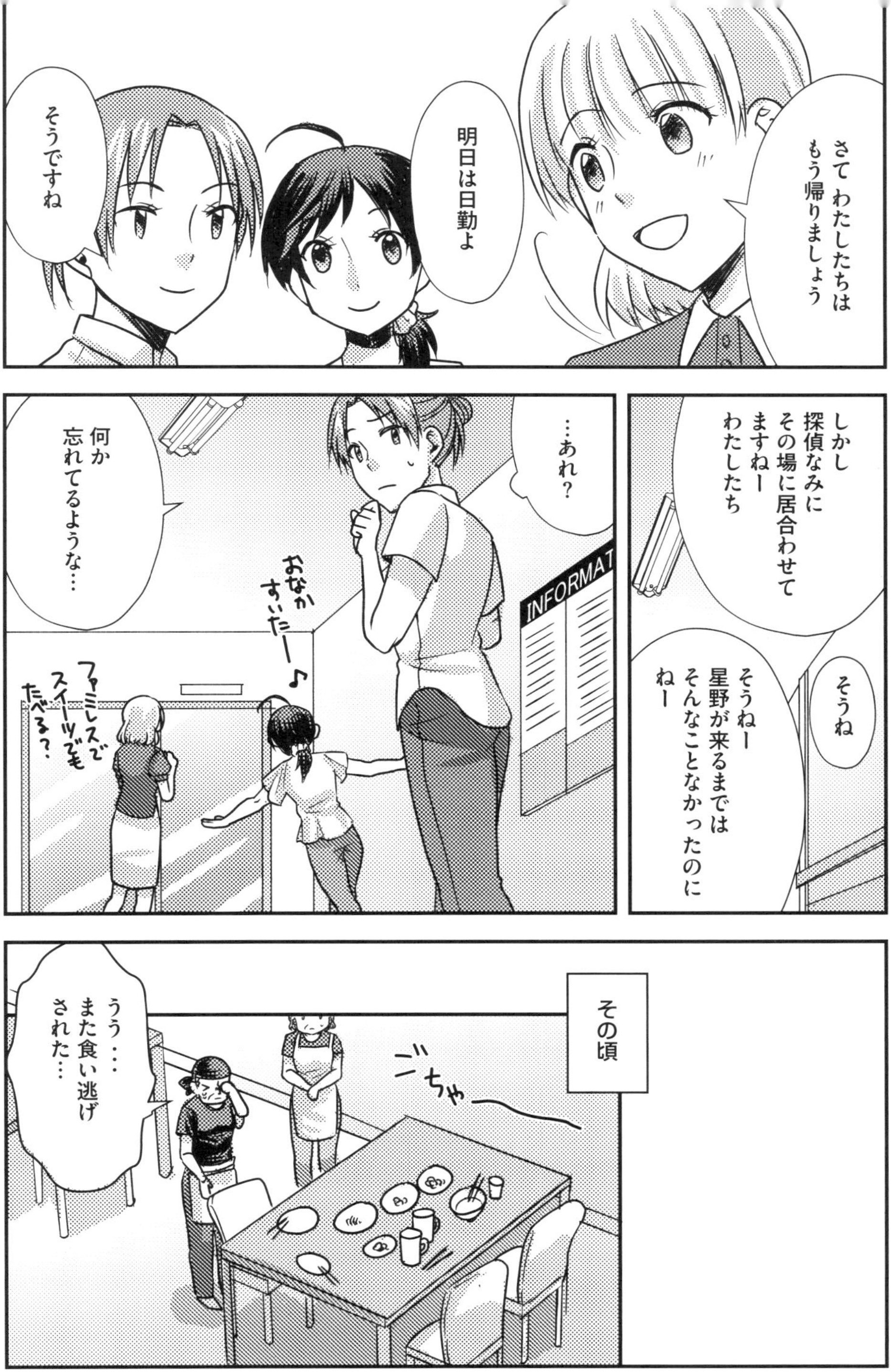
さて わたしたちは
もう帰りましょう
明日は日勤よ
そうですね
しかし
探偵なみに
その場に居合わせて
ますねー
わたしたち
そうね
そうねー
星野が来るまでは
そんなことなかったのに
ねー
…あれ？
何か
忘れてるような…
INFORMAT
おなか
すいたーー♪
ファミレスで
スイーツでも
たべる？
その頃
ごちゃーー
うう…
また食い逃げ
された…

第10話

ショックのとき

第5のバイタルサイン、静脈圧

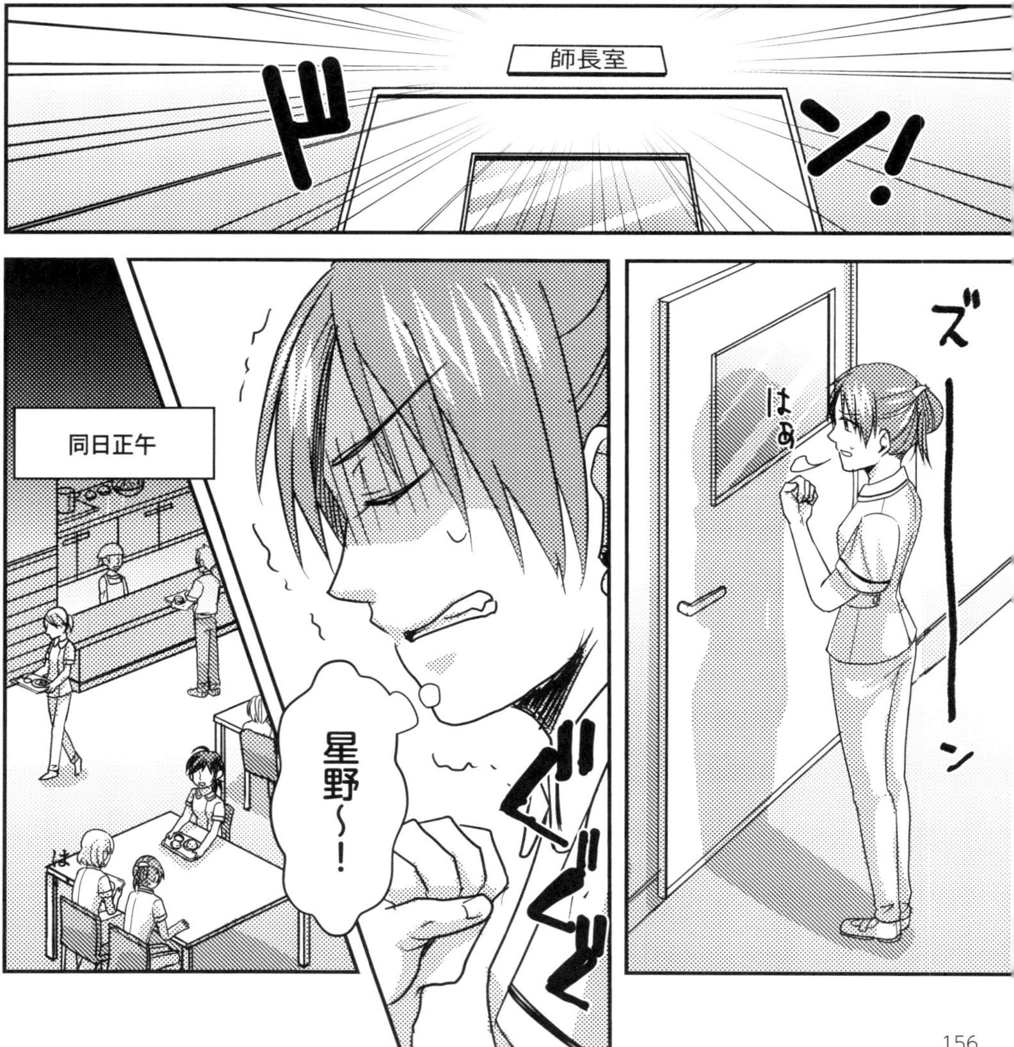

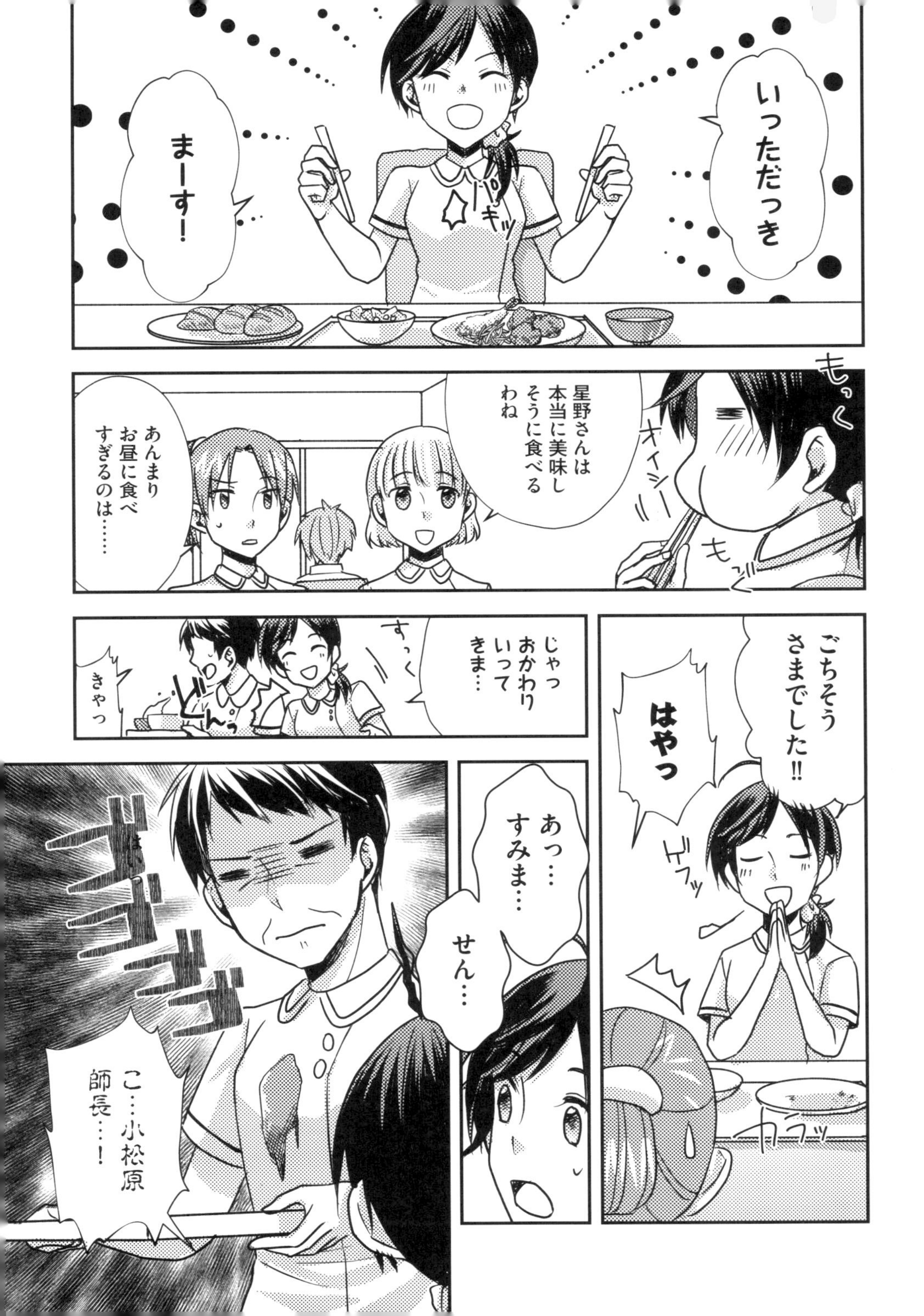
いっただっき
まーす！
パキッ
もっく
オイシーー
もぐ
星野さんは本当に美味しそうに食べるわね
あんまりお昼に食べすぎるのは……
ごちそうさまでした!!
はやっ
ゲフッ
カフッ
じゃっおかわりいってきま…
すっく
どんっ
きゃっ
あっ…すみま…
せん…
ゴゴゴゴ
こ…小松原師長…！

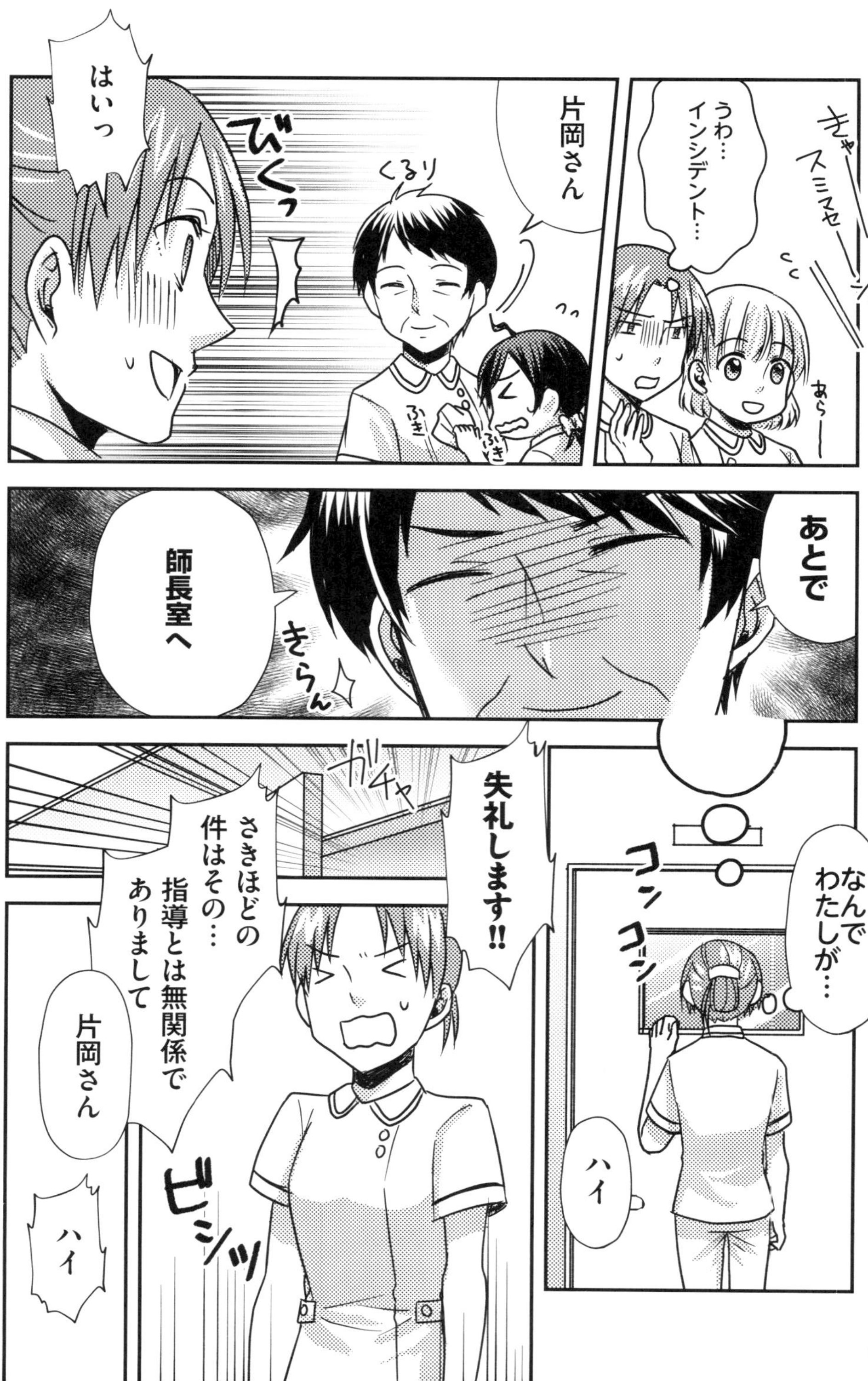
キャ
スミマセン
うわ…
インシデント…
あらー
片岡さん
くるり
ふき
ふき
びくっ
はいっ
あとで
師長室へ
きらん
なんで
わたしが…
コン
コン
ハイ
ガチャ
失礼します!!
さきほどの
件はその…
指導とは無関係で
ありまして
ビシッ
片岡さん
ハイ

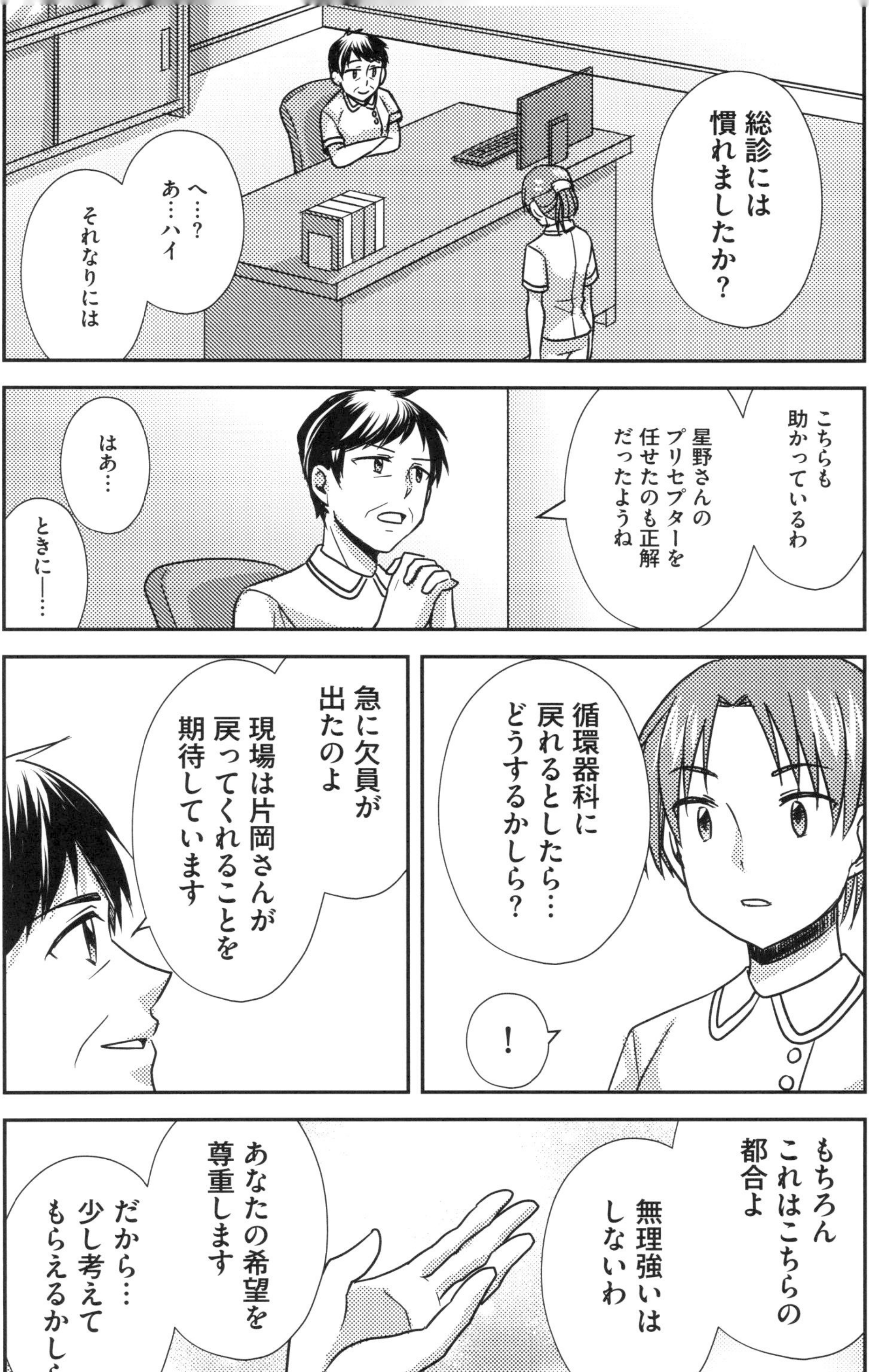
総診には慣れましたか？
へ…？
あ…ハイ
それなりには
こちらも助かっているわ
星野さんのプリセプターを任せたのも正解だったようね
はあ…
ときに――…
循環器科に戻れるとしたら…どうするかしら？
！
急に欠員が出たのよ
現場は片岡さんが戻ってくれることを期待しています
もちろんこれはこちらの都合よ
無理強いはしないわ
あなたの希望を尊重します
だから…少し考えてもらえるかしら

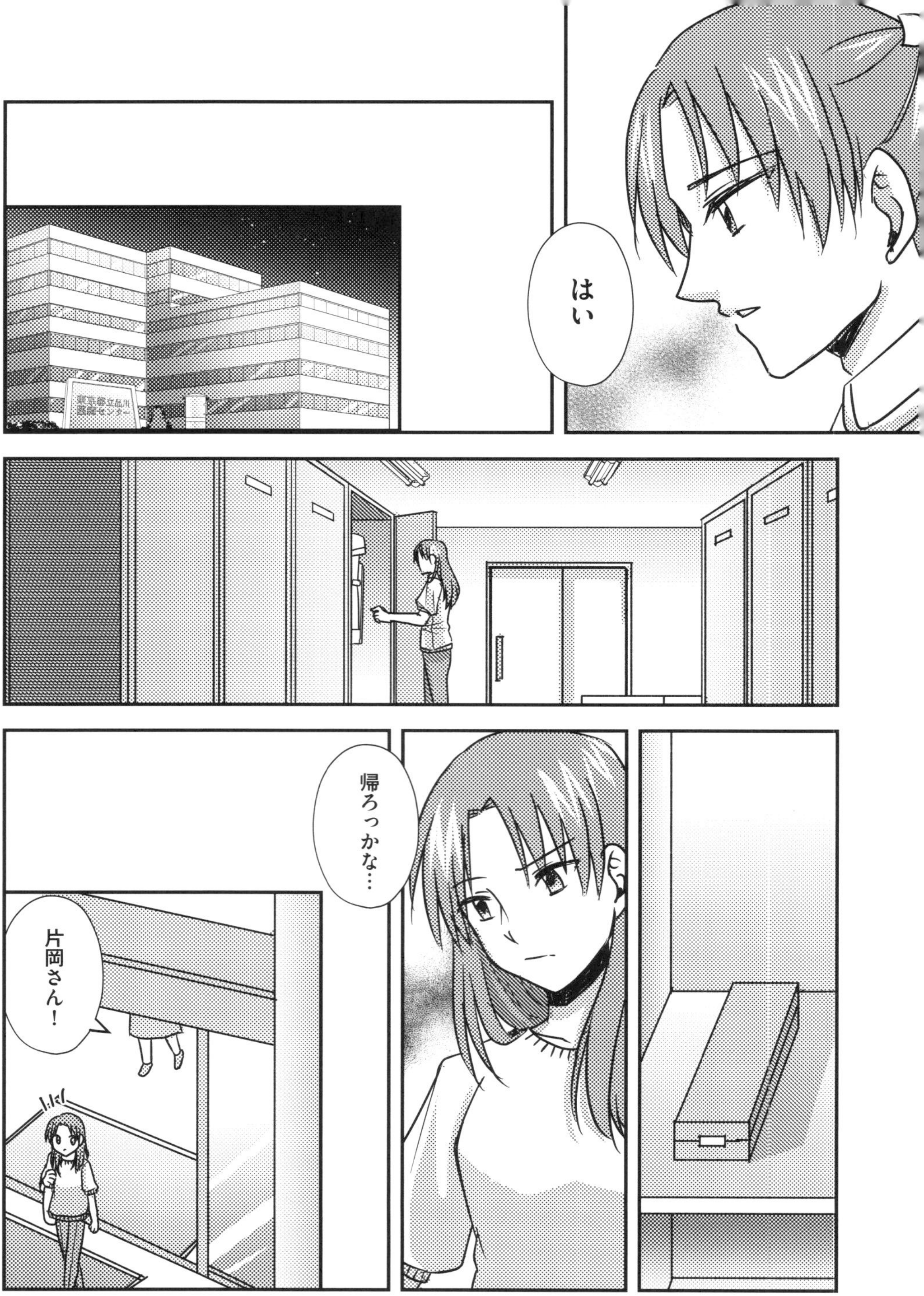
はい
東京都立品川
医療センター
帰ろっかな…
片岡さん!

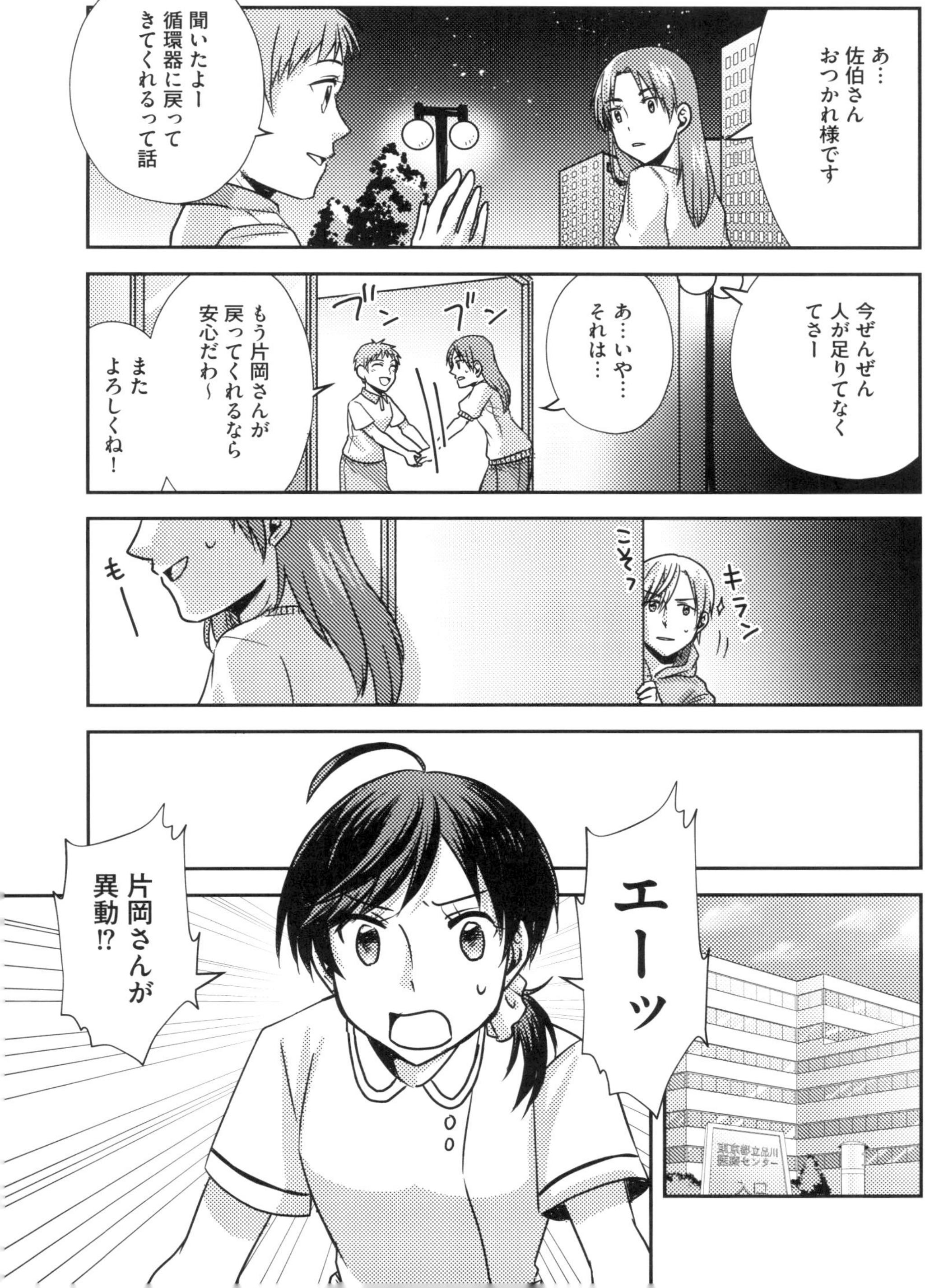
あ…
佐伯さん
おつかれ様です
聞いたよー
循環器に戻って
きてくれるって話
今ぜんぜん
人が足りてなく
てさー
あ…いや…
それは…
ブン　ブン
もう片岡さんが
戻ってくれるなら
安心だわ～
また
よろしくね！
キラン
こそっ
もー
エーッ
片岡さんが
異動!?
東京都立品川
医療センター
入口

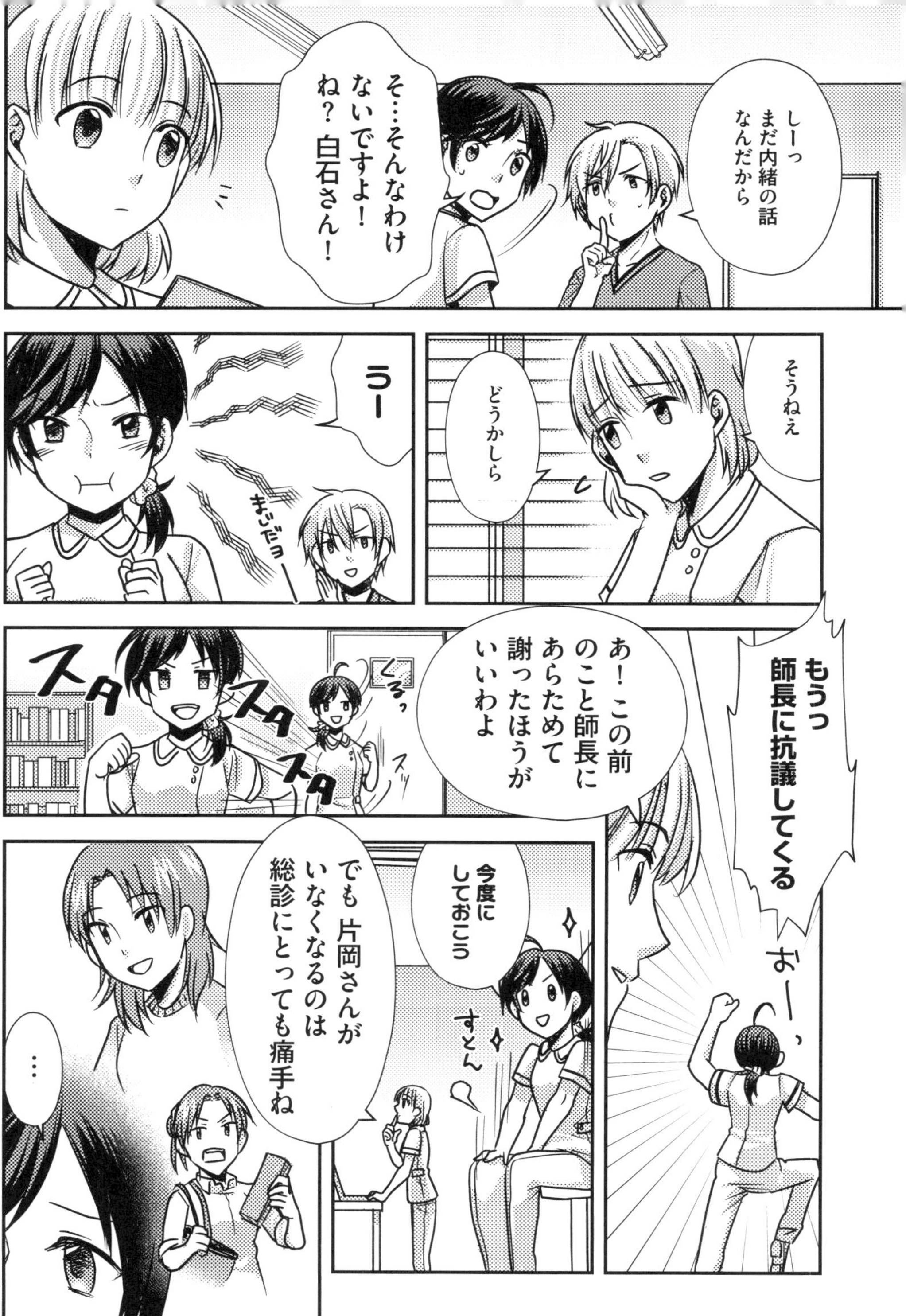
しーっ
まだ内緒の話
なんだから
そ…そんなわけ
ないですよ!
ね? 白石さん!
そうねえ
どうかしら
うー
まじだョ
もうっ
師長に抗議してくる
おー、
スタ
スタ
スタ
スタ
くるっ
スッ
あ! この前
のこと師長に
あらためて
謝ったほうが
いいわよ
今度に
しておこう
すとん
でも 片岡さんが
いなくなるのは
総診にとっても痛手ね
…

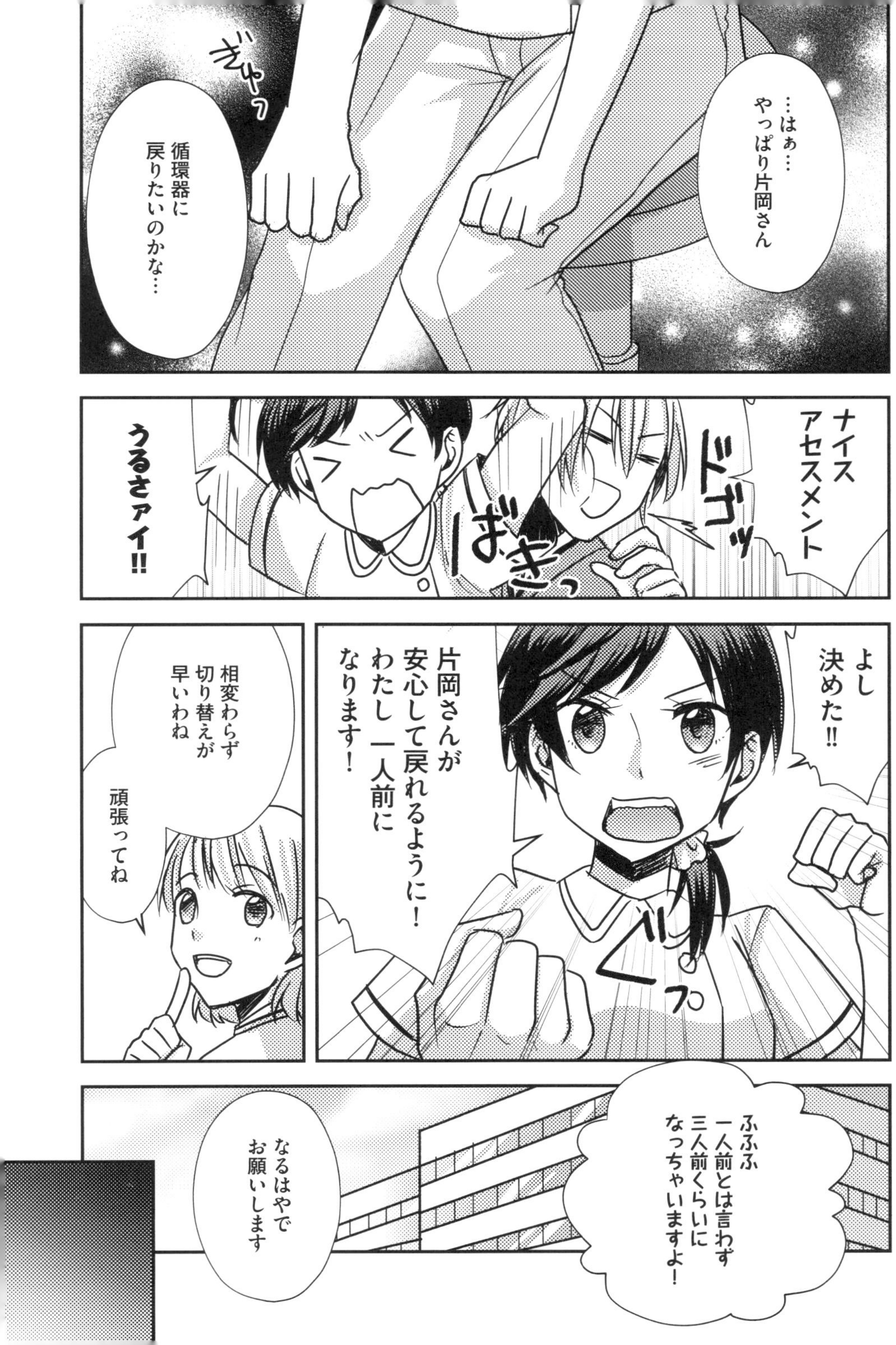
…はぁ…
やっぱり片岡さん
ぎゅっ
循環器に
戻りたいのかな…
ナイス
アセスメント
ドゴッ
ばきっ
うるさアイ!!
よし
決めた!!
片岡さんが
安心して戻れるように！
わたし 一人前に
なります！
ぐっ
相変わらず
切り替えが
早いわね
頑張ってね
ふふ
一人前とは言わず
三人前くらいに
なっちゃいますよ！
なるはやで
お願いします

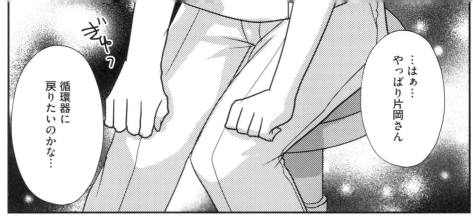

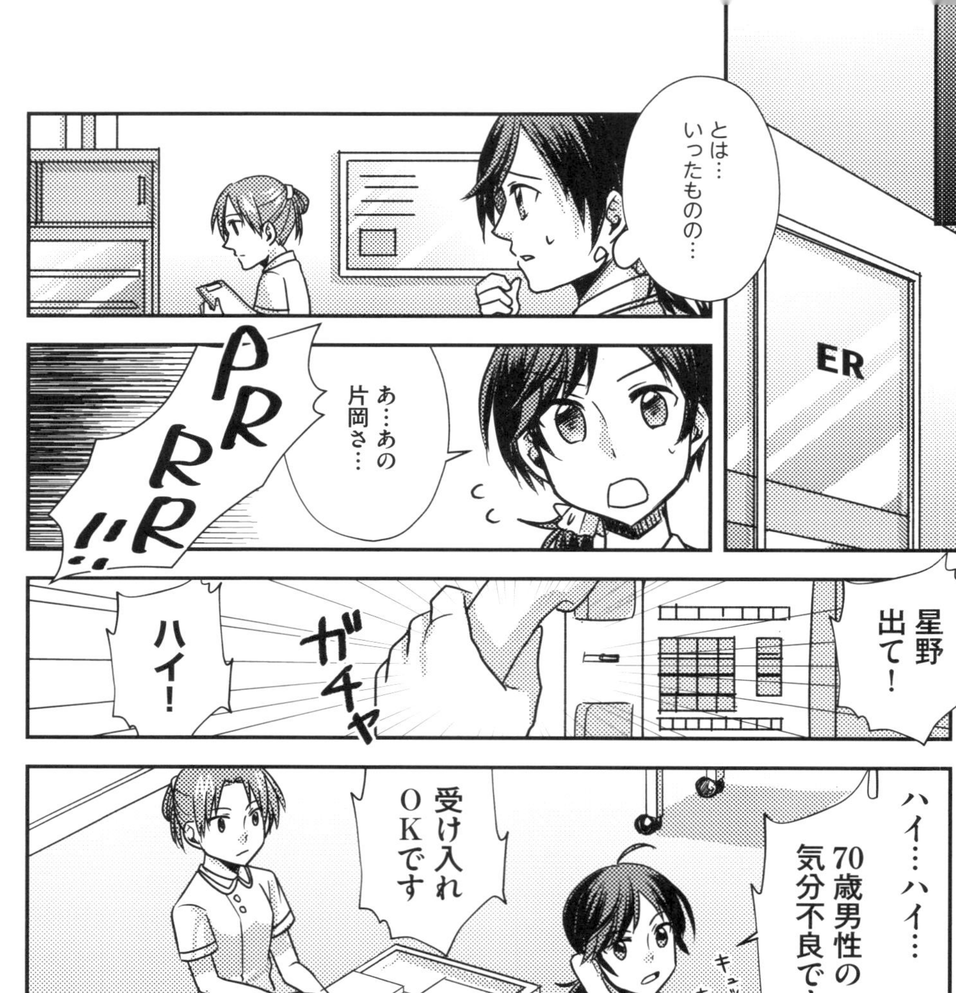
とは…
いったものの…
ER
あ…あの
片岡さ…
PRRR!!
星野
出て！
ガチャ
ハイ！
ハイ…ハイ…
70歳男性の
気分不良ですね
キュッ
キュッ
受け入れ
OKです
ピーポーパーポー
ER

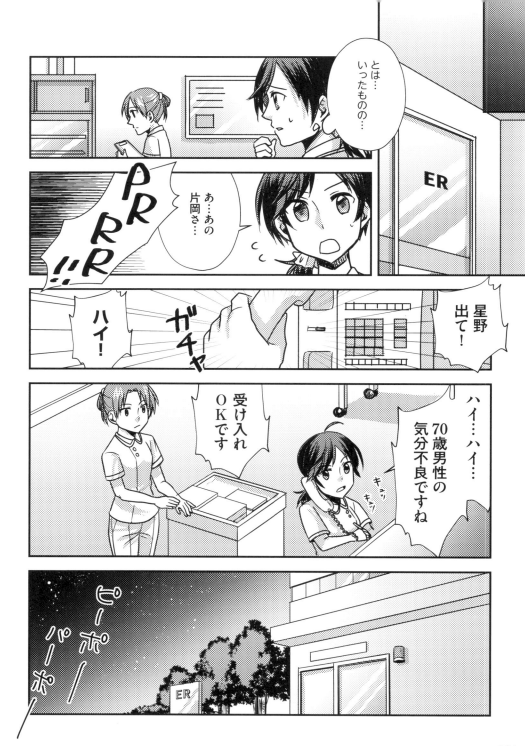

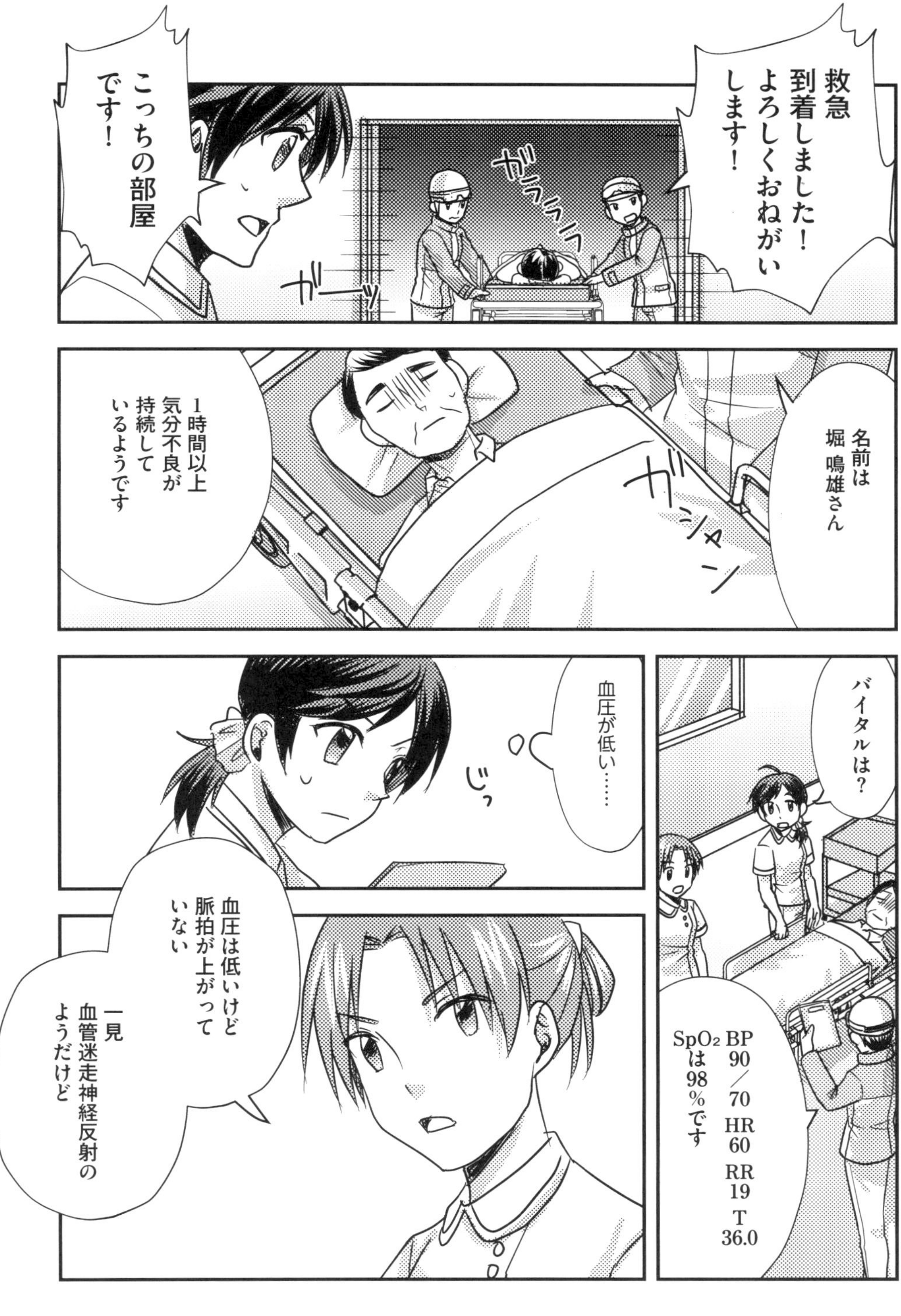
救急到着しました！よろしくおねがいします！
ガラララ
ガーッ
こっちの部屋です！
名前は堀鳴雄さん
ガシャン
1時間以上気分不良が持続しているようです
バイタルは？
BP 90／70 HR 60 RR 19 T 36.0 SpO_2は98％です
血圧が低い……
じっ
血圧は低いけど脈拍が上がっていない
一見血管迷走神経反射のようだけど

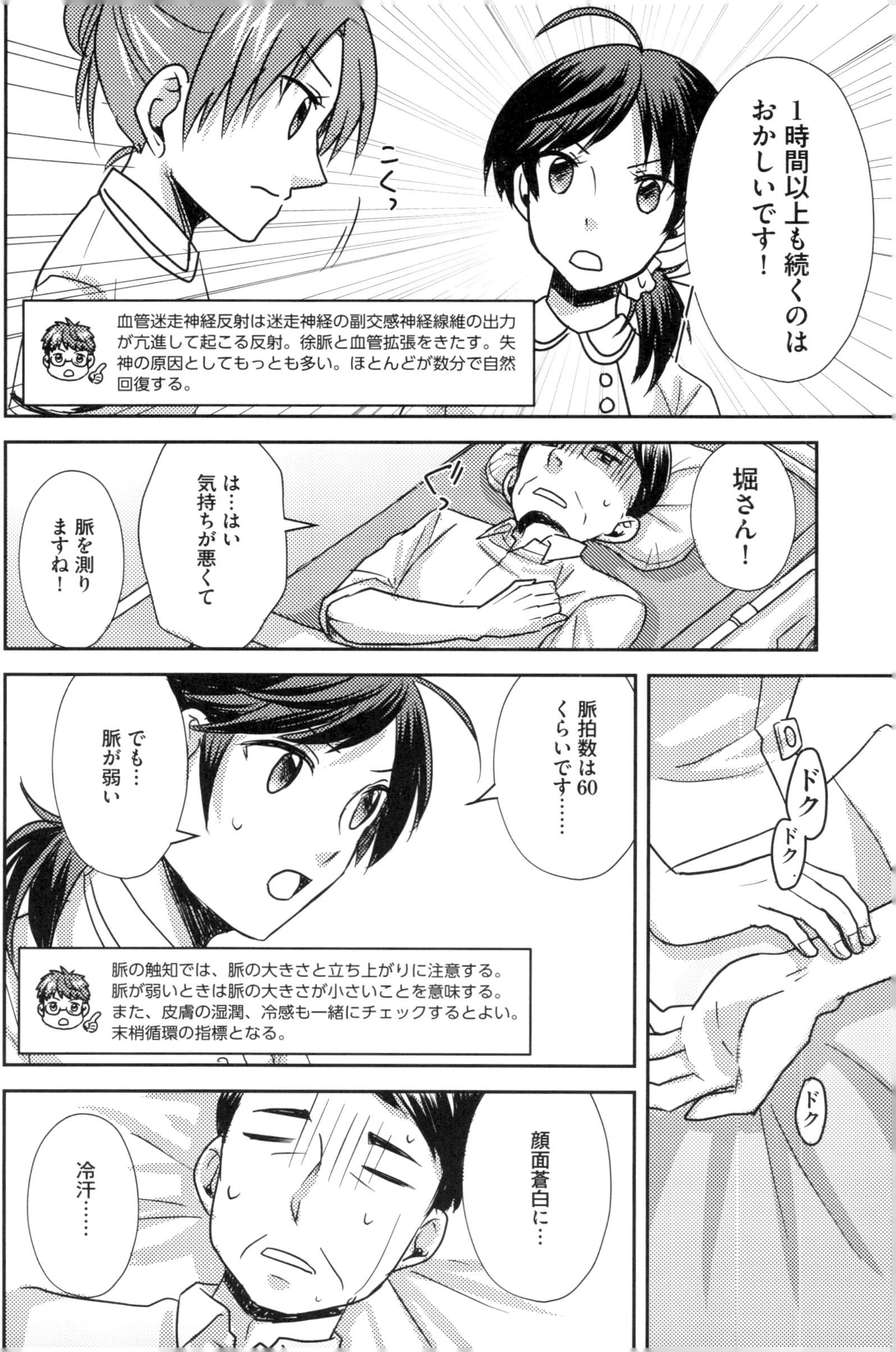
1時間以上も続くのはおかしいです！
こくっ
血管迷走神経反射は迷走神経の副交感神経線維の出力が亢進して起こる反射。徐脈と血管拡張をきたす。失神の原因としてもっとも多い。ほとんどが数分で自然回復する。
堀さん！
は…はい 気持ちが悪くて
脈を測りますね！
ドク ドク
脈拍数は60くらいです……
でも…脈が弱い
脈の触知では、脈の大きさと立ち上がりに注意する。脈が弱いときは脈の大きさが小さいことを意味する。また、皮膚の湿潤、冷感も一緒にチェックするとよい。末梢循環の指標となる。
ドク
顔面蒼白に…
冷汗……

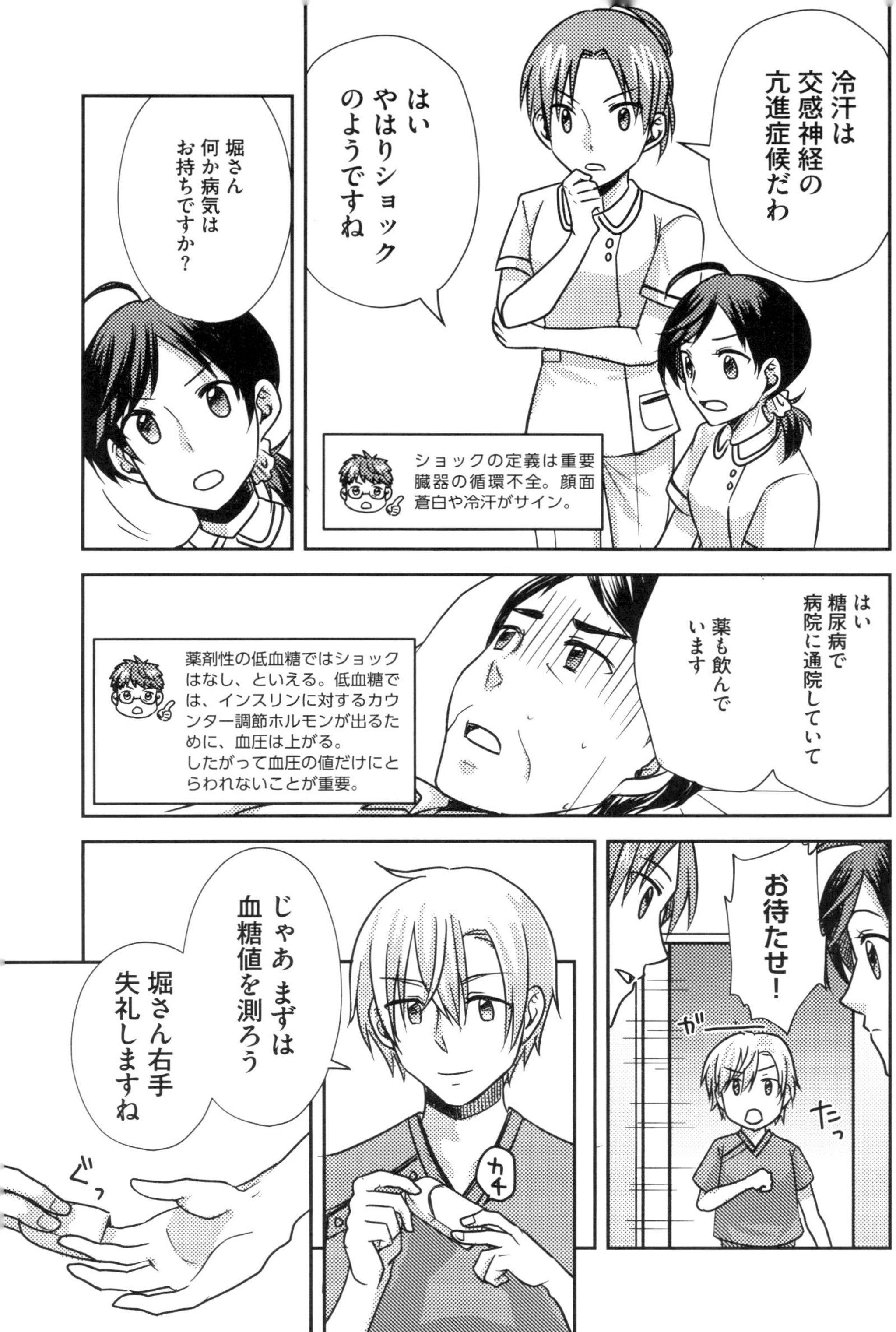
冷汗は交感神経の亢進症候だわ
はい やはりショックのようですね
ショックの定義は重要臓器の循環不全。顔面蒼白や冷汗がサイン。
堀さん 何か病気はお持ちですか?
はい 糖尿病で病院に通院していて 薬も飲んでいます
薬剤性の低血糖ではショックはなし、といえる。低血糖では、インスリンに対するカウンター調節ホルモンが出るために、血圧は上がる。
したがって血圧の値だけにとらわれないことが重要。
お待たせ!
ガー
たっ
じゃあ まずは血糖値を測ろう
カチ
堀さん右手失礼しますね
ぐっ

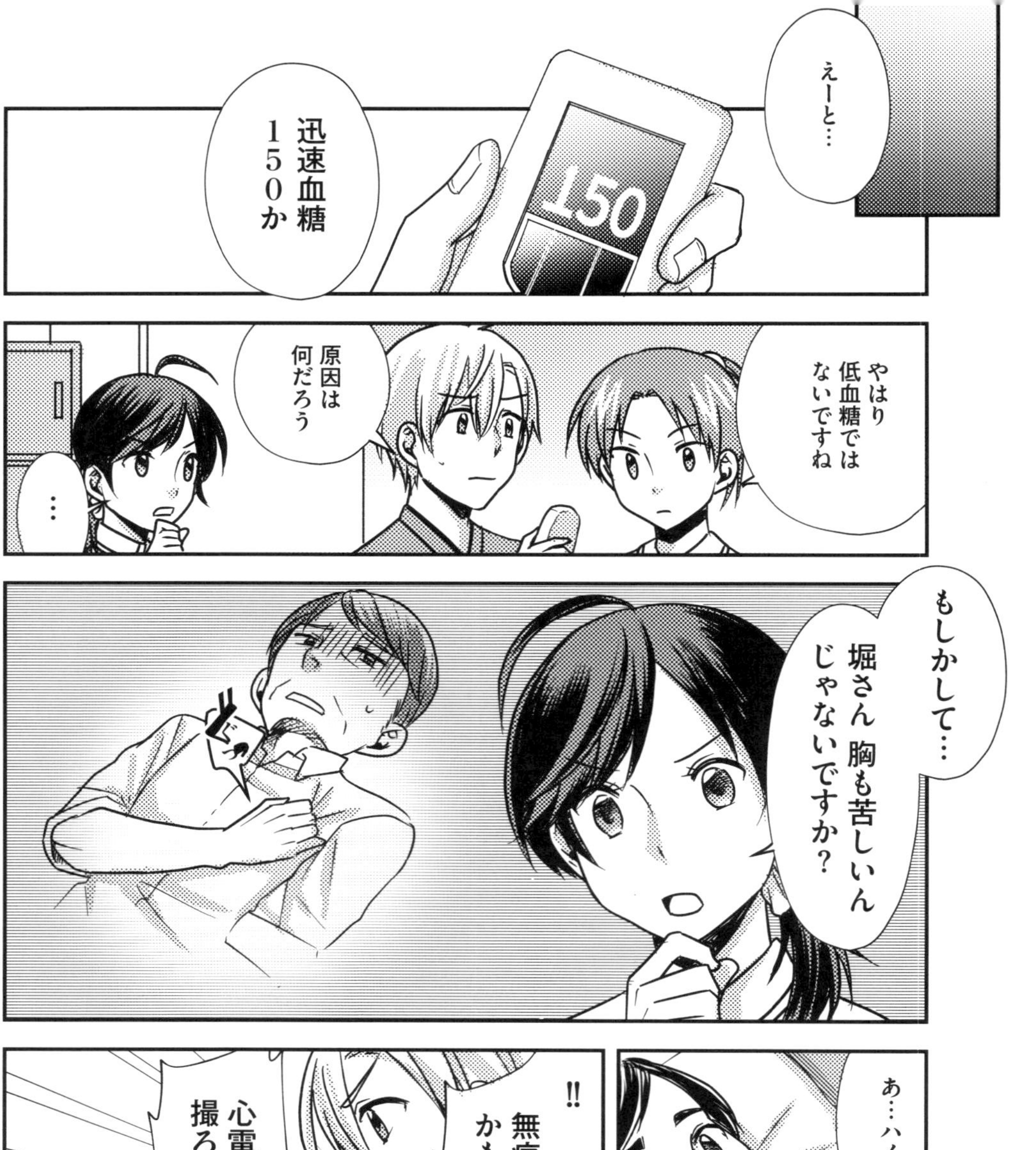
えーと…
150
迅速血糖 150か
やはり低血糖ではないですね
原因は何だろう
…
もしかして… 堀さん 胸も苦しいんじゃないですか?
あ…ハイ!
!!
無痛性心筋梗塞かもしれない!
心電図を撮ろう!
ハイ

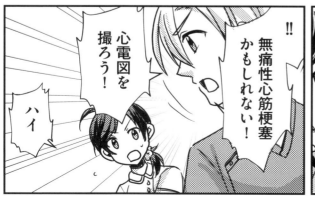

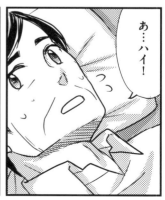

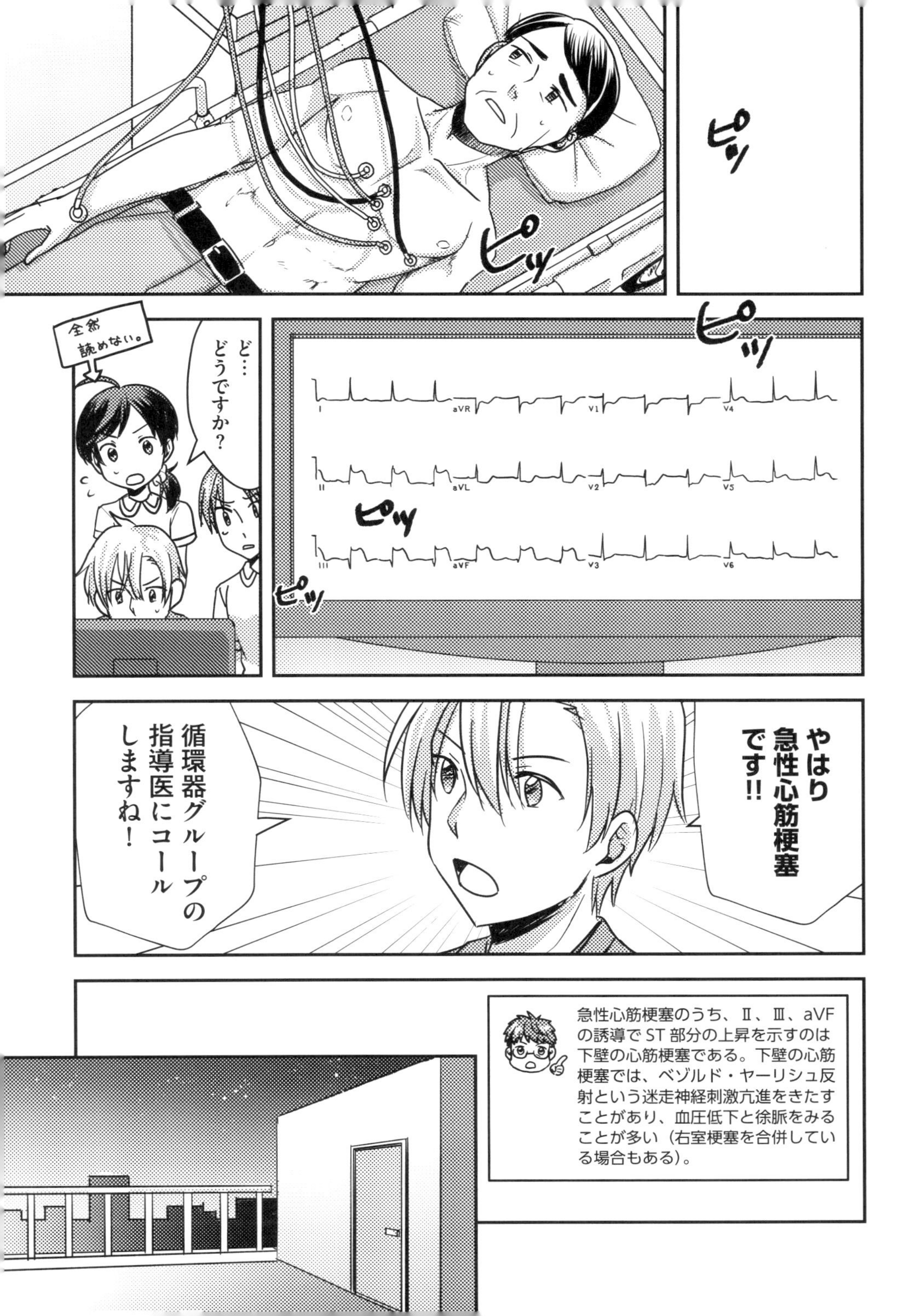
ピッ
ピッ
ピッ
ピッ
ピッ
ピッ
I
aVR
V1
V4
II
aVL
V2
V5
III
aVF
V3
V6
ど…どうですか？
全然読めない。
やはり急性心筋梗塞です!!
循環器グループの指導医にコールしますね！
急性心筋梗塞のうち、Ⅱ、Ⅲ、aVFの誘導でST部分の上昇を示すのは下壁の心筋梗塞である。下壁の心筋梗塞では、ベゾルド・ヤーリシュ反射という迷走神経刺激亢進をきたすことがあり、血圧低下と徐脈をみることが多い（右室梗塞を合併している場合もある）。

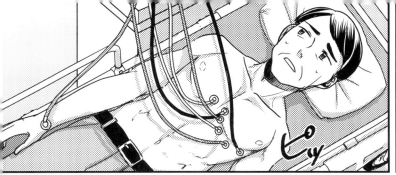

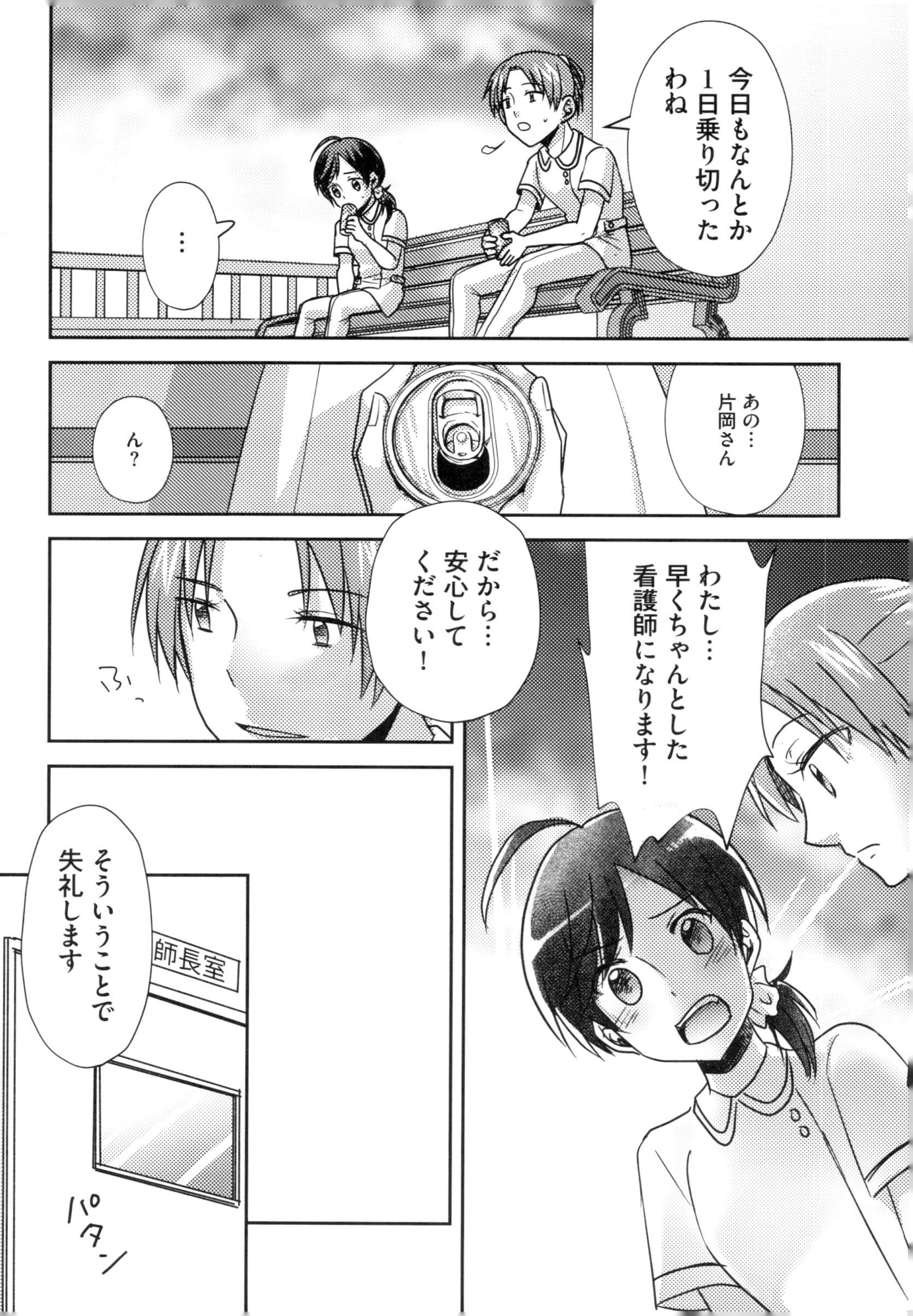
今日もなんとか1日乗り切ったわね
…
あの…片岡さん
ん？
わたし…早くちゃんとした看護師になります！
だから…安心してください！
ふっ
そういうことで失礼します
師長室
パタン

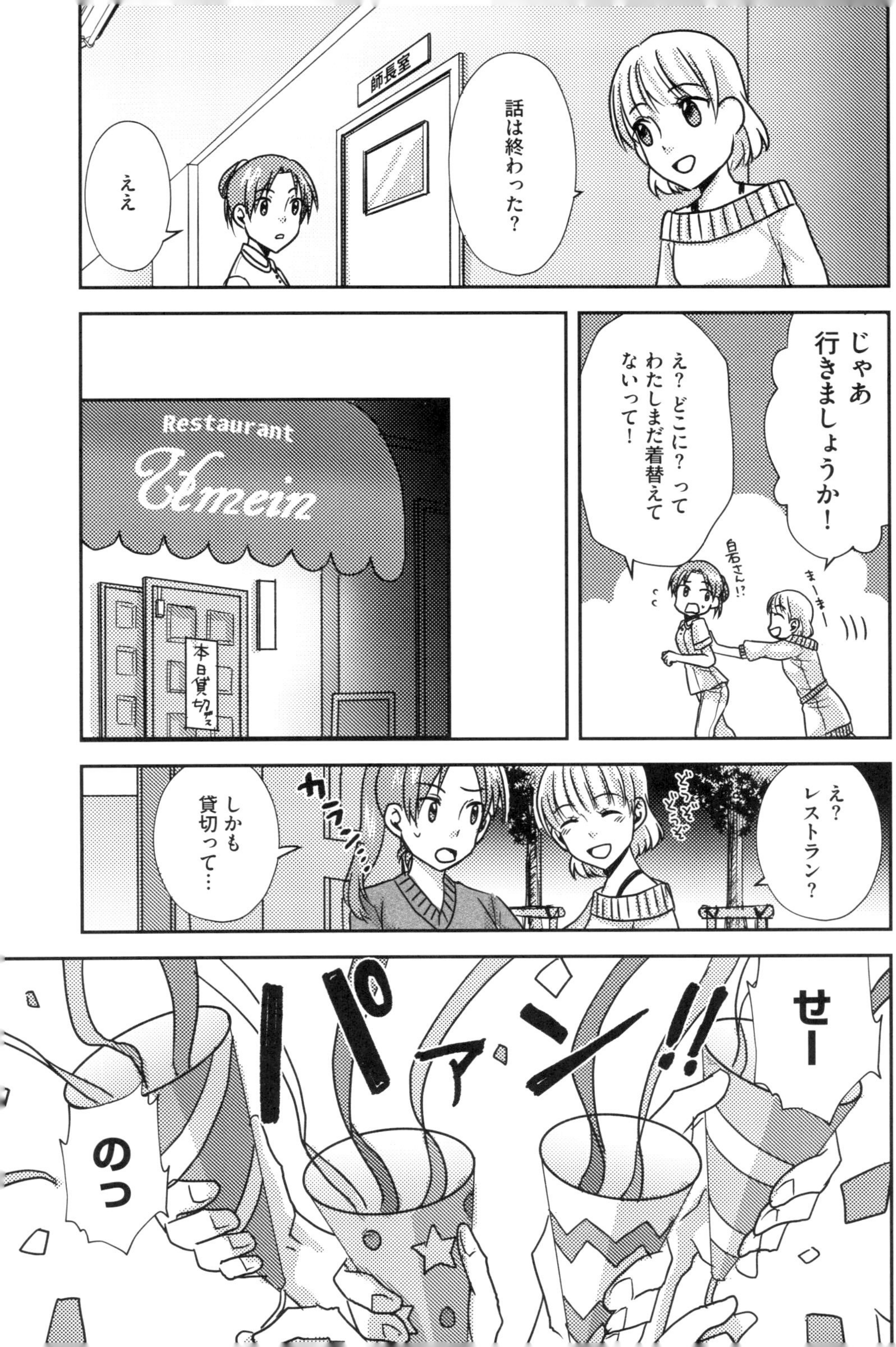
師長室
話は終わった？
ええ
じゃあ行きましょうか！
え？どこに？って わたしまだ着替えてないって！
白石さん!?
まーまー
Restaurant
Umein
本日貸切デス
え？レストラン？
どうぞどうぞ
カラン…
しかも貸切って…
せー
のっ
パァン!!

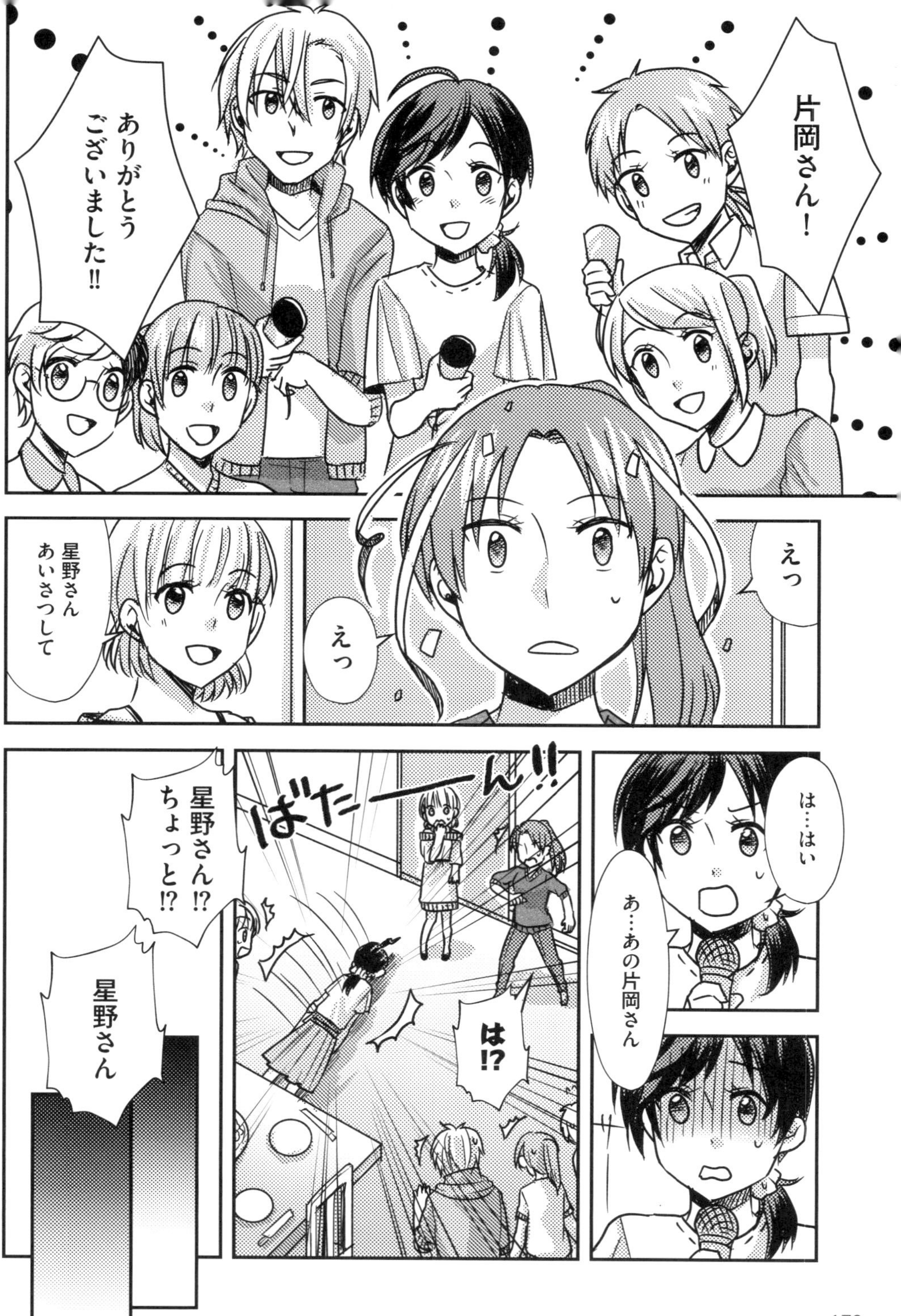

片岡さん！
ありがとうございました!!
えっ
えっ
星野さんあいさつして
は…はい
あ…あの片岡さん
ばたーーーん!!
は!?
星野さん!?ちょっと!?
星野さん

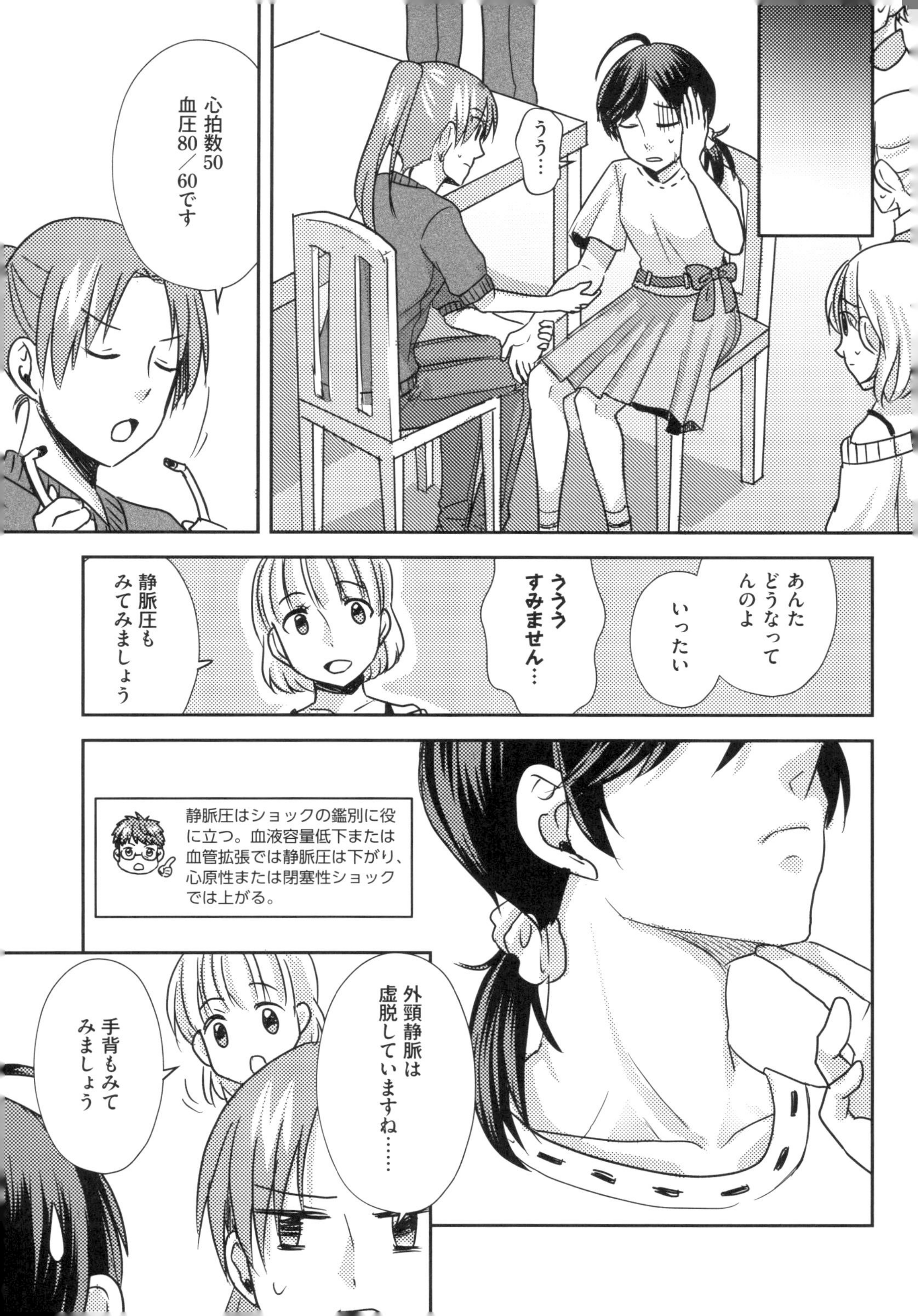

うう…
心拍数50
血圧80／60です
あんた
どうなってんのよ
いったい
ううう
すみません…
静脈圧も
みてみましょう
静脈圧はショックの鑑別に役に立つ。血液容量低下または血管拡張では静脈圧は下がり、心原性または閉塞性ショックでは上がる。
外頸静脈は
虚脱していますね……
手背もみて
みましょう

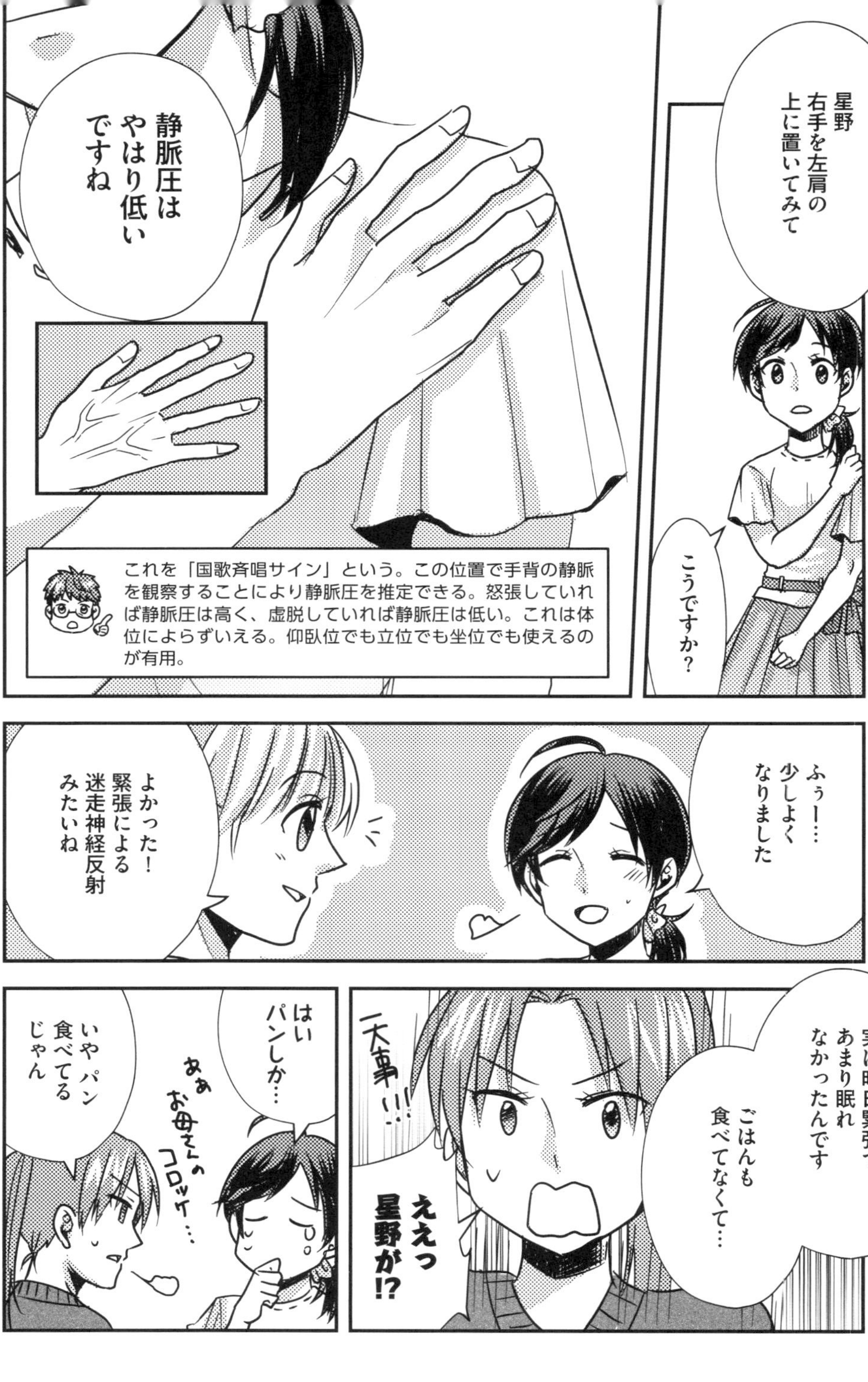
星野 右手を左肩の上に置いてみて
こうですか?
静脈圧はやはり低いですね
これを「国歌斉唱サイン」という。この位置で手背の静脈を観察することにより静脈圧を推定できる。怒張していれば静脈圧は高く、虚脱していれば静脈圧は低い。これは体位によらずいえる。仰臥位でも立位でも坐位でも使えるのが有用。
ふぅー…少しよくなりました
よかった! 緊張による迷走神経反射みたいね
実は昨日緊張であまり眠れなかったんです
ごはんも食べてなくて……
ええっ星野が!?
大事!!!
はい パンしか…
ああお母さんのコロッケ…
いやパン食べてるじゃん

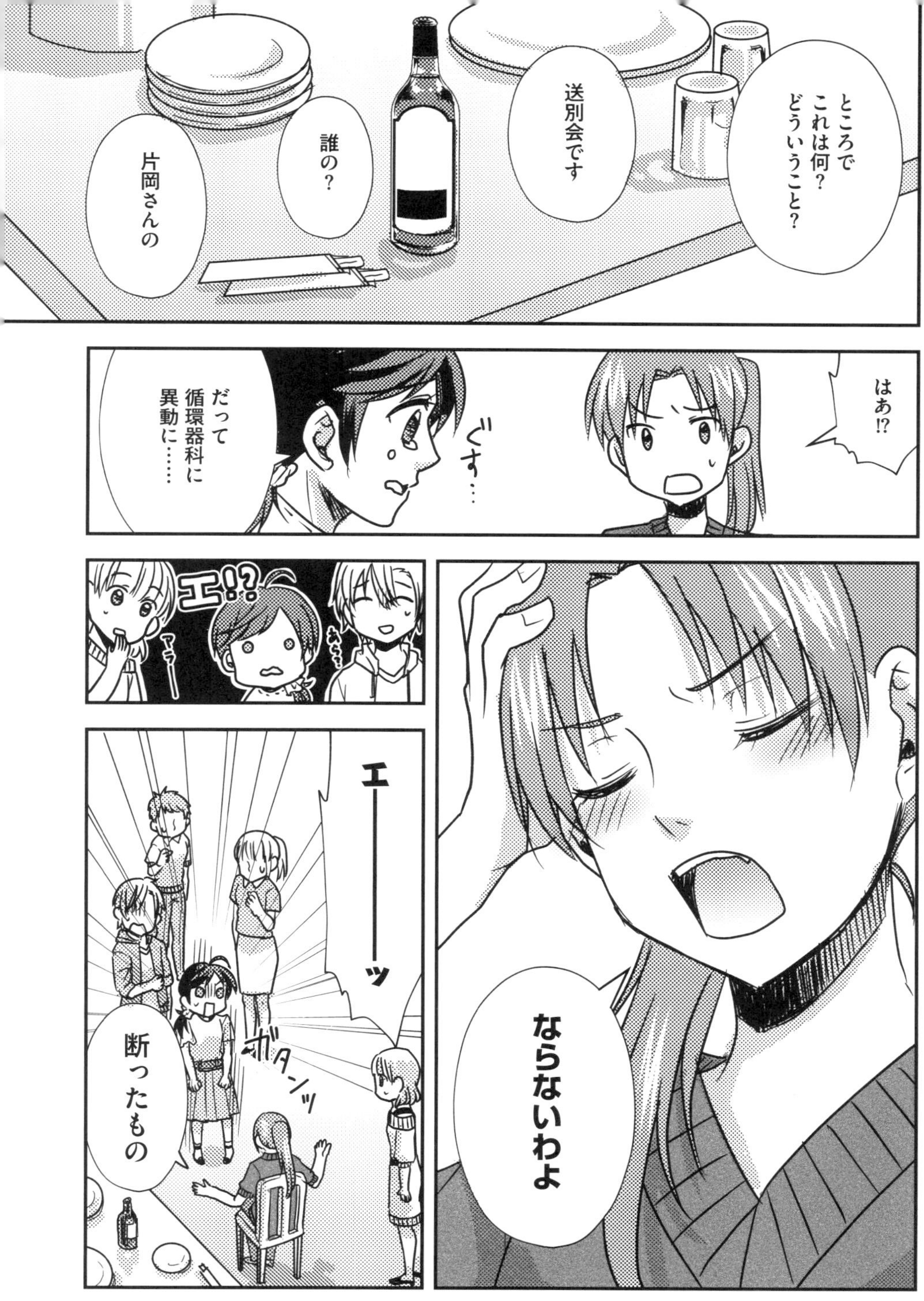
ところで
これは何?
どういうこと?
送別会です
誰の?
片岡さんの
はあ⁉
ぐす…
だって
循環器科に
異動に……
ならないわよ
あらら
エ⁉
アラー
エーーーッ
ガタンッ
断ったもの

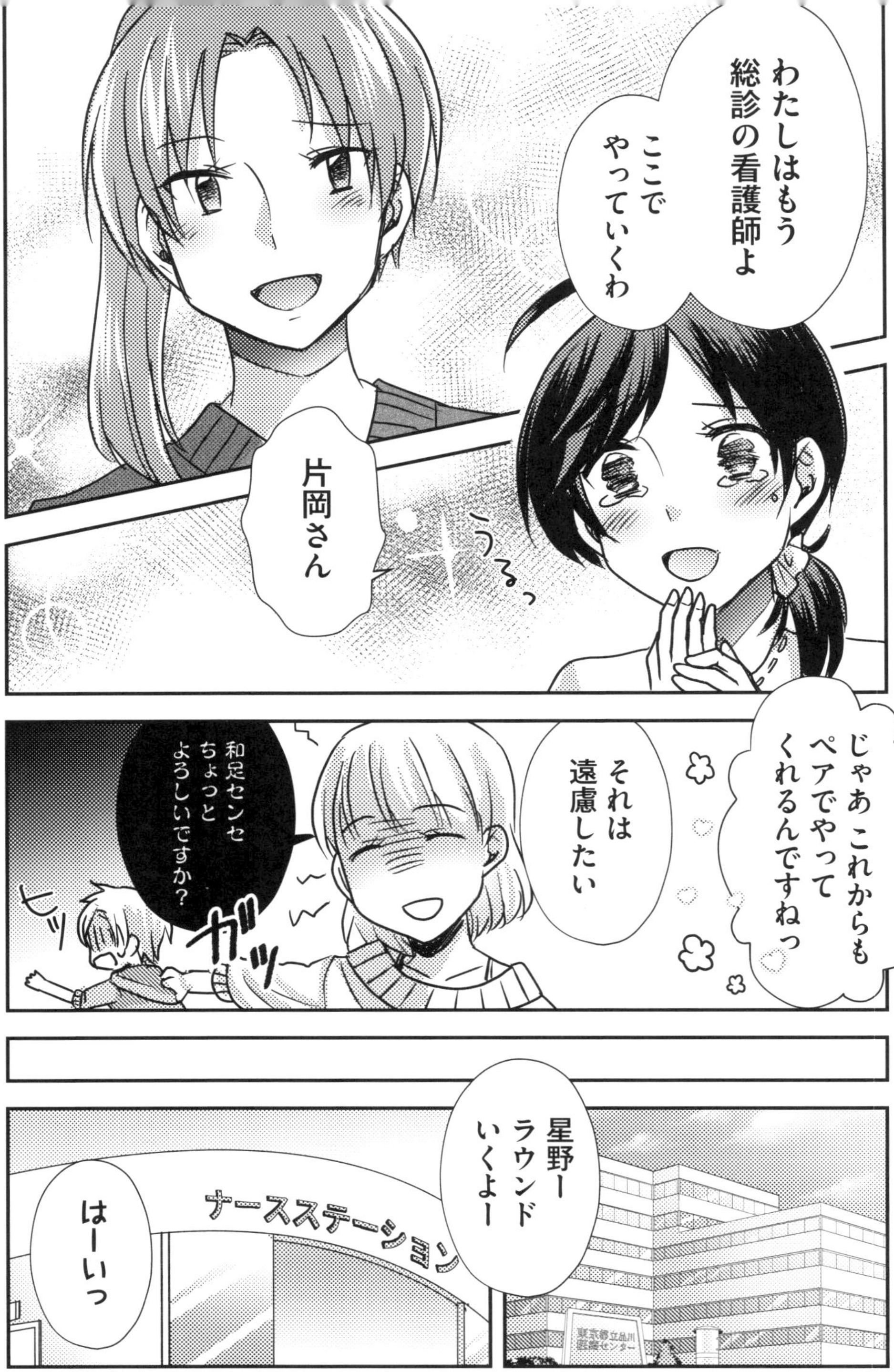
わたしはもう総診の看護師よ
ここでやっていくわ
片岡さん
うるっ
じゃあこれからもペアでやってくれるんですねっ
それは遠慮したい
和足センセちょっとよろしいですか?
ガッ
ヒッ
星野ーラウンドいくよー
はーいっ
ナースステーション
東京都立品川医療センター

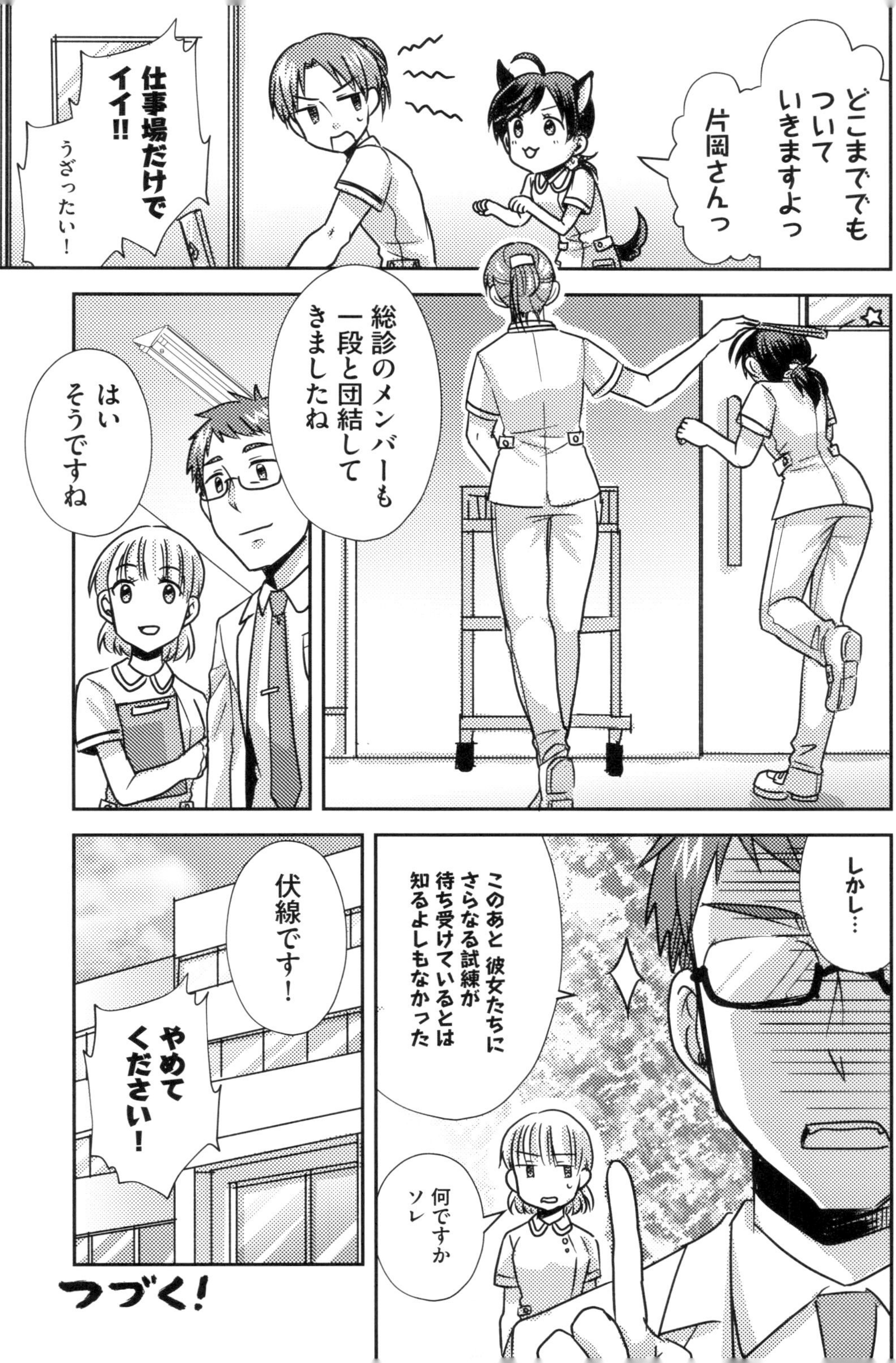
どこまででもついていきますよっ片岡さんっ
仕事場だけでイイ!!
うざったい！
総診のメンバーも一段と団結してきましたね
はい そうですね
しかし…
このあと 彼女たちにさらなる試練が待ち受けているとは知るよしもなかった
何ですかソレ
伏線です！
やめてください！
つづく！

NOTE BOOK

星野の
アセスメント・ノート
総おさらい

ほしのさえ☆

COLUMN 01

意識をみるとき

ジャパン・コーマ・スケール(JCS)とグラスゴー・コーマ・スケール(GCS)

Japan Coma Scale

I 覚醒している(1桁の点数で表現)

- 0 意識清明
- 1 見当識は保たれているが意識清明ではない
- 2 見当識障害がある
- 3 自分の名前・生年月日が言えない

II 刺激に応じて一時的に覚醒する(2桁の点数で表現)

- 10 普通の呼びかけで開眼する
- 20 大声で呼びかけたり、強くゆするなどで開眼する
- 30 痛み刺激を加えつつ、呼びかけを続けると辛うじて開眼する

III 刺激しても覚醒しない(3桁の点数で表現)

- 100 痛みに対して払いのけるなどの動作をする
- 200 痛み刺激で手足を動かしたり、顔をしかめたりする
- 300 痛み刺激に対し全く反応しない

10段階の数字で評価する。桁数が多いほど重症。

Glasgow Coma Scale

E 開眼機能(Eye opening)

- 4点 自発的に、または普通の呼びかけで開眼
- 3点 強く呼びかけると開眼
- 2点 痛み刺激で開眼
- 1点 痛み刺激でも開眼しない

V 言語機能(Verbal response)

- 5点 見当識が保たれている
- 4点 会話は成立するが見当識が混乱
- 3点 発語はみられるが会話は成立しない
- 2点 意味のない発声
- 1点 発語みられず

*挿管などで発声ができない場合は「T」と表記。扱いは1点。

M 運動機能(Motor response)

- 6点 命令に従って四肢を動かす
- 5点 痛み刺激に対して手で払いのける
- 4点 指への痛み刺激に対して四肢を引っ込める
- 3点 痛み刺激に対して緩徐な屈曲運動(除皮質姿勢)
- 2点 痛み刺激に対して緩徐な伸展運動(除脳姿勢)
- 1点 運動みられず

上記の総和で正常は15点満点。深昏睡は3点。点数は小さいほど重症。

意識障害の患者さんをみたら……

① 患者さんに呼びかけてみる

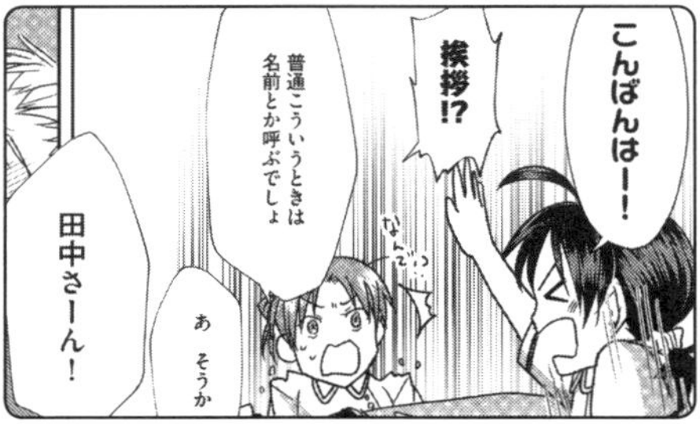
こんばんはー！
挨拶!?
普通こういうときは名前とか呼ぶでしょ
なんでっ…
あ そうか
田中さーん！

② 痛み刺激を与えてみる

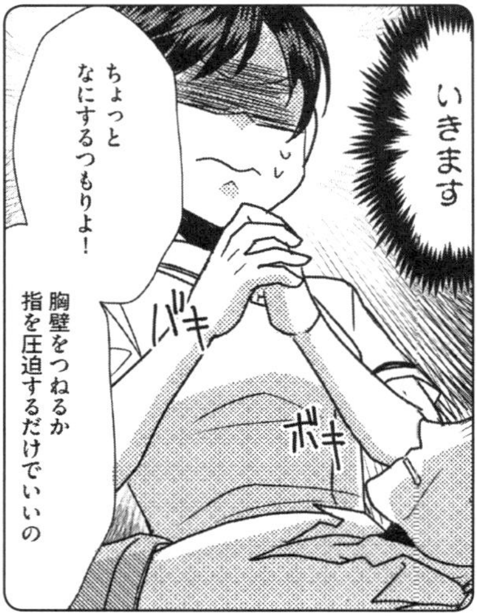
いきます
ちょっと なにするつもりよ！
バキ
ボキ
胸壁をつねるか指を圧迫するだけでいいの

③ 瞳孔のチェック

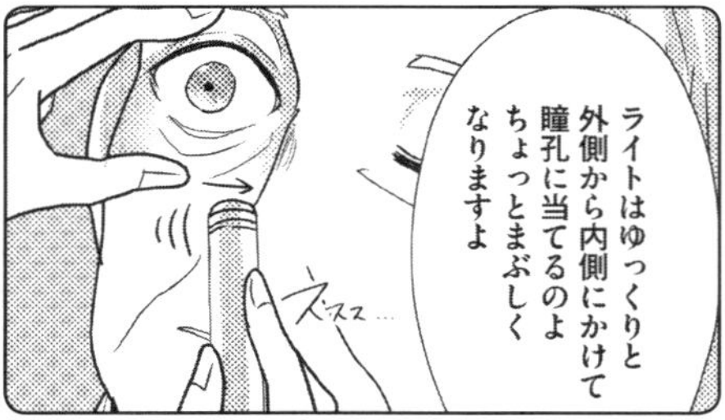
ライトはゆっくりと外側から内側にかけて瞳孔に当てるのよ ちょっとまぶしくなりますよ

対光反射のみかた

① 直接対光反射

光を当てた方が縮瞳するかをみる

② 間接対光反射

光を当てていない方が縮瞳するかをみる

CHECK!!

片方ずつ左右の瞳孔を比較しながらみる

- □ 瞳孔の大きさ
- □ 左右差はないか？

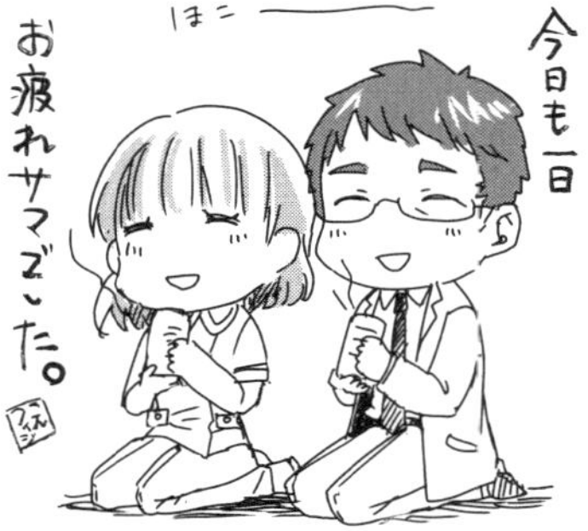
ほこー
今日も一日
お疲れサマでした。

COLUMN 02

体温を測定するとき

体温の測定部位と方法

腋窩

・もっともスタンダードな測定方法だが、体表温の影響を受けやすい。

① 腋の汗をよくふき取る

② 体温計の先端が腋窩動脈に触れるよう前方から斜めに挿入する

③ しっかり腋を締めるように注意する

口腔

・腋窩よりも安定した値が得られやすいが、咽頭に当たりやすく手技には経験を要する。

① 測定前の飲食は控える

② 体温計の先端を舌底面の中央に向け、斜めに挿入する。舌小帯に当たらないように注意する

③ 口唇を閉じて、体温計をくわえる

直腸

・腋窩温、口腔温と比べ外部の影響を受けづらく、深部体温に近い値が得られる。新生児や意識障害の患者で用いられる。

① 体温計の先端に白色ワセリンをつける

② 患者の下着をずらし、側臥位にする

③ 体温計を直腸内にゆっくりと挿入する（成人の場合：5～6cm　小児：2.5～3cm）

体温の評価

・体温は個人差があるため、厳密には普段の体温との比較が重要である。不明であれば右記を参考にする。

・高体温だけでなく、低体温にも注意することが大切！

発熱の基準

・小児：37.3℃以上

・成人：37.0℃以上

・高齢者：36.8℃以上

COLUMN 03

血圧を測定するとき

聴診法と触診法

聴診法	触診法
コロトコフ音を聴取することで、血圧を測定する手法。収縮期血圧と拡張期血圧を測定できる。	脈拍が触知することで、血圧を測定する手法。収縮期血圧のみ測定できる。血圧が低下している場合などで用いられる。

血圧の分類

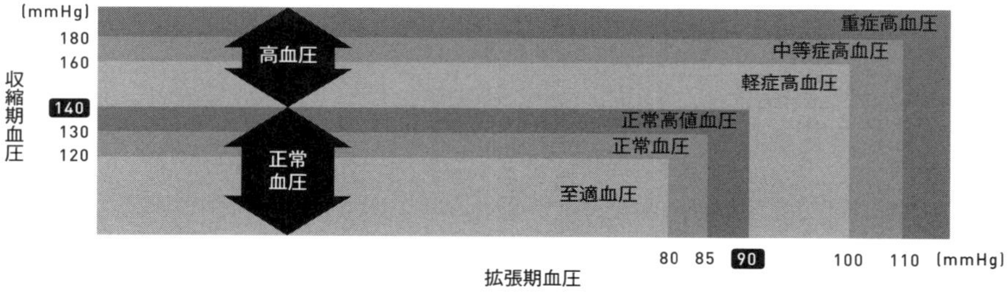

(mmHg)
180
160
140
130
120
収縮期血圧
高血圧
正常血圧
重症高血圧
中等症高血圧
軽症高血圧
正常高値血圧
正常血圧
至適血圧
80
85
90
100
110
(mmHg)
拡張期血圧

コロトコフ法

- マンシェットの減圧とともに聴かれる血管音。コロトコフ音の聴こえはじめを収縮期血圧（スワン第1点）とし、聴こえなくなったときを拡張期血圧（スワン第5点）とする。
- 第2点はザーザーと低い雑音になり、第3点では雑音が消えてドンドンと強い音が聴こえる。第4点から音が小さくなり、第5点で消失する。

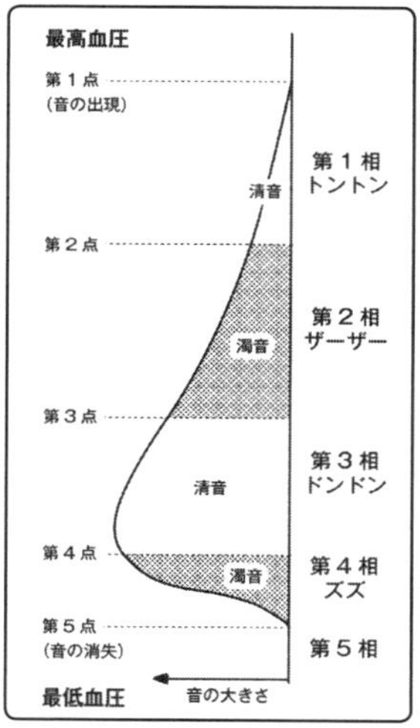

最高血圧
第1点
(音の出現)
第1相
トントン
清音
第2点
濁音
第2相
ザーザー
第3点
清音
第3相
ドンドン
第4点
濁音
第4相
ズズ
第5点
(音の消失)
第5相
最低血圧
音の大きさ

聴診ギャップ

- 高血圧や動脈硬化によって、コロトコフ音の第2相が欠如する現象。カフ圧を下げていくと聴こえていたコロトコフ音がいったん消え、再び聴こえはじめる。収縮期血圧を誤って、低く見積もる恐れがある。
- 高血圧が疑われる場合はまず触診法を行うことで、適切な加圧・減圧スピードを把握でき、正確な収縮期血圧を測定することができる。

COLUMN 04

脈拍を測定するとき

方法

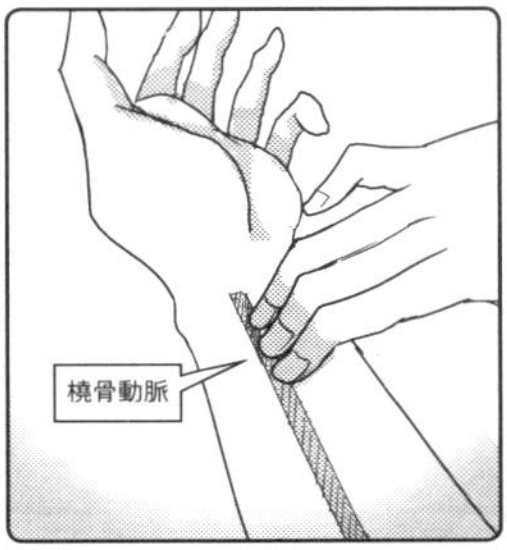

① 橈骨動脈の走行に沿って、人差し指・中指・薬指の3本の指を揃えて触知する。

② 脈拍数は1分間で測定する。不整脈などの既往がない患者では30秒測定した脈拍を2倍にしたものを測定値としてもよい。ただし、誤差が生じやすい点に注意する。

アセスメント

脈拍数の解釈

頻脈	徐脈
90回/分以上	60回/分未満
発熱、貧血、心不全、甲状腺機能亢進、ショックなど	甲状腺機能低下、虚血性心疾患、薬剤など

頻脈と徐脈の原因はそれぞれ多岐にわたる。ほかのバイタルサインにも注目することが大切

脈拍の強さをみる

- 脈は波！ 立ち上がりと高さを感じ取る。
- 動脈に狭窄や閉塞がある場合、脈拍が減弱することがある。

左右差をみる

- 大動脈炎症候群や動脈瘤などでは、動脈の狭窄を生じた側の拍動が弱くなるため、左右差が生じることがある。
- 脈拍の立ち上がりが弱い患者さんでは、両腕の脈拍を同時に触知して、左右差を確認することが重要！

リズムをみる

- 規則的不規則；規則的に脈が飛ぶもの。
- 不規則的不規則；リズムがバラバラな不整脈（絶対的不整脈）。心房細動が原因のことが多い。

脈拍欠損

- 一致するはずの心拍数と脈拍数に差が生じること。心房細動で頻脈のときには、「脈拍数＜心拍数」になることがある。

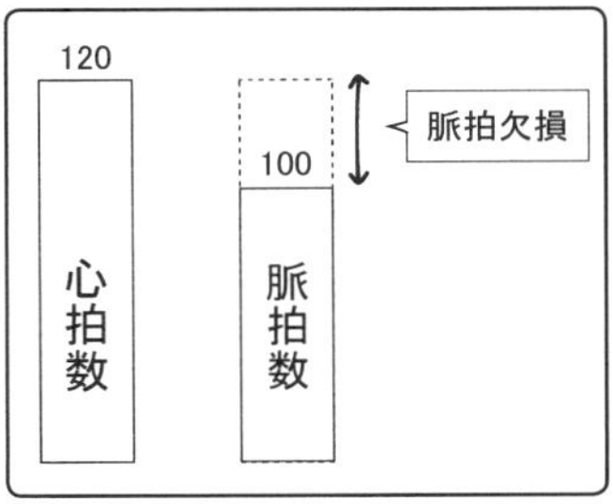

COLUMN 05

心音を聴診するとき

Ⅰ音とⅡ音

Ⅰ音 房室弁（僧帽弁・三尖弁）の閉鎖音

Ⅱ音 動脈の弁（大動脈弁・肺動脈弁）の閉鎖音

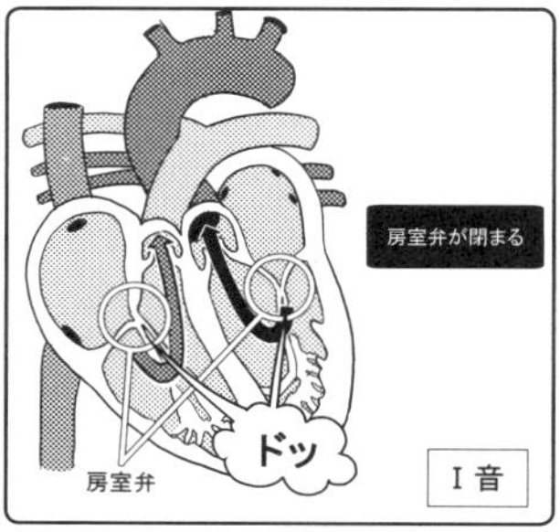
房室弁が閉まる
ドッ
房室弁
Ⅰ音

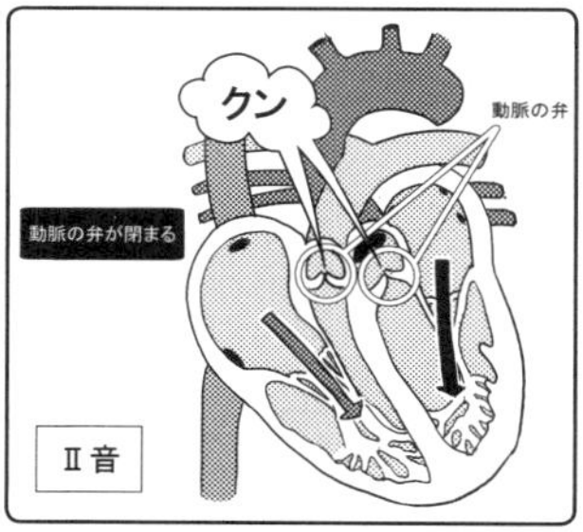
クン
動脈の弁
動脈の弁が閉まる
Ⅱ音

心雑音

・心雑音は弁の狭窄や閉鎖不全、または血流増加によって起こる。

収縮期雑音

・Ⅰ音とⅡ音の間で聴かれる雑音。

動脈の弁が狭窄している（大動脈/肺動脈弁狭窄）
房室弁を通して逆流している（僧帽弁/三尖弁閉鎖不全）
大動脈血流増加
心室中隔欠損

拡張期雑音

・Ⅱ音とⅠ音の間で聴かれる雑音。

房室弁が狭窄している（僧帽弁/三尖弁狭窄）
動脈の弁を通して逆流している（大動脈/肺動脈弁閉鎖不全）

聴取部位

・それぞれの領域を意識して聴診器を当てると聴取しやすい。

大動脈弁領域：第2肋間胸骨右縁
肺動脈弁領域：第2肋間胸骨左縁
三尖弁領域：第4肋間胸骨右縁および左縁
僧帽弁領域：心尖拍動が触れる部位
（通常は第5肋間鎖骨中線）

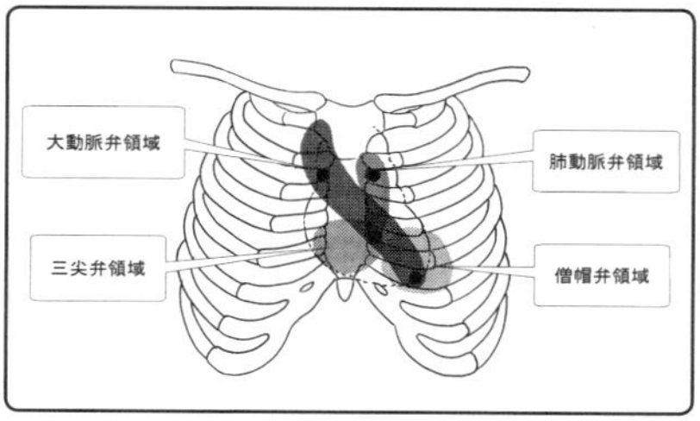
大動脈弁領域
肺動脈弁領域
三尖弁領域
僧帽弁領域

COLUMN
06

呼吸をみるとき①

呼吸数

- 基準値：12～20回/分　＊ただし年齢によって異なる
- 頻呼吸：おおよそ24回/分以上
  →原因：発熱、うっ血性心不全、呼吸器疾患など
- 徐呼吸：おおよそ12回/分以下
  →原因：頭蓋内圧亢進、急性アルコール中毒、麻酔薬・睡眠薬投与時など

酸素化の指標

動脈血酸素飽和度（SaO_2）	経皮的動脈血酸素飽和度（SpO_2）	動脈血酸素分圧（PaO_2）
S：saturation（飽和度） a：artery（動脈） O_2：oxygen（酸素）	S：saturation（飽和度） p：pulse（脈拍） O_2：oxygen（酸素）	P：partial pressure（分圧） a：artery（動脈） O_2：oxygen（酸素）
動脈血ガス分析で測定	パルスオキシメーターで測定	動脈血ガス分析で測定
動脈血中にある酸素の割合	動脈血中にある酸素の割合（近似値）	動脈血中にある酸素の量

- SpO_2は必ず呼吸数とセットでみる！
  例：頻呼吸によって代償している低酸素血症（呼吸数↑　SpO_2→）

SpO_2とPaO_2

- PaO_2が60mmHg未満の状態を低酸素症といい、呼吸器の病気によって低酸素症となる状態を呼吸不全という。

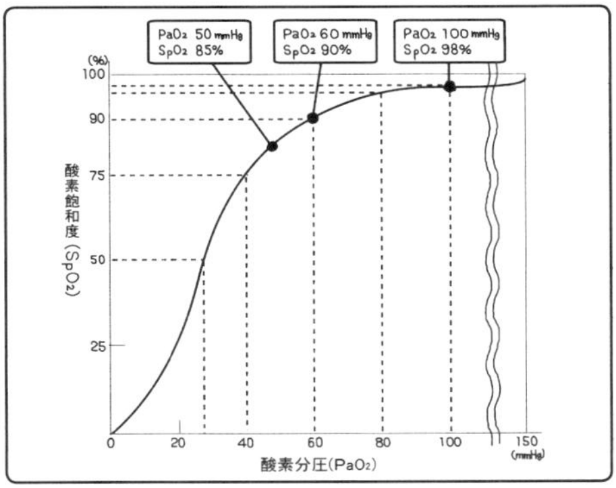

呼吸不全の分類

I型呼吸不全

・$PaO_2 \leqq 60$Torr　・$PaCo_2 \leqq 45$Torr

間質性肺炎、肺水腫、ARDS(急性呼吸窮迫症候群)、無気肺、肺血栓塞栓症など

徐脈

・$PaO_2 \leqq 60$Torr　・$PaCo_2 > 45$Torr

COPD、気管支喘息の発作時、原発性肺胞低換気症候群、呼吸中枢の抑制、神経・筋疾患など

I型呼吸不全→ガス交換不全　II型呼吸不全→換気不全

注意!

慢性の$PaCO_2$上昇のある患者さんでは、血液中の PaO_2分圧で呼吸が制御されている。
酸素を与え過ぎてPaO_2を過度に上げてしまうと、呼吸を抑えてしまう。

換気機能障害の分類

(1秒差)	**拘束性** 間質性肺炎、肺線維症、胸膜炎	**正常**
70%	**混合性** 肺水腫、気管支拡張症、肺結核	**閉塞性** 気管支喘息、肺気腫、COPD

80%　(%肺活量)

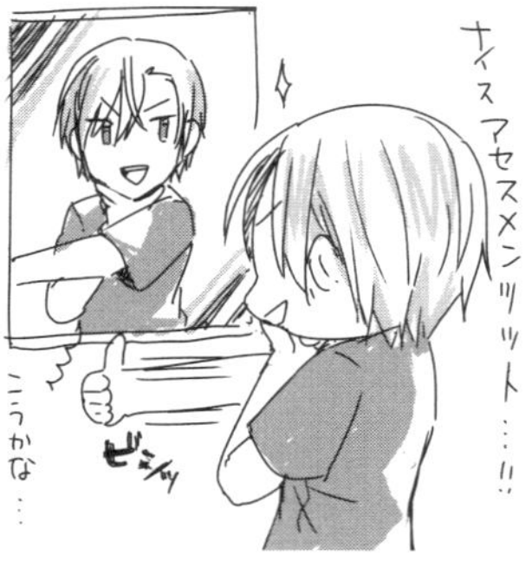

COLUMN 07

呼吸をみるとき②

呼吸のリズム

チェーン・ストークス呼吸	浅い呼吸→徐々に深い呼吸→呼吸停止（1周期30秒～2分）	中枢神経系疾患、うっ血性心不全（左心機能の悪化）、睡眠時無呼吸症候群など
ビオー呼吸	急速で浅い呼吸と無呼吸を繰り返す	脳炎、髄膜炎、脳腫瘍（脳幹の障害）など
クスマウル呼吸	深く大きな呼吸を繰り返す	糖尿病性ケトアシドーシス、尿毒症など

呼吸音の聴診

・聴診器の膜型を使用し、しっかりと密着させ、左右対称に比較しながら聴取する。

CHECK!!

- □ 呼吸音の減弱や消失はないか？
- □ 呼気の延長はないか？
- □ 左右差はないか？
- □ 異常呼吸音はないか？

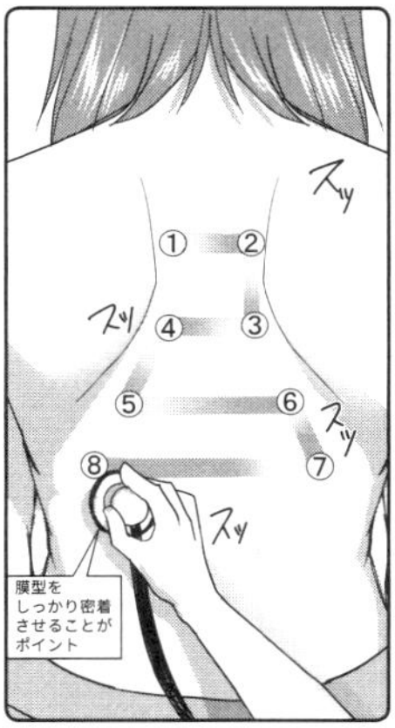

スッ
①
②
スッ
④
③
⑤
⑥
スッ
⑧
⑦
スッ
膜型をしっかり密着させることがポイント

副雑音

・呼吸運動に伴って発生する異常音。肺内から生じるものを呼吸副雑音という。

・0.25秒以上持続する管楽器様の連続性呼吸副雑音と、短い弾けるような（crackle）断続性呼吸副雑音がある。

Wheeze（ウィーズ）	Stridor（ストライダー）
肺野で主に呼気時に聴かれる。しばしば呼気の延長も合併する	上気道付近でほぼ吸気のみで聴かれる
喘息、COPD	気道狭窄（気管支喘息やCOPDの急性増悪でも聴かれることがある）

頸部聴診

・気管の呼吸音は非常に大きく、肺全体の換気機能を反映するため、換気状態の簡易評価として頸部聴診が有用。

・また喉頭部の気道狭窄をみつけることもできる。特にストライダーは頸部聴診で大きく聴かれる。

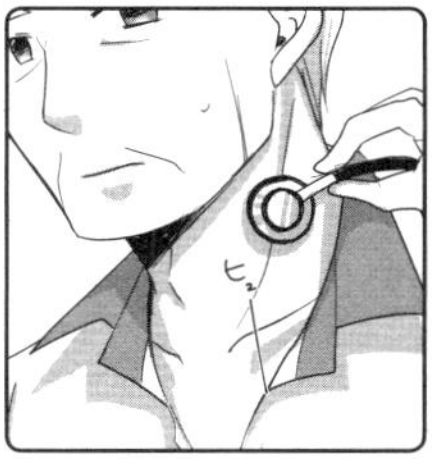

ヒュ

COLUMN 08

ショックのとき

ショックの鑑別

・ショックとは重要臓器の循環不全。血圧の低下、顔面蒼白、冷汗がサインとなる。

静脈圧

・第5のバイタルサイン。低静脈圧か高静脈圧かによって、ショックの鑑別が絞られる。

・静脈圧は内頸静脈（または外頸静脈）の拍動の頂上で測定する。胸骨角から垂直距離で4.5cm未満が正常である

1. 低静脈圧型ショック

低容量性ショック → 重症脱水、大量出血
血管拡張性ショック → 敗血症、アナフィラキシー、副腎不全、迷走神経反射

2. 高静脈圧型ショック

心原性ショック → 重症心不全、急性心筋梗塞
閉塞性ショック → 重症肺塞栓、緊張性気胸、心タンポナーデ、I型大動脈解離

国歌斉唱サイン

・片手を反対側の肩の上に置いたとき、手背静脈の怒張がみられること。怒張していれば静脈圧は高く、虚脱していれば静脈圧は低い。

・仰臥位でも立位でも坐位でも使えるのが便利。

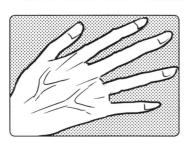

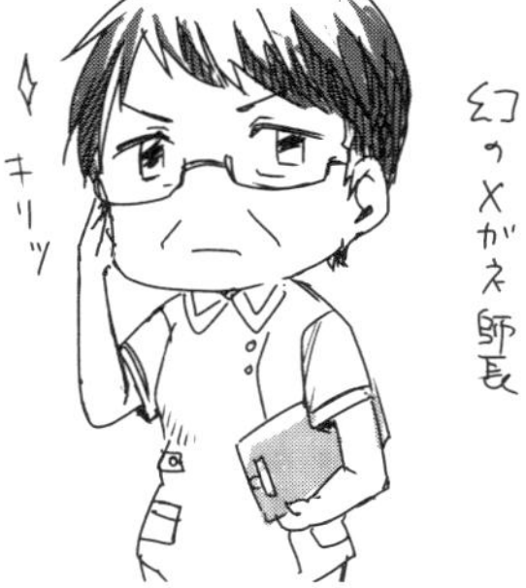

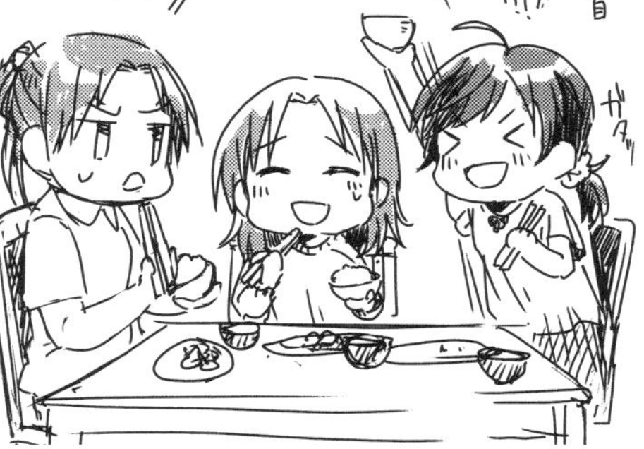
※3回目
おかわり!!!
ガタッ
ねぇよ

ナースのための
こんなとき、フィジカルアセスメント（1）
バイタルサイン編

定価（本体 1,800 円＋税）

2018 年 4 月 25 日　第 1 版第 1 刷発行

原　作　徳田《とくだ》 安春《やすはる》　漫　画　吉《き》　比《び》

発行者　福村　直樹
発行所　金原出版株式会社
〒 113-0034　東京都文京区湯島 2-31-14
電話　編集（03）3811-7162
　　　営業（03）3811-7184
FAX　　（03）3813-0288
振替口座　00120-4-151494
http://www. kanehara-shuppan.co.jp/

ISBN 978-4-307-70234-8

印刷・製本／シナノ印刷
マンガ編集／サイドランチ　　マンガ構成協力／梅屋敷ミタ
校正協力／国際医療福祉大学大学院 五十嵐真里・高野裕也・山地　晃

予告

第2巻 2018年 発売決定!!

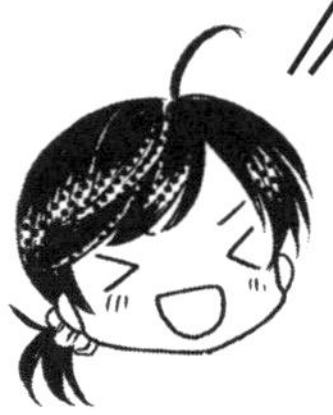

さらにハイレベルな
アセスメントに
星野&片岡のタッグで挑む!
乞うご期待!!

星野が
主要症候の
フィジカルに
チャレンジ!?

CONTENTS

- ■頭痛のとき
- ■発熱のとき
- ■黄疸のとき
- ■めまいのとき
- ■失神のとき
- ■難聴のとき
- ■咽頭痛のとき
- ■胸痛のとき
- ■動悸のとき
- ■けいれんのとき

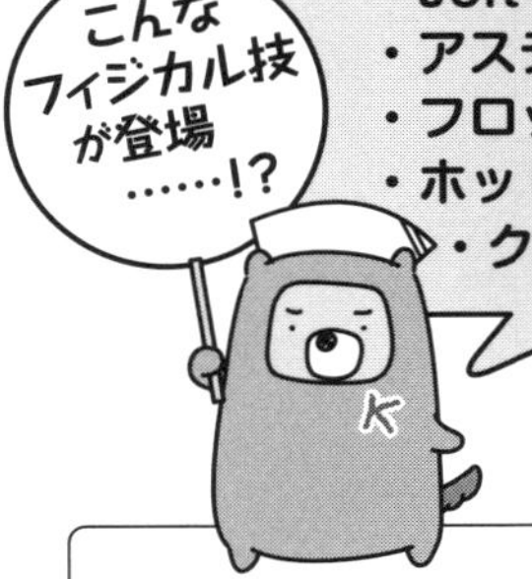

・Jolt accentuation　・ケルニッヒ徴候　・点状出血
・アステリキシス　・女性化乳房　・回内回外試験　・膝踵試験
・フロッグ徴候　・ウェーバー試験　・リンネ試験
・ホットポテト声　・上肢血圧の左右差　・腱反射の回復期促進
・クボステック徴候　・トルソー徴候

*掲載内容は変更になる場合があります

*詳しくは金原出版ホームページでお知らせします　http://www.kanehara-shuppan.co.jp/